TRINITY

BRANDON BAYS
KEVIN BILLETT

GOODBYE DEPRESSION

Mit der THE JOURNEY® Methode
in Freiheit und Freude leben

Aus dem Englischen von
Antoinette Gittinger und Ursula Pesch

TRINITY

Dieses Buch enthält Links zu externen Webseiten Dritter, auf deren Inhalte der Trinity Verlag keinen Einfluss hat. Deshalb können wir für diese fremden Inhalte auch keine Haftung übernehmen. Für die Inhalte der verlinkten Seiten ist stets der jeweilige Anbieter oder Betreiber der Seiten verantwortlich. Die verlinkten Seiten wurden zum Zeitpunkt der Verlinkung auf mögliche Rechtsverstöße überprüft, rechtswidrige Inhalte waren nicht erkennbar. Bei Bekanntwerden von Rechtsverletzungen werden wir derartige Links umgehend entfernen.

FSC www.fsc.org MIX Papier aus verantwortungsvollen Quellen FSC® C014889

1. Auflage
Deutsche Erstausgabe

Umschlaggestaltung: Hauptmann & Kompanie, Werbeagentur, Zürich
Layout und Satz: BuchHaus Robert Gigler, München
Druck und Bindung: Pustet, Regensburg
ISBN 978-3-95550-212-6

www.trinity-verlag.de

Für meinen Vater William John Billett, der ein leuchtendes Beispiel für die Macht der Positivität und des Weitblicks ist, den ich liebe und dem ich dankbarer bin, als ich es mit Worten auszudrücken vermag.

Und im Gedenken an meine verstorbene Mutter Ira May Billett, die mich lehrte, die Gesellschaft naher Familienangehöriger und Freunde wertzuschätzen. Ihre Zärtlichkeit, ihre Fürsorglichkeit und ihr Mut waren so beispielhaft, wie ich es nur selten in meinem Leben erfahren habe.

HINWEIS

Dies ist kein Lehrbuch über Depressionen: Es ist weder als umfassende Beschreibung dieses Leidens noch als Leitfaden gedacht. Es ist ein praktisches Buch, das Sie unabhängig davon, wer Sie sind, woher Sie stammen und wie Ihre Lebensumstände aussehen, aus der Depression herausführen soll. Es ist ein Buch, das auf der direkten Erfahrung beruht, wie man sich von der Depression befreien, ihre tiefsten Ursachen aufdecken und sie vollständig beseitigen kann. Es enthält viele Beispiele und Geschichten, die sicher tief in Ihrem Inneren ein Gefühl des Wiedererkennens – des »Ich auch« – auslösen. Sie werden sich beim Lesen vielleicht fragen: »Wie sieht es in diesem Fall bei mir aus?« Und: »Inwieweit sind meine Lebenserfahrungen ähnlich?«

Dieses Buch erhebt keinerlei Anspruch darauf, irgendein Leiden oder eine Krankheit diagnostizieren oder behandeln zu wollen. Bitte suchen Sie zum Zweck der Diagnose und Therapie einen qualifizierten Mediziner auf. Nachstehend finden Sie die rechtlichen Hinweise, auf denen unsere Anwälte bestehen: Nichts von dem, was diese Veröffentlichung enthält, soll – ob ausdrücklich oder indirekt und in irgendeinem Kontext oder irgendeiner Interpretation zufolge – die Behauptung darstellen, nahelegen oder zum Inhalt haben, dass The Journey® oder ein zugelassener Practitioner oder anderer Repräsentant von The Journey oder irgendwelche Dienstleistungen, Arbeiten, Materialien oder Produkte, die von einem zugelassenen Practitioner oder anderen Repräsentanten von The Journey angeboten oder bereitgestellt werden, irgendetwas anderes beinhalten, umfassen oder anbieten als einen Prozess der geleiteten Selbstbeobachtung und Selbstfindung für Individuen; sie soll auch keinerlei Art der holistischen, mystischen oder anders gearteten Heilung für physische, mentale, psychische, psychiatrische oder anderweitige medizinische Leiden, Krankheiten, Zustände oder Beschwerden darstellen oder nahelegen, dass The Journey oder irgendwelche Dienstleistungen, Arbeiten, Materialien oder Produkte unter irgendwelchen Umständen ein Ersatz oder eine Alternative für eine spezialisierte medizinische Behandlung und/oder geeigneten medizinischen Rat von qualifizierten, ausgebildeten und erfahrenen Practitionern sein oder werden könnten.

INHALT

KAPITEL 3:
WIE EMOTIONEN UNS FORMEN *57*

KAPITEL 4:
DIE MANIPULATION UNSERER GEFÜHLE HAT KONSEQUENZEN *75*

WAS SIE VON DIESEM BUCH ERWARTEN KÖNNEN

Die Depression gilt als die weitest verbreitete psychische Störung in der westlichen Welt. Wenn die Depression Sie im Griff hat, sind Sie damit nicht allein. Weltweit leiden über 360 Millionen Menschen in der einen oder anderen Form unter Depressionen.

Wir werden gemeinsam mit Ihnen erforschen, was Depressionen sind und wie wir sie aus unserem Leben verbannen können. Dabei werden Sie einiges von Kevins Reise von der tiefsten Depression zu einem neuen und erfüllten Leben erfahren.

In Kapitel 2 werden wir einige Mythen über die Depression aufdecken, in Kapitel 3 und 4 unsere Emotionen betrachten und erkennen, wie wir sie manipulieren. In Kapitel 5 werden wir lernen, wie unsere Überzeugungen unsere persönlichen Geschichten prägen, während es in Kapitel 7 um die negativen Kräfte geht, die zu einer Depression und zur Schwere dieses Leidens beitragen.

Falls all dies irgendwie deprimierend klingt, dann denken Sie daran: Dieses Buch und die in ihm vorgestellte Prozessarbeit bieten Ihnen die Möglichkeit, Ihr Leben zu verändern und für immer von Depressionen befreit zu werden.

Im Verlauf des Buches werden immer wieder Aktivitäten angeboten, die Ihnen helfen sollen, die Ursachen der Depression zu verstehen und sie letztlich aus Ihrem Leben zu verbannen. Alles, was wir erwarten, ist, dass Sie die notwendige Arbeit leisten. Tausende von Menschen haben dies bereits erfolgreich getan, und das können auch Sie.

In Kapitel 3 werden wir uns damit befassen, wie unsere Gefühle unsere Entscheidungen beeinflussen. Und in Kapitel 4 werden Sie den Strategien und Gewohnheiten begegnen, mit denen Sie Ihren Gefühlen ausweichen oder sie manipulieren. In Kapitel 5 fangen Sie an, Ihre Überzeugungen zu ändern und einige Ihrer Ängste loszulassen.

Der größte Teil des Prozesses, die geleiteten Selbstbeobachtungen, sind Thema der Kurzanleitung von Kapitel 9. Die Übungen hierzu finden Sie auch am Ende des Buches und auf der beiliegenden MP3-CD.

In Kapitel 10 werden Sie einige Entscheidungen dazu treffen, gesund und positiv zu bleiben, also Entscheidungen zu Ihrem Lebensstil, während wir in Kapitel 11 den Sinn des Lebens erforschen und Ihnen helfen werden, Ihren eigenen zu entdecken.

Kommen Sie mit uns auf diese Reise – es wird sich lohnen. Das Ergebnis Ihrer harten Arbeit wird ein Leben sein, das reicher ist, als Sie es sich je vorgestellt haben, ein Leben für immer frei von Depressionen.

Bevor wir unsere Reise durch das Buch beenden, werden wir Ihnen einige Hinweise darauf geben, wo und wie Sie Ihre Reise fortsetzen könnten, und Ihnen Ideen für eine weiterführende Lektüre vorstellen. Besuchen Sie auch unsere Websites www.thejourney.com oder www.journeyseminare.de. Und so hoffen wir, dass Sie einige nützliche Quellen finden, die Sie dabei unterstützen, ein depressionsfreies Leben zu führen.

Brandon und Kevin

VORWORT VON BRANDON

Als The Journey vor über zwanzig Jahren begann, habe ich voller Inbrunst um etwas gebetet, worum ich seit damals jeden Tag bete: dass all jene von diesem unglaublich befreienden, lebensverändernden Prozess erfahren würden, die wahrhaftig nach Heilung und Befreiung streben.

Ich wollte den Menschen wirkungsvolle Werkzeuge an die Hand geben und sie mit der heilenden Prozessarbeit vertraut machen, die sie befreien und befähigen würde, ein ausgefülltes Leben zu führen, als wahrer Ausdruck ihres authentischen Selbst.

Als ich damit begann, The Journey überall auf der Welt anzubieten, wurde mir bewusst, auf welchen Ebenen mit dieser Methode eine erfolgreiche Heilung möglich ist – der emotionalen, physischen, spirituellen und mentalen. Und die Depression ist der Bereich, in dem wir die effektivsten und nachhaltigsten Ergebnisse erzielen und das überschwänglichste Feedback erhalten.

Die Depression hat große Auswirkungen auf mein eigenes Leben gehabt, sodass ich aus sehr persönlichen Gründen den Wunsch verspüre, jenen eine helfende Hand zu reichen, die unter ihr gelitten haben oder derzeit mit ihr ringen.

Mein Vater lebte mit einer medizinisch diagnostizierten manischen Depression (bipolaren Störung). Er war mein Held, ein außergewöhnlicher Mensch, doch er kämpfte mit der Depression, solange ich mich erinnern kann, bis hin zu seinem Tod.

Dad war ein extremer Perfektionist. Als Ingenieurwissenschaftler während der Zeit des Kalten Krieges entwarf er Radarsysteme zur frühzeitigen Erkennung von Interkontinentalraketen, um die USA vor der Bedrohung eines potenziellen sowjetischen Angriffs zu schützen. Der ständige Druck, unter dem er bei seiner Arbeit stand, überforderte ihn regelmäßig.

Kurz nachdem ich mein Studium an der Universität aufgenommen hatte, kehrte ich an einem Wochenende nach Hause zurück. Dad war wieder einmal zutiefst verzweifelt und niedergeschmettert von der unerträglichen Verantwortung, die auf ihm lastete.

Er war gerade dabei, seinen jüngsten Entwurf eines Radarsystems fertigzustellen, und arbeitete bis tief in die Nacht hinein. Wie besessen überprüfte er auf seinen unzähligen Computerausdrucken jede Berechnung, jede Zahl und jeden Buchstaben, immer beherrscht von der Angst, dass Millionen Menschen ihr Leben verlieren könnten, wenn ihm auch nur ein einziger Fehler, eine einzige Fehlkalkulation unterlaufen wäre.

In dem Wunsch, seinen Schmerz zu lindern – ihm die Hand zu reichen und ein wenig Unterstützung zu geben –, stand ich eines Morgens früh auf und schrieb ihm einen Zettel mit einer, wie ich dachte, liebevollen, mitfühlenden Notiz. Ich schrieb, dass mir bewusst sei, unter welchem Druck er stehe und wie sehr ihm das zu schaffen mache, und dass ich mir wünschte, er könne darauf vertrauen, dass Gott ihm einen Teil dieser Last abnehme: Er könne »seine Sorge auf den Herrn werfen« und darauf vertrauen, dass ihm Hilfe zuteilwerde. Ich wollte ihn wissen lassen, dass er nicht allein war.

Irgendwann am Vormittag kam Dad aus seinem Arbeitszimmer. Er sah gequält, verzweifelt aus. Mit zitternden Händen hielt er meinen Zettel hoch und fragte: »Was meinst du mit ›meine Sorge auf den Herrn werfen‹?«

Ich blickte ihm in die Augen, wusste nicht, was ich antworten sollte: »Daddy, ich wünsche mir nur, du könntest irgendwie auf Gott vertrauen, du würdest wissen, dass du unterstützt wirst, dass du hiermit nicht allein bist.«

»Aber *was meinst du mit* ›meine Sorge auf den Herrn werfen‹?!«

»Ich weiß nicht, wie ich es beschreiben soll, Daddy.« Er warf mir einen hilflosen, unendlich gequälten Blick zu, schüttelte dann den Kopf und verschwand wieder in seinem Arbeitszimmer.

Mittags nahm ich mit Angst im Bauch und dem unerklärlichen Gefühl eines bevorstehenden Verhängnisses den Bus zurück zur Uni. Als ich in mein Zimmer kam, klingelte das Telefon. Die Stimme meines Bruders Chris klang seltsam. »Setz dich, Brandon«, sagte er.

»Chris, sei nicht so theatralisch«, erwiderte ich. »Was ist los?«

»Setz dich!«, brüllte er. Dann sagte er leise und scheinbar ohne jede Emotion: »Nachdem du weg warst, hat Dad sein perfekt entworfenes Radarsystem genommen, ist ins Büro gegangen und hat es dort auf seinen Schreibtisch gelegt. Er kam nach Hause, ging in die Garage, nahm ein Seil und erhängte sich ... Er schaukelte noch immer hin und her, als Linda ihn fand.«

Schockiert und fassungslos saß ich da. Ich konnte nicht antworten, konnte nicht atmen. Und plötzlich kam mir wieder mein Zettel mit den Worten »Wirf deine Sorge auf den Herrn« in den Sinn. In diesem winzigen Augenblick wurde mir klar, dass Daddy die Bedeutung dieser Worte missverstanden hatte. Indem er sich das Leben nahm, hatte er *im wörtlichen Sinne* »seine Sorge auf den Herrn geworfen«.

Ich hatte meinen Dad umgebracht.

In diesem Moment war es, als würde ich von Stahlwänden umschlossen. Ich wurde empfindungslos, erstarrte und war unfähig, irgendetwas zu fühlen. Keine Tränen, keine Verzweiflung, kein Schmerz, keine Trauer, nur eine überwältigende Gefühllosigkeit, der ich nicht entkommen konnte. Es war, als hätte jemand den Schlüssel zu meinem Leben weggeworfen.

Von diesem verheerenden Moment an lebte ich die nächsten sieben Jahre wie erstarrt, niedergedrückt von einer unbarmherzigen Last, für die ich keinen Namen hatte und die nicht nachließ. Kein Licht konnte den Schleier der Dumpfheit durchdringen. Ich konnte kein Glück empfinden. Ich hatte keinen Sinn für Humor. Wenn mich jemand gefragt hätte, hätte ich nicht gesagt, dass ich depressiv sei. Ich wusste nicht, wie ich meinen Zustand beschreiben sollte, sondern konnte nur sagen, dass er mein Sein beherrschte, dass ich nichts fühlen und keine echte Freude empfinden konnte.

In diesen sieben Jahren schloss ich mein Studium ab, heiratete, absolvierte ein weiterführendes Studium und zog nach New York. Doch bei allem, was geschah, schien ich wie aus der Ferne zuzuschauen. So als würde ich das Leben eines anderen führen, wäre von meinem Ich getrennt und würde alles rein mechanisch tun. Wie sehr ich mich auch bemühte, ich war einfach empfindungslos. Die emotionale Distanz von meinem wahren Ich, die überwältigende Unfähigkeit, mich aus diesem Nebel zu befreien – bei dem es sich, wie ich heute weiß, um eine Depression handelte –, bestimmte mein Leben.

Sieben Jahre nachdem ich »dichtgemacht« hatte, fand ich mich in einem spirituellen Sommercamp im Westen des Staates New York wieder. Inzwischen hatte ich in vielen Bereichen und Disziplinen der Komplementärmedizin und des persönlichen Wachstums Qualifikationen erworben und beschlossen, mich auf meinen eigenen spirituellen Weg zu begeben. Ich war das, was man in spirituellen Kreisen normalerweise als »Suchende« bezeichnet. Ich glaube, dass ich zumindest teilweise von dem Wunsch getrieben wurde, den Weg zurück *nach Hause* zu mir selbst zu finden, zu meinem wahren Ich: wieder fühlen und wieder als lebendiger Mensch die natürlichen Höhen und Tiefen des Lebens erfahren zu können.

Aber ich wusste nicht, wie ich es finden konnte. Es war zu tief in mir vergraben.

Also vertiefte ich mich in den Bereich der Heilarbeit, strebte danach, wieder Ganzheit zu erfahren, und meine Suche brachte mich schließlich in dieses Camp. Es gab dort alle möglichen Disziplinen: Meditation, Yoga, Entgiftung, Kräuterkunde, Ernährung, Spiritualismus, alte indianische Weisheiten, zu denen auch Schwitzhütten gehörten (die mich dorthin gelockt hatten), und so weiter und so fort.

Eines Abends kam ich nach einer heiligen Schwitzhüttenzeremonie zurück in das kleine Cottage, das ich gemietet hatte. Ein Fremder klopfte an die Tür und fragte, ob mein Name Brandon sei. Er wollte hereinkommen und sich mit mir unterhalten. Da ich als New Yorkerin Fremden gegenüber selbstverständlich argwöhnisch war, selbst wenn es sich um jemanden handelte, der sich im selben spirituellen Sommercamp befand, lehnte ich dies höflich ab. Dann sagte er: »Hat Ihr Vater sich erhängt?«

Damit hatte er meine Aufmerksamkeit gewonnen.

Ich ließ ihn herein und bot ihm Tee an. Er erzählte mir, dass er Spiritualist sei und von meinem Dad »eine Botschaft erhalten« habe: »Ihr Vater möchte Sie wissen lassen, dass es nicht Ihre Schuld ist und dass er seinen Frieden gefunden hat.«

Als er die Worte »dass es nicht Ihre Schuld ist« aussprach, kam es mir so vor, als schlage jemand mit einem großen Meißel auf den schweren Eisblock ein, zu dem ich geworden war, und als gehe ein Riss durch mich hindurch, von Kopf bis Fuß.

Etwas durchbrach meine Abwehr und erreichte mein Innerstes. Ich dankte ihm, überwältigt von der Nachricht, die er mir gebracht hatte.

Nachdem er gegangen war, begann das Eis zu schmelzen. All die unvergossenen Tränen, die ich nie hatte weinen können, der Schmerz, zu dem ich keinen Zugang gehabt hatte, der Verlust, dem ich keinen Ausdruck hatte verleihen können – alles strömte aus mir heraus, während ich schluchzte und schluchzte und den Schmerz freiließ, der sieben Jahre lang in mir vergraben gewesen war.

Als nach drei Tagen keine einzige weitere Träne mehr übrig zu sein schien, hatte ich meinen Frieden mit Dad gemacht. Das Leben hatte mir spontan die Fähigkeit geschenkt, all den aufgestauten Schmerz loszulassen, und mich gleichzeitig in die Lage versetzt, mir endlich für etwas zu vergeben, was mir zuvor unverzeihlich erschienen war. Plötzlich konnte ich wieder fühlen, die unzähligen Emotionen spüren, die Teil des wunderbaren Spektrums unserer menschlichen Existenz sind. Ich fühlte mich frei.

Wenn Sie mich heute fragten, ob ich je in meinem Leben mit einer Depression zu kämpfen hatte, würde ich sofort unmissverständlich antworten: »Nein, ich bin nicht der depressive Typ. Ich habe ein sonniges Gemüt.« Doch rückblickend weiß ich natürlich, dass ich sieben Jahre meines Lebens mit einer traumainduzierten Depression verbrachte und – unfähig, etwas zu spüren – wie ein Geist durch mein eigenes Leben wandelte. Und als das Leben beschloss, meine harte Schale zu zerbrechen, kam mit aller Gewalt der unterdrückte Schmerz zum Vorschein, sodass ich ihn spüren, zum Ausdruck bringen und freilassen konnte. Und vor allem war ich endlich fähig, mir selbst zu vergeben. Diese befreiende Erfahrung ermöglichte es mir, das Leben wieder zu genießen, wieder ich selbst zu sein, mich wieder zu *spüren*.

Als Jahre später aufgrund meiner eigenen direkten Erfahrung, von einem großen Tumor geheilt zu werden, The Journey geboren wurde, erkannte ich, dass ich eine Methode gefunden hatte, mit der *wir alle* unser Leben heilen können – eine Methode, mit deren Hilfe wir zu der emotionalen Grundursache gelangen können, die zu unserem Dichtmachen geführt hat, um sie dann vollständig zu beseitigen. Wenn Sie dies tun, lösen sich Ihre Abwehrstrategien auf natürliche Weise auf. Und wenn wir uns selbst und dem Leben vollständig vergeben, ist es so, als gebe man uns die Erlaubnis, freier, offener und ehrlicher zu leben. Wir fühlen uns frei, wir selbst zu sein, das Leben in all seinen für uns erfahrbaren Facetten zu leben. Es öffnet uns die Tür, unsere eigene natürliche Lebenskraft in all ihrer Schönheit zu spüren, das Leben wieder zu genießen.

Obwohl ich also zugeben muss, dass ich meinen Vater nicht retten konnte, ja nicht einmal in der Lage war, mir selbst in diesen sieben Jahren der Taubheit aus meiner tiefen Depression herauszuhelfen, habe ich jetzt die Gewissheit, dass *Sie* mithilfe von The Journey Zugang zu all den Hilfsmitteln, dem Verständnis und der ungemein effektiven Prozessarbeit haben, die Sie brauchen, um sich vollständig befreien, Ihr Leben wieder in vollen Zügen genießen und sich wieder lebendig fühlen zu können.

Was ich an diesem Buch so aufregend finde? *Sie halten den Schlüssel zur Befreiung aus der Depression in den Händen* – falls Sie bereit sind, die heilende Prozessarbeit zu leisten, die darin vorgestellt wird.

Als ich 1994 begann, The Journey Intensive anzubieten, hatte man bei Kevin Billett (nun mein geliebter Lebenspartner und Koautor dieses Buches) eine »chemische« Depression diagnostiziert, die angeblich genetisch bedingt war. Man hatte ihm einen Cocktail von Medikamenten verschrieben, deren Wirkung offensichtlich jeden einzelnen Moment seines Wachzustands beherrschte. Durch The Journey befreite er sich vollständig von seiner Depression und war dem Leben so dankbar für seine neu gefundene Freiheit, seine Fähigkeit, die gesamte farbenfrohe Palette der natürlichen Emotionen zu spüren, dass er es sich zur Lebensaufgabe machte, anderen unter einer Depression Leidenden dabei zu helfen, sich selbst aus ihr zu befreien und in ihrem Leben auf natürliche Weise Erfüllung zu finden.

In diesem Buch werden Sie Kevin auf seiner Heilungsreise begleiten und miterleben, wie er sich von einer chronischen zyklischen Depression, mit der er seit seiner Kindheit gelebt hatte, befreit, einem Zustand, aus dem er, wie man ihm sagte, sich nie würde lösen können. Anschließend werden Sie sich mithilfe des Journey-Prozesses und der Tools, die wir in den letzten 22 Jahren gemeinsam entwickelt haben, Schritt für Schritt auf Ihre eigene Reise zur Freiheit von der Depression begeben, unter der Sie möglicherweise leiden.

Kevin widmet sein Leben der Aufgabe, anderen bei ihrer Heilungs- und Erwachungsreise zu helfen. Schauen Sie sich im Schaubild einige der Ergebnisse an, die er mit einer Gruppe erzielte, die seinen zweieinhalbtägigen Workshop, der damals »Out of the Blue« hieß, im australischen Melbourne besuchte. Die Teilnehmer wurden vor und einen Monat nach dem Workshop gebeten, einen Fragebogen auszufüllen, in dem es um ihre Erfahrungen mit Depressionen, Stress und Angst ging. Wie Sie sehen, sind die Ergebnisse überwältigend!

Schaubild: Mittelwerte für Depressionsgrade, Angst & Stress für die vierzehn Paarungen.

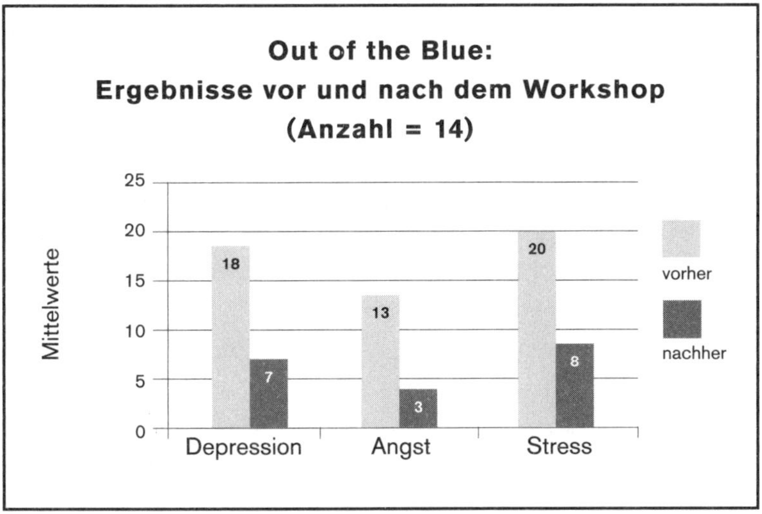

Anmerkung: Dies sind die Ergebnisse derjenigen, die sowohl den Fragebogen vor als auch den Fragebogen nach dem Workshop ausgefüllt haben.

Dr. Jill Beattie, die die Forschung organisierte und überwachte, äußerte sich folgendermaßen (das Schaubild entstammt ihrem Bericht): »Vier Wochen nach Abschluss des zweieinhalbtägigen Workshops ›Out of the Blue‹, der im Februar 2014 in Australien stattfand, war eine signifikante Abnahme der Werte für Depressionen, Angst und Stress festzustellen, die auf eine Verbesserung der mit den Depressionen, der Angst und dem Stress verbundenen Symptome der Teilnehmer hinwies« (Dr. Jill Beattie, Adjunct Senior Research Fellow, Monash University, Victoria, Australien).

In diesem Buch bietet Kevin dieselben Lehren an und verwendet dieselben Techniken wie in jenem Workshop in Australien. Er wird Sie meisterhaft durch eine Reihe befreiender Prozesse und durch Übungen zur Selbstbeobachtung führen, die es

Ihnen ermöglichen, sich sanft, aber schließlich ganz von Ihrer wie auch immer gearteten Version der Depression zu befreien. Und wenn Sie bereit sind, tatsächlich *die Arbeit zu leisten* (und nicht nur darüber zu lesen), bietet sich Ihnen die Chance, in *jedem* Lebensbereich vollständige Freiheit zu erfahren.

Es ist also Zeit, die Ärmel hochzukrempeln und sich auf die Reise zur Freiheit zu begeben.

Vor Ihnen liegt ein ganz neues Leben der Erfüllung und Freude!

In Liebe, Brandon

DIE EINLADUNG VON KEVIN

Als ich mir endlich die Wahrheit eingestand – dass ich unter einer Depression litt –, schien es zu spät zu sein. Das Muster hatte mich fest im Griff, und es war wohl unmöglich, dass ich jemals ganz frei davon sein würde. Es sah nicht danach aus, dass ich je wieder völlig glücklich sein würde.

Als ich Brandons Journey-Arbeit, die die Grundlage dieses Buches bildet, vor über zwanzig Jahren kennenlernte, glaubte ich nicht, dass sie mir helfen würde – doch das tat sie. Sie befreite mich von einer fast lebenslangen zyklischen Erfahrung der Depression; sie befreite mich von den gewohnheitsmäßigen Gefühlen der Schwere, der Sinnlosigkeit und des Erdrücktwerdens, die mein Leben seit Jahrzehnten bestimmten. Und vor allem gewährte sie mir die unglaubliche Freiheit, die Wahrheit über mein tiefstes, grundlegendes Ich zu erfahren.

Seit damals hat sich mein Leben vollständig verändert, und ich habe weiterhin regelmäßig die außergewöhnlichen Einsichten und Techniken genutzt und mit anderen geteilt, die diese Entwicklung ermöglichten.

Die Tatsache, dass Sie dieses Buch lesen, bedeutet wahrscheinlich, dass Sie gewisse Erfahrungen mit der Depression haben, entweder direkt und persönlich oder indirekt, weil Sie miterleben, wie andere mit ihr kämpfen. Sie kennen ihre heimtückische Macht, ihre Fähigkeit, die Energie und Willenskraft zu rauben. Sie kennen ihre Abwärtsspirale und ihre Dunkelheit. Sie wissen wahrscheinlich, dass es viele Bücher gibt, die uns Methoden vermitteln, um mit der Depression fertigzuwerden, sie zu kontrollieren und mit ihr zu leben, indem wir Veränderungen des Lebensstils vornehmen, unsere Ernährung umstellen oder Medikamente schlucken.

Dieses Buch ist anders.

Es ist ein Buch über die *Freiheit von der Depression.* Es zeigt auf, was eine Depression ist und was sie nicht ist. Es wird Ihnen dazu verhelfen, die wahren Ursachen Ihrer eigenen schmerzlichen Erfahrungen aufzudecken, und Ihnen vermitteln, was Sie tun können, um sie zu beseitigen.

Ich kann Ihnen nicht versprechen, dass es eine angenehme Reise sein wird. Hin und wieder wird es eine zutiefst emotionale Erfahrung sein, manchmal sogar sehr wehtun. Doch im Grunde meines Herzens weiß ich: Wenn Sie bereit sind, ehrlich zu sich selbst zu sein, die Lehren und Offenbarungen in sich aufzunehmen und in sich wirken zu lassen, um erkennen zu können, was Sie bei der Lektüre dieses Buches emotional empfinden, werden Sie in der Lage sein, Ihr Leiden aufrichtig zu erforschen, sich auf die Übungen einzulassen und die notwendige Journey-Arbeit zu leisten. Die Möglichkeit besteht, dass Sie wie Tausende von Menschen auf der ganzen Welt, die bereits gute Erfahrungen mit dieser Arbeit gemacht haben, Ihren inneren Frieden finden und frei sein werden.

Dieses Buch ist eine Einladung, den Weg zu Ihrem wahren Ich, dem authentischen, gesunden, erfüllten Selbst zu finden, das bereits tief in Ihrem Inneren existiert. Es ist eine Einladung, die absolute Freiheit zu erfahren. Es ist Ihre Einladung, nach Hause zu Ihrem wahren Selbst zu kommen und das Ihnen bestimmte Leben zu führen.

Um Ihnen den Weg zu ebnen und Ihnen dabei zu helfen,

sich auf Ihre tiefere innere Erfahrung zu konzentrieren, habe ich es grundsätzlich vermieden, Querverweise oder Links zu zusätzlichen Quellen anzugeben. Vielmehr führe ich am Ende des Buches Lektürevorschläge für all jene auf, die über einige der hier behandelten Themen noch mehr erfahren möchten. Sie werden in diesem Text nur Links finden, die Ihnen den direkten Zugang zu dem ermöglichen, was Sie brauchen, um mit diesem Buch und seiner Arbeit die besten Ergebnisse erzielen zu können. An den Stellen, an denen ich Sie zu einer Aktivität (Selbstbeobachtung oder Prozess genannt) einlade, werden Sie folgendes Symbol finden: »——›

Brandon und ich beten, dass Sie bei Ihrer Reise mit uns tief in Ihrem Innern die grenzenlose Freiheit entdecken werden, die die Wiege, die Essenz und das Thema unseres Lebens ist. Wir beten, damit Sie schließlich erkennen werden, dass Sie diese Freiheit *sind*.

Gute Reise! Kevin

KAPITEL 1

EIN ALLZU VERTRAUTES GEFÜHL

Im Sommer 1994 dachte ich, Kevin, meine Depression habe den Tiefststand erreicht, sie könne nicht schlimmer werden, nicht schmerzlicher. Ein Todesfall, eine Firmenpleite, der Jobverlust, das Scheitern meiner Ehe, die bevorstehende Scheidung und der Verlust meines Zuhauses hatten meine Bewältigungsmechanismen so überstrapaziert und die Auswirkungen meiner normalerweise zyklischen Depression in so hohem Maße verstärkt, dass ich das Gefühl hatte, hilflos in einen Strudel der Dunkelheit hineingezogen worden zu sein.

Der Cocktail von Antidepressiva, die man mir verschrieben hatte, machte die Sache zumindest kurzfristig nur noch schlimmer. Ich war vor möglichen Nebenwirkungen gewarnt worden, hatte jedoch keine Ahnung, wie unangenehm sie sein würden.

In den ersten beiden Monaten nach Beginn der Medikamenteneinnahme fühlte ich mich, als habe ich den Deckel einer mit chaotischer Negativität gefüllten Büchse der Pandora geöffnet und sei dort hineingestiegen. Ich zitterte am ganzen Körper, hatte ständig körperliche Schmerzen und schlief im Durchschnitt nur anderthalb Stunden pro Nacht, obwohl ich zusätzlich Schlafmittel nahm. Ich lag Tag und Nacht stundenlang mit geschlossenen Augen da, während mein Geist sich auf einer Achterbahnfahrt albtraumhafter Szenarios befand. Ich konnte kaum gehen oder essen. Ich versuchte herauszufinden, wie ich Selbstmord begehen könnte und würde, um den Schmerzen ein Ende zu setzen, konnte mich aber nicht darauf konzentrieren und wusste auch nicht genau, wie ich es anstellen sollte.

Schließlich ließen die schlimmsten Nebenwirkungen nach, und ich blieb zurück in einer neuen, irgendwie unwirklichen Existenz. Die Schmerzen und die Schlaflosigkeit nahmen ab, verschwanden dann vollständig; doch ich hatte das seltsame Gefühl, in den Körper und das Leben von jemand anderem verpflanzt worden zu sein. Ich wurde allen gegenüber unverhohlen unhöflich und aggressiv, gereizt und boshaft, von meinen besten Freunden bis hin zu Leuten, die ich nicht einmal kannte. Ich begann, es krachen zu lassen und mehr Alkohol zu trinken, als selbst ich es gewohnt war. Ich fühlte mich total außer Kontrolle, was mir jedoch völlig egal war. Ich erkannte mich selbst nicht mehr.

Ich hatte den größten Teil meines Lebens mit einer Depression gelebt, doch so schlimm wie zu diesem Zeitpunkt war sie noch nie gewesen. Die Hilfe, die ich bei Medizinern und Psychotherapeuten suchte, machte die Sache in gewisser Hinsicht noch schlimmer. Ich versuchte es mit Persönlichkeitsentwicklung, Affirmationen, positivem Denken, Meditation und der Lektüre spiritueller Texte – mit so gut wie allem, was ich finden konnte oder wovon wohlmeinende Freunde mir erzählten. Ich hörte mir Tonbänder an, besuchte Wochenendseminare und fühlte mich eine Weile lang gut, nur um wieder in dieselben depressiven Muster abzugleiten.

Inzwischen weiß ich, dass mein Kampf mit der Depression nichts Ungewöhnliches ist, dass er weltweit von rund 360 Millionen Menschen in der einen oder anderen Form geteilt wird. Die Depression gilt als die weitest verbreitete psychische

Störung in der westlichen Welt. Laut Vorhersagen der Weltgesundheitsorganisation WHO wird sie im Jahr 2020 global die zweitgrößte Ursache für Invalidität sein. Nur Herzkrankheiten werden ihre zerstörerischen Wirkungen noch übertreffen.

Schätzungen zufolge werden in den Vereinigten Staaten 35 bis 40 Millionen Menschen zu irgendeinem Zeitpunkt ihres Lebens unter einer Depression leiden. Heute nimmt jeder Zehnte Antidepressiva, bei Frauen im Alter zwischen vierzig und fünfzig Jahren ist jede Vierte davon betroffen. Im Jahr 2013 erhielten mehr als 1,4 Millionen Amerikaner vom Staat Erwerbsunfähigkeitsleistungen wegen »affektiver Störungen« – was heißt, dass sie aufgrund einer Depression oder ähnlicher Probleme nicht arbeiten konnten.

EurActiv Deutschland berichtet, dass die Depression in Deutschland zwischen 2000 und 2013 um 70 Prozent zunahm, in der Europäischen Union insgesamt dreißig Millionen Menschen unter einer Depression leiden, sie der zweithäufigste Grund für Arbeitsunfähigkeit ist und die Länder der EU insgesamt geschätzte 120 Milliarden Euro pro Jahr kostet.

Doch die Statistiken zur Depression sagen nichts über die menschlichen Schicksale: den Schmerz und das Leid von Millionen von Menschen, die täglich mit einer Krankheit kämpfen, die die medizinische Wissenschaft nur minimal lindern, geschweige denn heilen kann. Das ist der eigentliche Preis der Depression.

»Bitte, Gott, lass sie am Leben sein …«

Die Wurzeln meiner Depression lassen sich bis weit zurück in meine Kindheit verfolgen, ja, bis hin zu meinem vierten Lebensjahr. Doch vor allem eine Ursache sticht heraus. Es begann an einem Samstag im Sommer, als ich acht Jahre alt war.

»Könntest du mit Debs für eine Stunde oder so in den Park gehen?«, hatte meine Mutter gefragt. »Ich muss ein bisschen Hausarbeit erledigen, und es wäre sehr hilfreich, wenn sie mir eine Weile lang aus dem Weg wäre.«

Beschwingt und fröhlich schob ich den altmodischen Kinderwagen die Straße entlang. Drinnen lag meine zehn Monate alte Schwester unter einer weißen Häkeldecke. Ihre blauen Augen leuchteten, als sie das niedlichste bis auf die Vorderzähne zahnlose Lächeln zeigte. Ich wuchs um einen halben Meter.

Man hatte mir die Betreuung meiner kleinen Schwester anvertraut, und mein achtjähriges Herz schwoll an vor Stolz bei dem Gedanken, mit ihr vor meinen Freunden und Nachbarn prahlen zu können, die an einem so sonnigen Sommertag sicher im Park oder auf dem Spielplatz wären. Ich stellte mir ihr Entzücken und ihren liebevollen Beifall vor.

Als ich Debs' Gesicht betrachtete, entfachte ihr unschuldiges und vertrauensvolles Lächeln etwas in mir. Es weckte in mir den Wunsch nach mehr: mehr Verbindung, vielleicht mehr Freude. Und ich schnitt eine Grimasse und streckte ihr die Zunge heraus. Sie kicherte. Ich tat es noch einmal, und sie lachte laut auf.

Ich weiß, dachte ich. Lass uns das Guckguck-Spiel spielen. Debs liebt das.

Ich schob den Kinderwagen an, ließ den Griff los und den Wagen ein Stückchen rollen, sodass Debs mich aus den Augen verlor, holte sie dann schnell wieder ein und überraschte sie mit einer Grimasse, den Daumen in den Ohren, wackelnden Fingern und herausgestreckter Zunge. »Buh!«, rief ich aus.

Sie liebte es. Ihr Lächeln wurde breiter, und sie gluckste vor Freude. Es war das beste Spiel aller Zeiten. Bei jedem Schubs rollte der Kinderwagen ein Stückchen weiter von mir weg, und ich brauchte ein paar Schritte mehr und ein bisschen länger, um ihn wieder einzuholen und sie mit dem Guckguck-Spiel zu überraschen. Schon bald schob ich sie ziemlich weit weg. Wir waren beide völlig unbekümmert.

Dann bogen wir um eine Ecke und gelangten zu einem Abhang im Park. Ich schob den Kinderwagen an und rannte hinterher, hatte die Situation jedoch falsch eingeschätzt. Der Kinderwagen war zu weit weg und außer Kontrolle. Ich rannte, so schnell ich konnte, doch es war hoffnungslos. Erstarrt vor Angst blieb ich stehen, während der Wagen den Hügel hinabraste, nach rechts ausscherte, gegen einen Bordstein knallte, sich überschlug und kopfüber gegen den Stamm eines riesigen Kastanienbaums knallte.

In diesem traumatischen Moment durchfuhr mich der entsetzliche Gedanke: »Ich habe meine Schwester umgebracht!«

»Lieber Gott ... bitte lass sie am Leben sein!«, stieß ich laut hervor. »Wenn du es tust, *verspreche* ich, dass ich das nie wieder tun werde.«

Ich rannte, so schnell ich konnte, die Straße hinab. Die Decke lag unter dem umgedrehten Kinderwagen auf dem Gras. Ich schielte darunter, erwartete Blut, viel Blut. Da war nichts.

Vorsichtig drehte ich den Kinderwagen um. Während ich dies tat, blieb Debs fest darin liegen. Ihr Gurt war unter der Decke nicht zu sehen gewesen. Meine Mutter hatte sie im Kinderwagen festgeschnallt.

Debs hatte keine einzige Schramme abbekommen, war unverletzt und lächelte breit. Sie lachte laut auf, als sei es das beste, aufregendste Abenteuer aller Zeiten gewesen. Wenn sie hätte sprechen können, hätte sie mit Sicherheit gesagt: »Mehr!« Oder: »Noch mal!« Und sie lebte. Sie war in Sicherheit.

Mein Körper wurde von Angst und Schuldgefühlen durchflutet, als ich mich prüfend umsah. Ich hob die Decke auf und breitete sie wieder über Debs, stellte sicher, dass sie es bequem hatte. Waren irgendwelche Erwachsenen in der Nähe? Hatte jemand den Unfall gesehen? Steckte ich in ernsthaften Schwierigkeiten?

Doch da war niemand: niemand, der mich verraten konnte, niemand, der mich ausschimpfen oder bestrafen konnte. Wir gingen weiter zum Spielplatz. Ich hielt den Griff des Kinderwagens so fest umklammert, als würde ich daran festkleben, trottete wie betäubt dahin, während Debs immer noch strahlte und die Spazierfahrt genoss.

Auf dem Spielplatz versammelten sich Freunde um den Kinderwagen, um das Baby zu sehen, zu bewundern und sanft und leise mit ihm zu sprechen. Ich stand daneben, fast stumm, fühlte mich von meinem Körper abgetrennt.

Eine Stunde verging, und wir machten uns ganz vorsichtig auf den Nachhauseweg.

»Wie war's im Park?«, fragte Mum.

»Gut.«

»Und Debs? Wie war sie drauf?«

»Gut.«

Mum öffnete den Gurt, holte Debs heraus, hätschelte sie und nahm sie mit in die Küche, um sie zu füttern. Ich ging in den Garten hinter unserem Haus und kickte halbherzig ein paar Steine herum. Ich wusste nicht, was ich mit mir anfangen sollte.

Ein Gefühl geheimer Schuld und »Schlechtigkeit« lauerte im Hintergrund und brachte mich aus dem Gleichgewicht. Ich versuchte auf meine eigene kindliche Weise, das Geschehen zu verarbeiten, das Trauma in meinem Kopf zu lösen, seine Bedeutung zu verstehen, das Ereignis sicher in meinem Hinterkopf zu verstauen. Doch ich wurde nicht schlau daraus, schaffte es nicht, die quälenden widerstreitenden Gefühle zu ordnen und zu vertreiben. Ich konnte nur immer wieder denken, dass Debs nicht verletzt war und alles in Ordnung sein sollte. Doch das war es nicht.

Obwohl es Debs gut ging und unser Missgeschick für sie keine negativen Folgen hatte, führten das Trauma des Vorfalls und das Versprechen, das es mir entlockt hatte, zu einer emotionalen Blockade, die zu einer wichtigen Grundursache der Depression wurde, unter der ich während der nächsten dreißig Jahre litt.

Dichtmachen

Während ich im Garten Steine kickte, wollte mein Körper eigentlich zusammenbrechen, zittern und schluchzen, um den Schock und den Schmerz abzuschütteln und um Vergebung zu bitten. Mein *Körper* und mein Geist wollten erfahren, dass alles in Ordnung war, dass Debs sicher und unverletzt war. Aber ich war erstarrt, hatte dichtgemacht und die instinktive Angst unterdrückt, die das Ereignis in mir auslöste. Ich wehrte mich gegen meine Gefühle. Ich manipulierte meine natürlichen beziehungsweise instinktiven emotionalen Reaktionen. In der Folgezeit schwieg ich weiterhin alles tot, gab vor, dass es mir »gut« ging, dass es kein Problem gab. Ich tat nur so, als ob.

Im Lauf der Zeit vergaß mein Geist, mein Körper hingegen nicht. Mein Körper hielt an Spuren der Erinnerung fest, Überresten ihrer wild wuchernden, aber stecken bleibenden emotionalen Chemie – der Chemie des ursprünglichen Grauens und der ursprünglichen Angst, dass ich meine Schwester umgebracht hatte –, und lagerte sie in meinen Zellen ab. Ohne es zu wissen, hielt ich an diesem Trauma fest, einem ungelösten Trauma, das ich nicht auf gesunde Weise zu einem emotionalen Abschluss hatte bringen können, und mein Körper schuf eine »Zellerinnerung«, deren Wirkungen mich jahrzehntelang verfolgen sollten.

Mein Versprechen

In diesem entsetzlichen Moment, in dem ich in Panik geriet und Angst hatte, Debs umgebracht zu haben, machte ich einen Fehler, den vielleicht jeder von uns gemacht hätte. Angesichts überwältigender Angst versuchte ich, einen Handel mit dem Leben zu schließen, ohne zu erkennen, was mein Teil der Abmachung bedeutete, wozu er führen würde.

Ich gab Gott ein Versprechen, eines, das eine sehr große Wirkung haben sollte: »Wenn du sie rettest, werde ich *das nie wieder* tun.« Natürlich hatte ich in diesem Moment nicht überlegt, was »das« eigentlich war. Ich vermute, dass ich in meiner kindlichen Naivität meinte, ich würde nie wieder etwas Gefährliches tun, nie wieder leichtsinnig, unkontrolliert oder unverantwortlich handeln und nie wieder die Sicherheit meiner Schwester riskieren. Und da sie gerettet war, nahm das Versprechen konkrete Gestalt an. Ich musste meinen Teil der Abmachung einhalten.

Heute weiß ich, dass das Versprechen eine ihm eigene Dynamik entwickelte. Es weitete sich unbeabsichtigt auf alle möglichen Bereiche meines Lebens aus, hatte unvorhergesehene Folgen – wie ein Kieselstein, der in einen Teich geworfen wird und Wellen erzeugt, die sich immer weiter ausbreiten. Im Lauf der Zeit schloss »das« *verspielt*, *albern* und *kindisch* mit ein, schloss *fröhlich*, *aufgeregt*, *spontan* oder *zu glücklich* mit ein, und nichts davon war erlaubt.

Ich glaubte schließlich, dass Spielen, Albernheit, Leichtfertigkeit, Loslassen dem Tod gleichkamen oder zumindest dem Risiko des Todes. Auf einer tiefen, unbewussten Ebene gelangte ich zu der Überzeugung, dass jemand verletzt werden oder ums Leben kommen würde, wenn ich mich nicht verantwortungsbewusst verhielt, und dass es dann meine Schuld sei. Diese Überzeugungen gaben der bereits vorhandenen Blockade

Nahrung, verstärkten sie und waren der Ausgangspunkt für das zur Gewohnheit werdende emotionale Ausweichen, das Unterdrücken und Manipulieren von Gefühlen.

Und obwohl die Erinnerung an das Versprechen irgendwann tief in meinem Hinterkopf vergraben und ich mir meiner einschränkenden Überzeugungen nicht bewusst war, verwandelte ich mich schnell in einen »Mini-Erwachsenen« oder in das, was ich mir unter einem Erwachsenen vorstellte. Ich glaubte, ich müsse ernst, zurückhaltend, bedächtig und verantwortungsvoll sein, meine Gefühle, mein Verhalten und alles andere unter Kontrolle haben. Für mich waren dies die ersten kleinen Anzeichen einer sich anbahnenden Depression.

Vor Kurzem ist Debs fünfzig geworden, und unsere Familie feierte ihren Geburtstag mit einer großen Dinnerparty. Ein alter Amateurfilm wurde gezeigt, unter anderem Aufnahmen von Debs' Taufe, einer großen Familienfeier, die rund drei Monate vor dem Unfall stattgefunden hatte. Während stolze Eltern und Großeltern, die alle den für die Mitte der Sechzigerjahre typischen Sonntagsstaat trugen, mit dem kleinen Mittelpunkt der Aufmerksamkeit posierten, war ein kleiner Junge ins Spielen vertieft.

Während ich den unscharfen Stummfilm ansah, spürte ich, wie in Erinnerung an eine unschuldige Zeit Tränen in mir hochstiegen. Ich betrachtete eine lang vergessene Version meines Ichs, einen sorglosen Jungen, der lief, sprang, hüpfte und fröhlich spielte, während die Erwachsenen sich unterhielten und verlegen unhörbare Worte in die Kamera sprachen.

Es war schmerzlich zu erkennen, dass sich nur wenige Monate später ein völlig anderes Bild geboten hätte und der kleine Junge mürrisch, verschlossen und distanziert geworden war, als sei der Funke der kindlichen Verspieltheit ausgelöscht und der Mantel der Verantwortung und des weltverdrossenen Erwachsenseins um seine kleinen Schultern gelegt worden.

Als der Frühling in den Sommer überging, hatte ich bereits emotional dichtgemacht und steuerte ungewollt auf eine Depression zu.

Während der folgenden Jahre gab es viele weitere Erfahrungen, Faktoren, Episoden, die zu dem einschränkenden, erdrückenden Gefühl der Schwere und der Verantwortung beitrugen, die ich im Leben empfand. Einige Zeitabschnitte waren besser, andere schlechter, einige waren extrem schmerzlich. Und hier hatte alles begonnen.

Während wir uns gemeinsam auf unsere Reise begeben, werde ich mehr von meiner Geschichte mit Ihnen teilen, in der Hoffnung, dass sie bei Ihnen ein emotionales Echo hervorruft, ein Gefühl des »Ich auch«. Ich vertraue darauf, dass Ihnen dies helfen und Sie in die Lage versetzen wird, das Geschehene zu erkennen und zu sehen, dass die Vergangenheit geheilt werden kann. Bevor es in diesem Buch an die praktische Arbeit geht, würde ich mir gern Zeit dafür nehmen, zu erforschen, was die Depression ausmacht, und einige Mythen über dieses Leiden aufzudecken.

KAPITEL 2

DIE MYTHEN ÜBER DIE DEPRESSION ZERSCHLAGEN

Der Begriff »Depression« deckt ein breites Spektrum an Erfahrungen ab, und seine Bedeutung ist oft unklar und verwirrend. Um zu verstehen, was eine Depression tatsächlich ist, hilft es in vielen Fällen, einige ihrer Symptome zu beschreiben. So können Sie leichter einordnen, unter welchem Grad an Depression Sie möglicherweise derzeit leiden oder in der Vergangenheit gelitten haben. Lassen Sie uns also mit der leichten Depression beginnen und einige ihrer Symptome betrachten.

Symptome einer leichten Depression

Bei einer leichten Depression können wir Ruhelosigkeit oder eine allgemeine Unzufriedenheit mit unserer Situation empfinden. Wir spüren, dass etwas in unserem Leben aus dem Gleichgewicht geraten ist oder verändert werden muss, obwohl uns vielleicht nicht deutlich bewusst ist, wo das Problem liegt. Wir sind »down« oder »traurig«, fühlen uns von anderen Menschen oder dem Leben abgetrennt, sind lustlos, energielos, apathisch oder müde. Unsere Ziele und Sehnsüchte können ihre Bedeutung verlieren oder vage werden, und uns entgleitet die Fähigkeit, die Regie zu übernehmen, um unsere Ziele zu verwirklichen und unsere Situation zu verändern. Wir werden oft passiver sowie den Herausforderungen des Lebens und sogar seinen Möglichkeiten gegenüber ein wenig negativ und zynisch. Auf dieser Stufe können auch eine undeutliche Angst, eine unbestimmte Nervosität oder ein allgemeines Gefühl des Unbehagens auftreten. Wir schlafen vielleicht schlecht, liegen wach und machen uns Sorgen. Möglicherweise fangen wir an, mehr zu essen, und nehmen zu, sitzen öfter vor dem Fernseher oder spielen ständig Videospiele, statt an die frische Luft zu gehen, einen Spaziergang zu machen oder das Fitnessstudio aufzusuchen. Zuweilen haben wir das Gefühl, uns sei »alles egal«, etwas stimme nicht oder etwas mit uns oder in unserem Leben sei »nicht in Ordnung«.

Diese leichten Symptome der Depression können kommen und gehen. Möglicherweise dauern sie jeweils Tage oder Wochen an, aber auch Jahre oder sogar Jahrzehnte. Doch sie können ebenso gut wieder verschwinden, was oft geschieht, wenn sich zum Beispiel unsere Beziehungen, unsere häusliche Umgebung, unsere Karriere oder unsere finanzielle Situation positiv verändern. Auf dieser Stufe fällt es uns leichter, uns die Depression auszureden oder etwas gegen sie zu unternehmen, als bei Depressionen schwereren Grades. Bei den meisten Menschen ist jedoch an irgendeinem Punkt schließlich eine Rückkehr der Symptome zu befürchten, so als würden unangenehme oder lästige alte Freunde wiederauftauchen. Das Muster der Depression muss sich nicht zwangsläufig verschlimmern. Es kann sich auf diesem Niveau halten, doch wenn es sich verschlechtert, spitzen sich die Symptome zu.

Symptome einer mittelschweren Depression

Unsere Unzufriedenheit und Ruhelosigkeit können sich so verstärken, dass daraus große Traurigkeit sowie ein Gefühl der Leere, des Verlustes oder des Verlorenseins erwachsen. Das Leben erscheint uns sinn- oder bedeutungslos, und wir entwickeln ein Gefühl der Ziellosigkeit. Wir werden immer verschlossener, gehen unseren Freunden aus dem Weg und verkriechen uns zu Hause. Unser Sexualtrieb kann nachlassen, und möglicherweise meiden wir jegliche Intimität. Wir rutschen vielleicht in eine Opferrolle hinein, die uns das Gefühl gibt, wir wären Marionetten und das Leben zöge die Fäden.

Auf dieser mittelschweren Stufe versinken wir vielleicht zunehmend unter der »Decke« der Depression, so als würden wir uns von den Schmerzen des Lebens abschirmen, indem wir uns mit dicken, dichten oder vermieften Schichten des energetischen Selbstschutzes umhüllen. Wir sind dem Leben gegenüber empfindungslos oder taub, als könnte uns nichts wirklich erreichen oder berühren. Es ist, als hätten wir uns medikamentös behandelt. Oder wir beginnen tatsächlich, uns selbst mit Substanzen zu »therapieren«, und essen mehr Süßigkeiten oder Junkfood als »Futter für die Seele«, trinken mehr Alkohol oder nehmen sogenannte Partydrogen – in dem letzten Endes vergeblichen Versuch, unser Unbehagen zu lindern. Das unbestimmte Gefühl der Angst oder Nervosität kann nun deutlicher zutage treten und zu sinnlosen, zweckfreien, rein mechanischen Aktivitäten führen, die uns von unseren eigentlichen Gefühlen ablenken.

Nimmt dieser Grad der Depression zu, stellt sich vielleicht immer mehr das Gefühl ein, dass wir in der Falle sitzen, begleitet von einem wachsenden Gefühl der Hilflosigkeit und des Erdrücktwerdens. Wir wenden uns stärker nach innen, während wir zunehmend von dem Kampf mit unseren scheinbar unlösbaren Problemen vereinnahmt werden. Falls das Muster sich weiterhin verschlimmert, kann es zu einer schädlichen Verschiebung der Wahrnehmung kommen, die zur Folge hat, dass wir unsere Probleme als *persönlich, allgegenwärtig und dauerhaft* betrachten. Das wiederum kann zu einem tief sitzenden Gefühl der Macht- und Hoffnungslosigkeit führen.

In diesem Stadium beginnt unser Körper oft, wirklich zu leiden: Unsere physische Energie sackt ab, die Müdigkeit wird als überwältigend erfahren, unsere verborgenen Unsicherheiten und Ängste werden deutlicher und gegenwärtiger. Unser Immunsystem kann Schaden nehmen, sodass wir häufig Erkältungen, Infektionen oder andere Krankheiten bekommen. Während die Symptome zunehmen, fällt es uns immer schwerer, »uns zusammenzureißen« und eine grundlegend positive Einstellung zu finden. Trotz der Ermunterung derer, die uns zugetan sind, wird es zunehmend schwieriger, nachhaltige Gegenmittel zu finden, das heißt, unsere Interessen, unseren Fokus und unsere Aktivitäten zu verändern.

Der Grad der mittelschweren Depression kann zu- oder abnehmen – obwohl diese Form der Depression meiner eigenen Erfahrung nach selten vollständig von ganz allein zurückgeht, sobald wir ihr erlegen sind. Die emotionale Qualität unserer täglichen Erfahrungen kann zwar stark variieren, doch sobald wir in die Abwärtsspirale hineingeraten sind und diesen Grad an Schmerz erfahren, scheinen wir uns seiner in gewisser Weise ständig bewusst zu sein oder zu fürchten, dass er – selbst an sonnigeren Tagen – unerwartet zurückkehrt. Wie eine verborgene Gefahr, die irgendwo in der Nähe lauert, kann er plötzlich ohne offensichtliche Vorwarnung über uns herfallen.

Symptome einer schweren Depression

Wie gesagt, die Symptome nehmen nicht zwangsläufig zu. Doch wenn dies geschieht, wird das Leben noch schmerzlicher, weil sich ein Wandel vollzieht und wir in eine schwere Depression abgleiten. Hier kann es sich anfühlen, als würden wir unbarmherzig in eine tiefere Dunkelheit hineingezogen. Unser Leben kann uns völlig leer erscheinen, als befänden wir uns in einem Loch. Es kann sich anfühlen, als wären wir gefangen in einem Strudel der Negativität, aus dem es kein Entkommen gibt, oder in einem Tunnel ohne Licht am Ende.

Wir können desorientiert werden, losgelöst von unserer Umgebung und unseren Lebensumständen, selbstvergessen. Unsere stereotypen Verhaltensmuster können sich auflösen und ersetzt werden durch ein wildes oder manisches »Sich-im-Kreis-Drehen«, während wir verzweifelt versuchen, einer Konfrontation mit der Realität und unseren schmerzlichen Gefühlen auszuweichen.

Während wir uns noch stärker abschotten und uns immer weiter in uns selbst zurückziehen, können wir von einem allgegenwärtigen Gefühl der Hilflosigkeit durchdrungen werden und den Eindruck bekommen, wir würden regelrecht erdrückt.

Mit unserer körperlichen Gesundheit kann es rasch bergab gehen, da wir uns nachlässige Ernährungsgewohnheiten aneignen und es uns nicht mehr gelingt, uns um unsere Grundbedürfnisse zu kümmern. Möglicherweise beginnen wir, uns selbst zu bestrafen oder Schaden zuzufügen. Unsere Körperfunktionen können beeinträchtigt und unsere Biochemie ernsthaft gestört werden. Der körperliche Schmerz nimmt zu; unsere psychische Funktionsfähigkeit verschlechtert sich und kann vollständig lahmgelegt werden. Wenn wir auf dem Tiefststand angelangt sind, erwägen und planen wir vielleicht ernsthaft einen Suizid. Im schlimmsten Fall setzen wir dieses Vorhaben in die Tat um und nehmen uns das Leben.

Puh! Es ist fraglos sehr schmerzlich, mit solchen Mustern zu beginnen und sie genau zu betrachten (mit denen ich, außer natürlich dem Selbstmord, in der Vergangenheit ausnahmslos meine Erfahrungen gemacht habe). Doch ich halte es für wichtig, sich zu vergegenwärtigen, dass der Begriff »Depression« ein breites Spektrum von Leiden abdeckt, von dem subtilen und kaum merklichen »Trübsinn« über die schmerzlichen und quälenden Grade von Dunkelheit bis hin zu den unerträglichen und lebensbedrohlichen Extremen der Hoffnungslosigkeit.

An dieser Stelle möchte ich eines klar herausstellen: Dieses Buch ist für jene von uns gedacht, die derzeit unter einer leichten bis mittelschweren Depression leiden oder in der Vergangenheit gelitten haben. Mit der Arbeit, die hier vorgestellt wird, werden bei diesen Leiden seit Langem nachhaltige Erfolge erzielt. Das Buch wendet sich nicht an diejenigen, die mit den körperlichen und/oder psychischen Auswirkungen einer schweren Depression zu kämpfen haben. *Wenn Sie vermuten oder erkennen, dass Sie unter einer schweren Depression leiden, sollten Sie professionelle medizinische Hilfe in Anspruch nehmen, eine genaue Diagnose erstellen lassen und die Ratschläge befolgen, die man Ihnen gibt.*

Wenn Ihr Leiden dann unter Kontrolle gebracht wurde, kommen Sie vielleicht auf dieses Buch zurück und probieren einige seiner Übungen sowie die Prozessarbeit aus.

Wenn ich also von nun an von der Depression spreche, sind damit nur die leichte sowie die mittelschwere Form gemeint.

Was man über die Depression wissen sollte

Während ich die hier vorgestellte Liste der Symptome in dem Wissen betrachte, dass sie nur eine Auswahl aufführt und mitnichten eine umfassende Liste darstellt, wird mir einmal mehr klar, dass keine dieser einzelnen Beschreibungen tatsächlich die Depression definiert. Sosehr sie auch die mit einer Depression verbundenen Empfindungen und Gefühle heraufbeschwören mögen, sie sagen nichts darüber, *was diese ihrem Wesen nach tatsächlich ist.*

Was also ist eine Depression?

Es könnte hilfreich sein, sich zuerst darüber klar zu werden, was sie nicht ist. Lassen Sie uns deswegen mit ein paar weitverbreiteten Mythen aufräumen.

Die Depression ist keine psychische Erkrankung

Ich weiß, dass dies eine strittige Aussage ist, der nicht jeder zustimmen und die einige Leser verärgern wird. Manchmal reagieren die Teilnehmer von Workshops mit Ungläubigkeit auf diese Aussage, vor allem jene, bei denen ebendiese »psychische Erkrankung« namens »Depression« diagnostiziert wurde. Aber lassen Sie mich noch einmal wiederholen: Die Depression als solche ist keine psychische Erkrankung. Es gibt keine bekannte, identifizierbare psychische Dysfunktion, die den Kern der Depression bildet und sie definiert. Es gibt keinen gültigen Beweis dafür, dass die Depression ihrem Wesen nach eine psychische Erkrankung ist.

Ebenso wenig ruft eine psychische Erkrankung üblicherweise oder zwangsläufig eine Depression hervor. Es gibt keine klinischen Beweise dafür, dass eine psychische Erkrankung eine Voraussetzung für das Auftreten einer Depression ist. Jüngste von einer Reihe Wissenschaftler in den USA durchgeführte Forschungen stellen sogar die Verbindung zwischen der Depression und einem niedrigen Serotoninspiegel infrage, die Grundannahme vieler, die die Depression als psychische Erkrankung klassifizieren, was die Verordnung riesiger Mengen sogenannter »der Depression entgegenwirkender« SSRIs (Serotonin-Wiederaufnahmehemmer) wie Prozac (Fluoxetin), Zoloft und Paxil vorantreibt. Man kann wohl davon ausgehen, dass es nie einen überzeugenden, unabhängigen, auf Forschungsergebnissen basierenden Beweis für die Existenz einer solchen Verbindung gab und dass es sich um eine These von Pharmaunternehmen handelte, die aus finanziellen Gründen daran interessiert waren, mit Medikamenten zu handeln, die ursprünglich nicht zur Behandlung der Depression, sondern von *Angstzuständen* entwickelt worden waren.

Richtig ist jedoch (und es gibt zahlreiche Beweise, die dies unterstützen), dass die Depression eine Störung der normalen Wahrnehmung und der mentalen Verarbeitung hervorrufen kann. Die Depression, vor allem die schwere, kann mentale Dysfunktionen *verursachen.* Sie tut dies allerdings nicht zwangsläufig.

Wenn wir also mit der Vorstellung an die Behandlung der Depression herangehen, dass es sich um eine psychische Erkrankung handelt, geraten wir in die Falle, das Leiden heilen zu wollen, indem wir einige seiner möglichen Nebenwirkungen behandeln. Das ist so, als würden wir Antazida nehmen, um ein Magengeschwür zu heilen: Dies mag vorübergehend einige der Symptome lindern, ändert aber nichts an dem eigentlichen Problem.

Die Depression ist keine körperliche Erkrankung

Die Depression ist im medizinischen Sinne keine physische Erkrankung. Mit ihr ist kein spezifisches beobachtbares Krankheitsbild verbunden, sie führt keine bestimmten vorhersagbaren Zellveränderungen herbei und entwickelt sich nicht linear. Sie ist weder ansteckend noch übertragbar. Die Depression als Krankheit zu bezeichnen ist so, als würde man Stress als Krankheit bezeichnen: Ständige Überforderung kann Krankheiten hervorrufen, sie ist selbst jedoch keine Erkrankung.

Natürlich kann die Depression körperliche Leiden und Funktionsstörungen *verursachen.* Wenn sie schwer genug ist, wird sie unser endokrines System durcheinanderbringen und das hormonelle Gleichgewicht stören. Sie kann unser Immunsystem schädigen und uns anfälliger machen für Infektionen und andere Krankheiten.

Doch es ist nicht sinnvoll, die Depression so zu definieren oder so an sie heranzugehen, als sei sie eine Krankheit an sich. Wenn wir dies tun, laufen wir Gefahr, ihre tatsächlichen, persönlichen und umfeldbedingten Ursachen aus dem Auge zu verlieren und uns selbst schließlich als Opfer dieser »Sache« zu sehen. Wir erwarten dann vielleicht, dass sie sich durch eine Pille heilen lässt, was jedoch nicht möglich ist. *Es gibt kein Medikament auf der Welt, das sich zur Heilung der Depression als effektiv erwiesen hat – kein einziges.*

Die Depression ist keine Emotion

Eine Depression kann von Gefühlen begleitet sein, sie kann aber auch verhindern, dass man noch irgendeine Regung wahrnimmt. Abhängig von ihrem Grad kann sie wie gesagt ein leichtes Unbehagen hervorrufen, uns das Gefühl geben, taub zu sein und alles wie durch einen Schleier zu erleben, oder aber sehr schmerzlich sein – doch sie ist keine Emotion an sich. Gefühle kommen und gehen in unserem Leben; sie nehmen in Sekunden- bis Minutenschnelle ab und zu. Wenn Sie zum Beispiel ein kleines Kind beobachten (eins, das zu jung ist, um irgendwelche Spiele oder Strategien des emotionalen Widerstands gelernt zu haben), das beim Spielen verletzt wird – weil ein Spielkamerad etwas Harsches, Gemeines zu ihm sagt, es von einem Spiel ausgeschlossen wird oder sich eine Schramme oder Schürfwunde zuzieht, die es emotional erschüttert –, werden Sie ungefähr Folgendes erleben: Die Tränen fließen leicht, verwandeln sich schnell in Zorn oder Verdrießlichkeit, dann in Schmerz oder Traurigkeit, die wiederum in eine Art Verlorenheit oder Empfindsamkeit übergehen, worauf Offenheit folgt ... und binnen Kurzem spielt dieses Kind wieder ganz natürlich, glücklich und unbekümmert und spürt, was immer es als Nächstes eben zu spüren gibt. Es hat seinen Gefühlen erlaubt, zu fließen, sich durch seinen Körper und wieder aus ihm hinauszubewegen. Es hat zugelassen, dass der normale emotionale Prozess abgeschlossen wird.

Emotionen kommen und gehen von allein. Doch wenn wir versuchen, sie zu manipulieren – ihnen zu widerstehen, sie zu verändern oder zu dämpfen –, gerät dieser Prozess ins Stocken, und wir schaffen uns selbst dauerhafte Probleme. Denn wir verwandeln unsere Emotionen dann in eine Gemütslage, und Gemütslagen können sehr lange anhalten. Wenn wir mit unserer Manipulation fortfahren, uns Geschichten erzählen, die unser »Dichtmachen« rechtfertigen, verwandeln wir eine Gemütslage zunehmend in einen Zustand und letztlich in einen Gefühlszustand – und dieser kann Monate, Jahre und sogar Jahrzehnte andauern.

Die Depression ist also keine Emotion. Sie ist ein Zustand, einer, den wir selbst geschaffen haben, indem wir uns unseren natürlichen Gefühlen widersetzt oder sie manipuliert haben.

Die Depression ist keine genetisch vererbte Unvermeidbarkeit

Vor der Jahrtausendwende wurden riesige Geldsummen in die Genforschung und die Entschlüsselung des menschlichen Genoms gesteckt, die DNA-Blaupause der Menschheit. Das verwegene Ziel bestand darin, ein Modell zu entwerfen, das so umfassend sein sollte, dass es die Qualität, die Ausdrucksform und das Schicksal des menschlichen Lebens vorhersagen würde. Eine wissenschaftliche »Kristallkugel« sollte geschaffen werden, die es einigen wenigen Privilegierten erlauben würde, tief in uns hineinzuschauen und zu beobachten, wie wir ticken. Eine Methode, mit deren Hilfe man exakt unsere Neigungen, unser zukünftiges Verhalten und unsere Gesundheit voraussagen könnte, einschließlich unserer Krankheiten. Letztlich sollte sie (zur Freude von Lebensversicherungsspezialisten) vorhersagen, wann und woran wir sterben würden.

Das menschliche Genom wurde schließlich vollständig entschlüsselt, der Code geknackt, doch es gab ein Problem: Es sagte sehr wenig voraus. In den Folgejahren gab es zahlreiche wissenschaftliche Enttäuschungen, da man erkannte, dass die Verhaltensweisen, die Gewohnheiten und die Gesundheit der Menschen sehr schwer zu verstehen sind und es so gut wie unmöglich ist, genaue Voraussagen zu treffen. Man fand schnell heraus, dass andere Faktoren als unsere Gensequenzen eine Rolle spielen, wenn es um unser biologisches und medizinisches Schicksal geht.

Der Fokus der Forschung änderte sich, da deutlich wurde, dass die Blaupause für menschliches Leben nichts weiter war als das: eine Blaupause. Und Blaupausen sind einfach nur Leitlinien: Hinweise auf die mögliche Form einer Struktur, nicht auf die Struktur selbst. Letztlich sind sie Metaphern – variabel, fließend und interpretierbar. Infolgedessen hat man in den letzten Jahren im Rahmen der Forschung auf dem Gebiet der sogenannten Epigenetik herausgefunden, dass die einzelnen Gene in unseren DNA-Sequenzen scheinbar willkürlich abschalten und unexprimiert oder anschalten und exprimiert sein können. Mit anderen Worten: Zu jeder beliebigen Zeit können spezifische Gene oder Gengruppen Einfluss nehmen oder nicht.

Im Zuge der fortschreitenden epigenetischen Forschung fand man heraus, dass bestimmte Verhaltensweisen und Vorlieben zwar epigenetisch von einer Generation an die andere weitergegeben werden können, doch auch so ungemein einfache Faktoren wie unsere persönlichen Überzeugungen das An- oder Abschalten bestimmter Gene direkt zu beeinflussen scheinen. Die persönlichen Entscheidungen, die wir treffen, und die Art, wie wir unsere Erfahrungen und unsere Umwelt wahrnehmen und »entschlüsseln«, wirken sich unmittelbar darauf aus, wie unser Erbgut reagiert und welche Ergebnisse es produziert. Letztlich sind wir also keine Sklaven unseres genetischen Erbes.

Was immer man Ihnen über Depressionen gesagt haben mag, sie sind kein unausweichliches Erbe, das von einer Generation an die nächste weitergegeben wird. Sie sind nichts, was zwangsläufig auftreten wird. Obwohl unser Umfeld und das Verhalten sowie die Einstellungen anderer uns zutiefst beeinflussen können, sind Depressionen *nie* in irgendjemandes Leben unvermeidlich.

Falls Sie Interesse haben, dann führen Sie doch Ihre eigene Internetrecherche zum Thema »Depression« durch. Möglicherweise werden Sie schockiert sein herauszufinden, was auch ich entdeckt habe: dass die Depression nicht das ist, was wir üblicherweise glauben. Sie ist nicht das, was die Pharmaunternehmen und die orthodoxe medizinische Gemeinde uns glauben machen wollen.

Wenn die Depression also nichts von dem oben Genannten ist, was könnte sie dann sein? Was ist sie *wirklich?*

Die Wurzel der Depression ist ein Muster des emotionalen Sichverschließens und Blockierens, eine ***Gewohnheit****, die uns davor schützen soll, etwas Bedrohliches, Schwächendes oder anderweitig Schmerzliches zu fühlen.*

Die eigentliche Ursache der Depression ist unsere unbewusste Gewohnheit der emotionalen Selbstmanipulation, das heißt unser Versuch, die Angst, das Leid und den Schmerz in unserem Leben auszuschalten. Und im Laufe der Zeit wird diese Gewohnheit stärker; sie geht uns in Fleisch und Blut über, wird automatisch und führt schließlich dazu, dass wir uns emotional verschließen. Die Depression ist also letztlich ein Gemütszustand, der aus unseren verzweifelten und zumeist ineffektiven Versuchen erwächst, die belastenden Dinge des Lebens in Schach zu halten.

Folgendes möchte ich unbedingt hervorheben: Die Depression ist keine Krankheit – weder eine mentale noch eine physische. Vielmehr ist sie in ihrem Kern ein ***Gemütszustand.***

Das Ironische an der Sache ist, dass unsere Gewohnheit der inneren emotionalen Manipulation, sofern wir nichts gegen sie unternehmen, schließlich weitaus *mehr* Leid erzeugen kann als das, wovor sie uns eigentlich schützen sollte. Wir machen uns die Gewohnheit des Dichtmachens und der Verdrängung – die uns ursprünglich vor Schmerz und emotionaler Intensität abschirmen sollte – so sehr zu eigen, dass wir uns schließlich immer mehr auf sie verlassen. Wenn wir uns mit ihrer Hilfe nicht besser fühlen, greifen wir unbewusst noch stärker zu ihr: Wir tun dasselbe intensiver als zuvor. Wir ziehen uns weiter in uns zurück, isolieren uns immer mehr und schalten weitere emotionale Reaktionen ab. Wir zwängen uns in eine selbst gestrickte emotionale Zwangsjacke. Dann wird der Schutz zum Schmerz, das Antidot zum Gift, und die Depression bricht aus, setzt sich schließlich fest und verstärkt sich.

Wenn ich von der Freiheit von Depressionen spreche, meine ich damit in Wirklichkeit die Freiheit von dieser unbewussten Gewohnheit, dieser Selbstmanipulation. Freiheit von der Falle der Isolation. Freiheit vom Gefängnis des emotionalen In-Schach-Haltens: Freiheit von der Unterdrückung natürlicher menschlicher Gefühle, die schließlich so viel Schmerz verursacht. Ich meine auch die Freiheit, das Leben in vollen Zügen zu genießen, die Freiheit, zu fühlen und den Gefühlen Ausdruck zu verleihen, die Freiheit, authentisch und erfüllt zu sein. *Ich meine die Freiheit, wir selbst zu sein:* ***unser wirkliches Selbst.***

Unser Ziel ist im Grunde genommen ein klares: Wir müssen einen Weg finden, einige unserer alten restriktiven Gewohnheiten abzulegen und gesünder auf die Herausforderungen, Dramen und Unsicherheiten des Lebens zu reagieren. Wir müssen einen Weg finden, es unseren Gefühlen zu erlauben, gefühlt zu werden, zu fließen und auf natürliche Weise wieder abzuklingen. Im Wesentlichen besteht unsere Herausforderung darin, emotional gesünder zu werden.

Für den Moment bitte ich Sie nur darum mitzumachen. Verlassen Sie sich nicht auf die von anderen übernommenen Überzeugungen oder Einschränkungen, sondern bleiben Sie bei unseren bevorstehenden Erforschungen offen für Ihre eigenen, aus erster Hand stammenden Erfahrungen. Diese Offenheit wird ein Thema bleiben, während wir gemeinsam arbeiten und Sie selbst die verschiedenen hier beschriebenen Selbstbeobachtungen und Techniken ausprobieren.

Ich bitte Sie, offen zu bleiben für Ihre direkte persönliche Erfahrung. Lösen Sie sich von Ihren vorgefassten Ideen oder Überzeugungen, davon, was wahr ist und was nicht, was helfen kann und was nicht, und bleiben Sie offen für Ihre ehrliche, persönliche und subjektive Erfahrung, die Sie bei der Arbeit mit diesem Buch machen werden. Ihre direkte Erfahrung ist das Wichtigste. Direkte Erfahrung bildet den Kern der Übungen in diesem Buch.

Lassen Sie uns also ein kleines Experiment versuchen, um einige der Gefühle zu entdecken, denen Sie in Ihrem Leben vielleicht automatisch ausweichen. Wir alle meiden einige unserer Gefühle, und es ist wichtig, dies zu erkennen, und gut, einige der spezifischen Gefühle benennen zu können, denen Sie persönlich aus dem Weg zu gehen versuchen. Hierzu werden wir uns vorstellen, in eine Zeit zurückzukehren, in der wir emotional »getriggert« wurden oder aufgebracht waren, und herausfinden, was wir damals wirklich empfunden haben. Vielleicht erhalten Sie nur einen flüchtigen Eindruck von diesem Gefühl, vielleicht erkennen Sie es vollständig. Beides ist gut. In beiden Fällen werden Sie wahrscheinlich ein Gespür für ein Gefühl bekommen, das damals auftauchte, aber nicht zu Ende gefühlt, sondern auf irgendeine Weise weggedrückt und gemieden wurde. Lassen Sie uns auf Forschungsreise gehen!

Zur Orientierung: Für alle Übungen (normalerweise als Selbstbeobachtung oder Prozess bezeichnet) müssen Sie sich etwas Zeit nehmen. Einige lassen sich parallel zum Lesen ausführen. Sie können sie in kürzester Zeit ausprobieren und weiterlesen. Für andere müssen Sie sich ein ruhiges Eckchen suchen, bereit sein, sich zu entspannen, und dann länger arbeiten. Bei den kürzeren werde ich Ihnen einen Hinweis darauf geben, wie lange sie dauern könnten und ob Sie jemanden benötigen, der Sie unterstützt, während Sie sich an die Erforschung machen. Wann immer Sie in einem dieser Abschnitte die drei Auslassungspunkte ... sehen, dann bedeutet dies, dass wir Ihnen hier eine kurze Pause empfehlen.

Für die erste Selbstbeobachtung brauchen Sie nicht viel Zeit – etwa fünf bis sieben Minuten.

CD 2

Suche einen bequemen Sitzplatz, entspann dich und atme ein paarmal tief ein und aus ... Lade dann, während du dich entspannst und deine Aufmerksamkeit auf deine Atmung lenkst, deinen Verstand dazu ein abzuschalten ... sich zu entspannen und sich zu öffnen ... Entspann nun deinen Körper von Kopf bis Fuß ... innen und außen ... Gestatte es deinem ganzen Sein, Stille zu finden und auszuruhen ...

Stell dir nun eine Zeit vor, in der etwas im Leben Gefühle in dir ausgelöst hat ... erinnere dich an eine Zeit, in der etwas passierte, vielleicht vor Kurzem, was dich wirklich bedrückt oder emotional getroffen hat ... Es könnte ein Unfall gewesen sein, ein Drama, ein Streit oder eine Konfrontation ... oder etwas anderes emotional Verstörendes ... Du weißt, was gemeint ist? ...

Wunderbar ... Stell dir diese Erinnerung nun als Film vor, den du in jeder von dir gewählten Geschwindigkeit abspielen lassen kannst. Du kannst ihn vorwärts oder rückwärts und so langsam laufen lassen, dass du deutlich sehen und hören wirst, was passiert ist ...

Stell dir nun vor, dass du den Film langsam rückwärts bis zu dem Punkt laufen lässt, an dem du »getriggert« wurdest ... also zu genau dem Punkt, an dem es zu dem unangenehmen Vorfall kam ... und halt den Film genau hier an ...

Halt den Film genau dort an, wo du durch diesen Vorfall emotional erschüttert wurdest ... bei dem Sekundenbruchteil, bevor du dem ausgewichen bist, was du tief in deinem Inneren empfandest ... bevor du auf das Ereignis reagiertest ... Und stell dir vor, diesen Augenblick zu öffnen, bis er ausgedehnter und zugänglicher wird ... Entspann dich einfach und lass zu, dass sich deine Wahrnehmung vertieft ... und spüre, was du in dem Mikromoment, bevor du auf den Auslöser (Trigger) reagierst, emotional fühlst ... Welches Gefühl empfindest du wirklich? ... Welche intensive oder schmerzliche oder unangenehme Emotion ist hier? ... Du erhältst vielleicht nur einen flüchtigen Eindruck von dieser Empfindung, achte also genau und einfühlsam auf deinen Körper ... Wie sieht deine tatsächliche emotionale Reaktion aus? ... Spüre tief in deinen Körper hinein ... Welches Gefühl war es, das vollständig zu spüren du in der Folgezeit vermieden hast? ...

Flüstere es laut ... Und wenn es um mehr als ein Gefühl geht, benenne einfach alles, was auftaucht ... es muss nicht das genaue oder perfekte Wort für dein Gefühl sein, nur der Name, den du dafür wählst ... Flüstere laut, was du wirklich fühlst ... Und erlaube es deinem Körper, zu fühlen, sich zu öffnen und zu akzeptieren, was immer hier ist ... Nimm dir einen Moment lang Zeit, dich mit der Emotion oder den Emotionen zu verbinden, die hier sind ... Und lass sie schließlich auf natürliche Weise abklingen ... Wunderbar ...

Komm nun zurück ins Hier und Jetzt, und wenn sich deine Augen zu irgendeinem Zeitpunkt geschlossen haben, öffne sie langsam wieder ... Gut. Danke.

Was also haben Sie entdeckt? Welches Gefühl oder welche Gefühle haben Sie erkannt? Was haben Sie sich in dem Moment, in dem Sie emotional »getriggert« wurden, nicht vollständig zu fühlen erlaubt?

Natürlich lösen unterschiedliche Lebensumstände bei jedem von uns unterschiedliche emotionale Reaktionen aus, sodass Sie die Übung vielleicht mit anderen Erinnerungen wiederholen möchten, um herauszufinden, was Sie wirklich gefühlt und was Sie durch Ihr Dichtmachen vermieden haben. Sie werden womöglich sehr unterschiedliche emotionale Reaktionen entdecken oder auch emotionale Themen, wiederkehrende Emotionen oder Gruppen von Emotionen. Jedes Ergebnis ist in Ordnung und normal.

Wann immer ich im Lauf der Jahre das Experiment, »den Film zurücklaufen« zu lassen, durchgeführt habe, war ich überrascht, ja manchmal sogar schockiert über die Emotionen, denen ich auswich. Ich entdeckte tief liegenden Zorn, Wut, Schwäche, Hilflosigkeit, Wertlosigkeit, Furcht und Angst (um nur eine Auswahl zu nennen), Gefühle, die ich gründlich verdrängt hatte.

Jedes Mal, wenn ich mich auf diese Weise erforschte, entdeckte ich Emotionen, die mir in meinem alltäglichen Leben nicht bewusst waren. In vielen Fällen hatte ich gar keine Ahnung, dass ich eigentlich Angst oder Zorn empfand, wenn ich mit meiner normalen »Macht-nichts«-Haltung auf irgendetwas reagierte. Mir war nicht klar, dass meine tiefer liegenden Reaktionen auf das Leben so gefühlsbeladen waren. Ja, ich war so daran gewöhnt, mich emotional zu verschließen, und es kam mir so »normal« vor, dass ich keinen blassen Schimmer davon hatte, dass wir Menschen so emotionale Wesen sind.

In den nächsten Kapiteln werden wir unsere Emotionen viel detaillierter betrachten. Meine Geschichte geht weiter, und natürlich gibt es noch mehr Übungen.

KAPITEL 3

WIE EMOTIONEN UNS FORMEN

Wie das Experiment am Ende des vorherigen Kapitels einmal mehr zeigen sollte, empfinden wir Menschen nicht nur Gefühle, sondern werden maßgeblich von ihnen geleitet. Wir sind in der Tat sehr emotionale Wesen.

Im Laufe des Tages erleben wir eine Fülle verschiedenster Empfindungen. Wir sind glücklich oder aufgeregt, verletzt oder ängstlich, fühlen uns geschätzt oder geliebt, unzulänglich, unwürdig oder unbehaglich, sind beschämt, wütend, eifersüchtig oder einsam oder empfinden eines der vielen anderen gewöhnlich empfundenen Gefühle. Der Punkt ist, *dass wir alle Gefühle haben und dass diese Gefühle für uns lebenswichtig sind*. Auch wenn wir es noch so sehr leugnen oder uns dagegen wehren, jeder nimmt unwillkürlich die Ereignisse des Lebens wahr und reagiert emotional auf sie.

Unsere Gefühle sind eine entscheidende Komponente bei der Bestimmung unseres Lebenswegs. Sie beeinflussen unser Verhalten, unsere Reaktionen, unsere Entscheidungen und sogar unsere Wahrnehmungen. Wir werden von unseren Gefühlen angetrieben und motiviert. Und letztlich bestimmen Gefühle auch die Qualität unseres Lebens: Sie sind der entscheidende Faktor dafür, wie wir unser Dasein empfinden – ob als wunderbar oder armselig.

All unsere Entscheidungen sind letztlich emotional bestimmt

Jüngste Ergebnisse der Gehirnforschung zeigen, dass in dem Augenblick, in dem wir eine Entscheidung treffen, also genau im Moment der Wahl – sei es eine große Lebensentscheidung wie die Wahl des Partners oder des Wohnorts oder eine kleinere Entscheidung wie die, welches Gericht wir in einem Restaurant bestellen oder zu welcher Tankstelle wir fahren wollen – nur die emotionale Seite des Gehirns eingeschaltet wird. In dem Sekundenbruchteil, in dem wir entscheiden, wird allein das limbische System aktiviert: die Einheit des Gehirns, die der Verarbeitung der Emotionen dient und das Triebverhalten steuert.

Nach diesem Sekundenbruchteil der emotional getroffenen Wahl schaltet sich das denkende Gehirn ein, um unsere Entscheidungen zu analysieren, sie zu überprüfen, rational zu begründen und ihre eventuellen Auswirkungen zu sondieren, eine Analyse, die letztlich unsere Art der emotionalen Empfindung beeinflussen kann. Doch das Ausschlaggebende ist Folgendes: *Jede Entscheidung, die wir treffen, ist im Grunde genommen eine emotionale.*

Kurz nachdem die ersten iPads auf den Markt gekommen waren, überprüfte ich dies bei mir selbst, und die Ergebnisse versetzten mich in Erstaunen. Ich hatte ein paar Online-Recherchen vorgenommen, alle Merkmale und Vorteile eruiert und war dann in den nächstgelegenen Apple-Store gegangen, um mich mit eigenen Augen davon zu überzeugen. Ich prüfte den Preis des Modells, das ich kaufen wollte, und ob ich es als E-Book-Reader und zum Checken von E-Mails, zum Surfen im Internet und so weiter verwenden konnte. Ich gelangte zu einer meiner Meinung nach sinnvollen, vernünftigen und vertretbaren Entscheidung – und kaufte ein Gerät.

Etwa zur selben Zeit las ich parallel mehrere Bücher über Hirnforschung, die nahelegten, dass all unsere Entscheidungen im Grunde genommen emotional begründet sind. Die Beweise waren eindeutig, aber ich war immer noch skeptisch und beschloss, eigene Untersuchungen anzustellen.

Ich schloss die Augen und versetzte mich genau in den Augenblick zurück, in dem ich beschlossen hatte, das iPad zu kaufen. Dann drehte ich den Film zurück zu dem Sekundenbruchteil, bevor ich die Wahl getroffen hatte, spürte in mich hinein und prüfte, welches Gefühl oder welche Gefühle ich empfunden hatte. Schließlich entspannte ich mich noch mehr und erlaubte mir, diese Gefühle vollständig nachzuempfinden.

Als ich mir vorstellte, wieder in dem Laden zu sein, das iPad in Händen, und seine Form und Größe vor mir sah, die Farben auf dem Display sowie dessen Schimmer, sein Gewicht spürte, seine Glätte, die abgerundeten Kanten, seine Qualität, rechnete ich damit, dass irgendeine vernünftige Logik, irgendein objektiver Grund meinen Kauf untermauern würde. Doch weit gefehlt. Schockiert stellte ich fest, dass mein Körper in dem Augenblick vor der Entscheidung von Begierde erfasst wurde, von etwas Ähnlichem wie Lust oder Verlangen. Und ich spürte eine Sehnsucht nach dem Gefühl der Erfüllung, das mir der Besitz des iPads, wie ich glaubte, wohl vermitteln würde.

Insgeheim war ich mir des Unbehagens bewusst, so viel Geld auszugeben und meiner Frau den Kauf erklären zu müssen, aber meine Befürchtungen wurden völlig von meiner Begierde verdrängt. Ich musste es unbedingt haben, verhielt mich wie ein Kind in einem Spiel- oder Süßwarenladen. Die Entscheidung, es zu kaufen, war eindeutig eine stark emotionale. Nicht mein Verstand hatte den Entschluss gefasst, sondern meine Gefühle hatten mich zu der Entscheidung gebracht.

Wir rechtfertigen unsere emotionalen Entscheidungen durch Denken

Vor meinem inneren Auge ließ ich die Szene abspielen und bemerkte etwas Interessantes. In dem Augenblick, *nachdem* ich meine Entscheidung gefällt hatte, schaltete sich wieder mein denkender Geist ein und leistete großartige Arbeit, indem er meine Wahl rechtfertigte und viele »Gründe« dafür vorbrachte, warum meine Wahl gut, ja, richtig war. Meine Gedanken verstärkten, was meine Entscheidung anging, ein Gefühl der Befriedigung, der Ruhe und des Friedens. Mein Denken hatte aber weder die Entscheidung hervorgebracht noch dafür gesorgt, dass sie getroffen wurde.

Mir war natürlich klar, dass es sich hier um eine vergleichsweise unbedeutende und einfache Entscheidung handelte, keine von weitreichender Bedeutung. Also forschte ich weiter. Ich überprüfte auf dieselbe Weise andere Lebensentscheidungen, die ich in der Vergangenheit getroffen hatte: die Wahl von Beziehungspartnern, Entscheidungen in den Bereichen Beruf, Urlaub oder Wohnung. Die Ergebnisse waren dieselben. In jedem Fall war es letztlich ein Gefühl oder eine ganze Reihe von Gefühlen, die mich bewogen hatten, das eine oder andere zu wählen, Ja statt Nein zu sagen oder umgekehrt.

Manchmal untermauerte mein Verstand in den Augenblicken nach der Entscheidung die Wahl, manchmal stellte er sie infrage, sorgte für Verwirrung und zögerte die Entscheidung hinaus. Doch in jedem Fall wurde die endgültige Wahl ausschließlich von meinen Emotionen bestimmt. Meine Gefühle ließen mich Ja sagen.

Dann stellte ich fest, dass ich mich lediglich auf Lebensentscheidungen fokussiert hatte, bei denen ich Ja gesagt und eine proaktive Wahl getroffen hatte, nämlich die, etwas zu *tun*. Folglich fragte ich mich, ob der Entschluss, etwas *nicht zu tun*, ein anderer Prozess wäre. Ich hielt inne und stellte mir vor, dass ich die Zeit zurückdrehte, offen war für das, was sich zeigen würde. Vor meinem inneren Auge entstand die Erinnerung an die Zeit, als ich achtzehn Jahre alt war und gerade meinen Schulabschluss machte. Ich malte mir aus, nach der Schule ein Jahr auszusetzen und zu reisen, bevor ich mich an der Universität immatrikulierte. Je mehr ich darüber nachdachte, desto verlockender erschien mir die Vorstellung. Ich würde nach Australien und Neuseeland reisen, wo ich während meines »Auszeit-Jahrs« arbeiten und surfen würde. Ich würde mich amüsieren und das Fernweh-Virus in mir heilen, bevor ich mich dann drei weitere Jahre lang auf den Hosenboden setzen und studieren würde.

Ich besprach mich mit meinem besten Freund Pete und versuchte, ihn zu überzeugen, dass dies eine großartige Idee sei. Ich fuhr alle möglichen Argumente auf, warum er mich begleiten sollte, warum dieses »Sabbatical« lebensverändernd wäre, warum es einfach ein Muss war – aber er zeigte sich einfach nicht interessiert. Ernüchtert zog ich mich zurück und dachte darüber nach. Schließlich gab ich den Traum auf, ließ meine Reisepläne fallen und schrieb mich an der Uni ein.

Ich beschloss, diese Erinnerung demselben Untersuchungsprozess zu unterwerfen. Erneut drehte ich den Film zurück zu dem Sekundenbruchteil, in dem ich die Entscheidung traf, nun doch kein Jahr auszusetzen. Ich öffnete mich, *hörte auf, Widerstand zu leisten,* ließ die Gefühle zu, die ich damals empfunden hatte, und war erneut überrascht.

Im Augenblick unmittelbar vor der Entscheidung wurde mein Körper von vielen widersprüchlichen Gefühlen überflutet: Begeisterung über die Aussicht auf Abenteuer und das Kennenlernen fremder Menschen, goldene Sandstrände, warme Meere und großartige Wellen, Auftrieb bei der Vorstellung, der Verantwortung und der Monotonie weiterer Studien zu entkommen, und Besorgnis bei der Erkenntnis, dass ich mehr Geld benötigen würde, als ich gespart hatte. Doch welches Gefühl herrschte vor? Pure Angst bei der Aussicht, allein um die Welt zu reisen. Pure Angst bei dem Gedanken, niemanden zu kennen und allein den Schritt ins Unbekannte zu wagen. Es war schlicht und einfach Angst, die meinem Entschluss zugrunde lag, Nein zu sagen, einen Rückzieher zu machen und ein Jahr zu verpassen, das positive Auswirkungen auf meinen gesamten Lebensverlauf hätte haben können.

Meine eigenen Erfahrungen bestätigten also das, was ich gelesen hatte. So überraschend das Resultat meines Experiments auch sein mochte, ich konnte nachvollziehen, dass die wissenschaftlichen Forschungsergebnisse richtig waren. In guten wie in schlechten Zeiten werden unsere Entscheidungen – von der einfachsten und unbedeutendsten bis zur größten und folgenträchtigsten – von unseren Gefühlen geleitet.

Ich stellte aber noch weitere und tiefgründigere Recherchen an: Die Wissenschaftler, die diese Tests durchgeführt hatten, indem sie Probanden mithilfe hoch entwickelter Gehirnscanner in dem Augenblick untersuchten, in dem sie diese Entscheidungen treffen sollten, hatten anfangs an ihren eigenen Ergebnissen gezweifelt. Und so suchten sie andere Probanden, Menschen, die einen Gehirnschaden erlitten hatten, der ihre rationale Intelligenz nicht beeinträchtigt, aber ihre Fähigkeit, zu fühlen und Gefühle effektiv zu verarbeiten, reduziert hatte. Ihre IQs waren unverändert, aber ihre emotionale Kompetenz war entweder beeinträchtigt worden, oder sie hatten keinerlei Zugang mehr zu ihren Empfindungen.

Als die Forscher diese Testpersonen baten, einige Entscheidungen zu treffen, waren die Ergebnisse erstaunlich. Die Probanden zogen sich mit Notizblöcken und Stiften zurück, erstellten lange Listen mit Pros und Contras – und *konnten keinen Entschluss fassen*. Selbst bei so einfachen Fragen wie

»Wäre Ihnen der nächste Dienstag oder Donnerstag lieber für unser nächstes Treffen?« wägten sie alle erdenklichen Gründe ab, warum ein Tag besser wäre als der andere. Aber gleich, wie lange sie grübelten, sie konnten keinen Entschluss fassen. Es gab keine emotionale Verbindung, die Fragen hatten kein emotionales Gewicht. Folglich war keine Wahl überzeugend, und es konnte keine Entscheidung getroffen werden.

Wenn uns unsere Gefühle nicht zugänglich sind, entweder aufgrund eines Gehirntraumas oder weil wir sie in uns verschlossen oder unterdrückt haben, sind unsere Fähigkeiten zur Entscheidungsfindung ernsthaft gefährdet. Ohne Gefühle können wir mit unserer Wahl weder zufrieden noch froh sein.

Lassen Sie uns an dieser Stelle ein weiteres Experiment durchführen, um herauszufinden, wie Ihre Entscheidungsfindung von Ihren Gefühlen bestimmt wird. Ich habe in meinem Leben Folgendes festgestellt: Wenn etwas nicht mit meiner eigenen direkten Erfahrung übereinstimmt, dann stimmt es möglicherweise überhaupt nicht. Überprüfen Sie das für sich selbst.

Sie können dies als eine Selbstbeobachtung mit offenen *und* geschlossenen Augen betrachten und die Augen öffnen, um ein wenig zu lesen, und sie dann langsam schließen, um sich zu erforschen und Erkenntnisse zu gewinnen. Oder Sie könnten jemanden, dem Sie vertrauen, bitten, Ihnen die Worte leise vorzulesen, während Sie die Augen geschlossen halten. Die Übung erfordert nur etwa zehn bis zwölf Minuten. Wenn Sie möchten, können Sie sie sofort durchführen. Suchen Sie sich einfach eine ruhige Ecke, und fangen Sie damit an.

CD 3

Schließ die Augen und atme ein paarmal tief durch, während du dich entspannst und die Wahrnehmung in dich hineinfließen lässt.

Bitte deinen denkenden Geist, sich zu entspannen und ruhiger zu werden – wie ein Deckenventilator, der gerade abgeschaltet wurde. Lass die Wahrnehmung tief in deinen Körper sinken ... Lass sie in deine Brust gleiten, dein Herz ... deinen Magen ... deinen Bauch ... entspann dich mit jedem Atemzug mehr ... mit jeder Empfindung.

Stell dir jetzt vor deinem inneren Auge vor, durch Raum und Zeit mühelos zu einer Zeit und zu einem Ort zurückgetragen zu werden, an dem du eine bedeutsame Lebensentscheidung getroffen hast, möglichst eine, die dir immer noch ein gutes Gefühl bereitet. Vielleicht hast du damals Ja zu einem Treffen oder zu einer Beziehung oder zu einem Lebenspartner gesagt ... Vielleicht hast du dich für einen Job oder eine Karriere entschieden ... Vielleicht hast du beschlossen, an einem bestimmten Ort zu leben, oder ein spezielles Heim gewählt ... Vielleicht hast du ein paar hübsche Kleider ausgewählt, ein Auto, ein Urlaubsziel oder irgendeine Ausrüstung ... Vielleicht hast du beschlossen, ein Haustier zu halten ... Es könnte aber auch jede andere Entscheidung sein, aktiv zu werden, die Initiative zu ergreifen oder etwas Entscheidendes im Leben zu vollbringen. Jede dieser Entscheidungen ist gut, auch wenn dir das noch nicht völlig klar ist ...

Lass einfach zu, zu dieser Szene zurückgeführt zu werden ... zu jenem Augenblick. Die Umgebung und die Menschen vor dir zu sehen, die dort waren ... die Sprech- und Hintergrundgeräusche oder die Geräusche deines eigenen inneren Dialogs zu hören ... und die Empfindungen und Gefühle zu durchleben, die dich zu jener Zeit beherrschten.

Und drossle jetzt den Lauf der Dinge und gelange ganz behutsam zu dem Punkt, an dem du einen Entschluss fasst … zu dem exakten Augenblick, in dem die Wahl getroffen wird … und verweile hier … Nimm nun eine kleine Korrektur vor und dreh den Film genau zu dem Augenblick vor der Entscheidung zurück, dem Sekundenbruchteil vor der Wahl … Und lass zu, dass dein Gespür für diese winzige Zeitspanne sich erweitert und öffnet … Sorge dafür, dass dein Körper sich entspannt, wenn du diesen Augenblick, diese Millisekunde vor deiner Entscheidung größer und ausgedehnter werden lässt …

Konzentriere deine gesamte Wahrnehmung auf dieses Zeitintervall … Öffne dich und erspüre deine Gefühle … Was fühlst du? … Lass zu, dass dieses Gefühl ganz natürlich entsteht … präsent ist … und empfunden wird. Welches Gefühl ist da? Flüstere es: Welches Gefühl spürst du?

Was sonst empfindest du? … Öffne dich etwas mehr oder tiefer und prüfe: Was ist sonst noch da? … Welche anderen Empfindungen oder Gefühle sind zu spüren? Und lass sie einfach zu … heiße sie willkommen, damit du sie fühlen kannst … Erforsche nun, welches Gefühl davon das stärkste ist, welches das bedeutendste, das größte oder das dominierendste? … Und heiße jetzt dieses spezielle Gefühl willkommen, ganz gegenwärtig zu sein … erlaube dir, es wirklich zu spüren.

Stell nun diese Frage: »Wenn dieses Gefühl sich voll entfalten darf, welche Impulse gehen dann damit einher?« Während du dieses Gefühl begrüßt und es voll und ganz zulässt, achte auf Folgendes: Welche Handlung löst es aus oder treibt es voran? Was sollst du seinem Wunsch oder seiner Forderung entsprechend tun? Welche Wahl wird eindeutig oder unvermeidbar? Flüstere laut: Welche

Handlung oder Entscheidung bringt dieses Gefühl mit sich? ... Okay, großartig.

Komm nun zurück ins Hier und Jetzt, und löse dich von dieser Erinnerung und jenen Gefühlen. Entspann dich, und stell dir einen neutralen Raum vor ... Erlaube deiner Wahrnehmung, eine Zeit wiederaufleben zu lassen, in der du den Entschluss fasstest, etwas nicht zu tun, als du zögertest, etwas zu beginnen, was du vielleicht gern getan hättest, als du es versäumtest, Ja zu sagen, oder dich verspanntest und beschlossen hast, Nein zu sagen. Vielleicht war es eine Zeit, in der du nicht imstande warst, etwas zu tun, und es später bereutest, eine Zeit, in der du vielleicht eine gesündere oder autarkere Entscheidung gefällt hättest, als du es getan hast. Dies könnte eine Situation sein, in der du die Hand hättest ausstrecken können, um mit jemandem in Berührung zu kommen, von dem du dich angezogen fühltest, es aber nicht getan hast ... in der du dich um eine Beförderung hättest bewerben oder sie hättest akzeptieren können ... in der du ein gesundes Risiko hättest eingehen können, dich aber dagegen entschieden hast ... Es könnte eine Zeit sein, in der du die Norm durchbrechen, dich von der Alltagsroutine lösen wolltest, aber nicht die erforderlichen Schritte unternahmst ... Oder es könnte eine beliebige andere Zeit sein, in der du dich zurückgehalten und auf Sparflamme geschaltet hast, statt dich voll ins Leben zu stürzen ... Jede Option ist in Ordnung, auch wenn dir das noch nicht richtig klar ist ...

Lass es zu, behutsam in diese Zeit zurückgeführt zu werden ... zu den Umständen und der Erinnerung, die mit diesem Entschluss verbunden sind ...

Lass dich zu dieser Szene zurückführen ... zu diesem Augenblick. Nimm das Bild der Umgebung in dir auf, und betrachte die Menschen, die sich dort aufhielten ... Lausche den Sprech- oder Hintergrundgeräuschen oder deinem eigenen inneren Dialog ... und nimm die Gefühle und Empfindungen von damals wahr ...

Drossle jetzt den Lauf der Dinge, und gelange ganz behutsam zu dem Punkt, an dem du einen Entschluss fasst ... zu dem präzisen Augenblick, in dem die Wahl getroffen wird ... Und verweile ... Nimm nun eine kleine Korrektur vor, und drehe den Film genau zu dem Augenblick vor der Entscheidung zurück, dem Sekundenbruchteil vor der Wahl ... und bleib dort ... Und lass zu, dass dein Gespür für diese winzige Zeitspanne sich erweitert und öffnet ... Sorge dafür, dass dein Körper sich entspannt, wenn du diesen Augenblick, diese Millisekunde vor deiner Entscheidung größer und ausgedehnter werden lässt ...

Konzentriere dein gesamtes Bewusstsein auf deine Gefühle ... Was empfindest du? Lass zu, dass sich dieses Gefühl von selbst bildet ... gegenwärtig ist ... und gespürt wird. Welches Gefühl ist da? Flüstere: Welches Gefühl empfindest du?

Und was sonst spürst du? ... Öffne dich noch etwas mehr oder tiefer, und prüfe ... Was ist sonst noch da? ... Welche anderen Gefühle oder Empfindungen sind vorhanden? Und lass sie einfach zu ... Heiße sie willkommen ... Erforsche nun, welche dieser Emotionen die stärkste ist, welche die wichtigste, die größte oder die dominierendste? ... Und heiße jetzt dieses spezielle Gefühl willkommen, ganz gegenwärtig zu sein ... erlaube dir, es wirklich zu spüren.

Stell nun folgende Frage: »Wenn dieses Gefühl sich voll entfalten darf, welche Impulse gehen dann damit einher?« Während du dieses Gefühl begrüßt und es voll und ganz zulässt, achte auf Folgendes: Welche Handlung löst es aus oder treibt es voran? Was sollst du seinem Wunsch oder seiner Forderung entsprechend tun? Welche Wahl wird eindeutig oder unvermeidbar? Flüstere laut: »Welche Handlung oder Entscheidung bringt dieses Gefühl mit sich?« ... Okay, großartig.

Gestatte nun der Wahrnehmung, wieder behutsam in die Gegenwart ... und an diesen Ort ... zurückzukehren. Und du kannst tief einatmen ... und wieder ausatmen. Und öffne die Augen, wenn du bereit bist.

Was haben Sie entdeckt? Welche Gefühle haben Sie bemerkt und welches Ergebnis festgestellt? Konnten Sie nachvollziehen, dass Gefühle unser Leben formende und beeinflussende Kräfte sind?

Nehmen Sie sich ein paar Augenblicke lang Zeit, und sitzen Sie ruhig da. Entspannen Sie sich, lassen Sie alle Gedanken los, und »seien« Sie einfach. Erspüren Sie jetzt, was sich in Ihrem Körper abspielt, und lassen Sie jede Erkenntnis zu, die zur Oberfläche drängt. Dann können wir weitermachen.

Der Weg aus der Depression kann nicht durch Denken erfolgen

Wir haben anerkannt, dass wir emotionale Wesen sind, und festgestellt, dass Gefühle unsere Entscheidungen untermauern, sie lenken und uns Ja oder Nein sagen lassen. Mit anderen Worten, sie beeinflussen auf grundlegende Art unsere Verhaltensweisen und Gewohnheiten. Wir haben auch herausgefunden, dass *das Denken allein uns nicht befähigt, klare Entscheidungen im Leben zu treffen,* obwohl das Denken (das heißt, einer Situation Bedeutung hinzuzufügen oder deren Bedeutung zu verändern) sich schnell auf die Art und Weise auswirken kann, wie wir diese Situation empfinden. *Das Denken allein kann uns nicht veranlassen, vernünftig zu handeln oder unsere unvernünftigen Handlungen zu ändern. Um eine vernünftige Wahl zu treffen, sich vernünftig zu verhalten und vernünftig zu leben,* ***müssen*** *wir fähig sein, vernünftig* ***empfinden*** *zu können.*

Das ist wirklich von Bedeutung. Betrachten Sie den Ausbruch der Depression: Stellen Sie sich vor, in eine frühe Phase zurückzukehren, während Sie die unangenehmen Symptome spürten. Als Sie erkannten, dass etwas »nicht stimmte« oder beunruhigend war, etwas unangenehm oder verstörend oder schmerzlich war. Wie haben Sie damals reagiert? Was haben Sie getan? Halten Sie nun einen Moment inne, entspannen und erinnern Sie sich. Lassen Sie Ihr Bewusstsein zu dieser Zeit zurückkehren. Was war damals Ihre erste Reaktion?

Wenn Sie wie ich sind und die meisten unserer Mitmenschen, haben Sie *darüber nachgedacht*. Sie haben versucht, die Situation zu analysieren, sich bemüht, die Probleme, mit denen Sie konfrontiert waren, abzuschätzen oder zu deuten. Sie waren bestrebt, Ihre Situation verstandesmäßig zu erklären oder herauszufinden, was Ihren Kummer verursachte, wollten ihn verstehen, um ihn beseitigen oder besser damit umzugehen zu können.

Und das ist ein Kernproblem. Das Denken, vor allem über emotionsgeladene Probleme wie die Depression, hilft gewöhnlich nicht – ja, es ist sogar häufig kontraproduktiv. Es führt zu mehr Denken, zirkulärem Denken, eventuell sogar zu zwanghaftem Denken, was Verwirrung bewirken und uns die Fähigkeit nehmen kann, klar zu handeln. Übermäßiges Vertrauen ins Denken verfälscht unsere natürliche emotionale Erfahrung so stark, dass wir außer Gefecht gesetzt werden können und unfähig sind, vernünftige, unabhängige Entscheidungen zu fällen, die das Leben von uns fordert, und sie auch umzusetzen.

Gefühle in Lebensgeschichten umzuwandeln verursacht Leiden

Unser ständiges Denken oder die Analyse unserer Probleme und unsere emotionalen Reaktionen darauf verwandeln sich in eine »Geschichte« über unser Leben und die Emotionen, die wir empfinden. *Wenn wir unseren Emotionen eine Geschichte hinzufügen, manipulieren wir sie und verwandeln sie von reinen Emotionen in Stimmungen oder Befindlichkeiten – und Stimmungen und Befindlichkeiten haben die Neigung, an uns haften zu bleiben. Wenn wir lange genug auf unserer Geschichte beharren und anfangen zu glauben, dass sie wahr ist, können wir schließlich eine Gemütslage schaffen, die sehr lange anhalten kann!*

Dies ist ein wichtiger Punkt, den zu wiederholen sich lohnt: Ein Gefühl kann in kurzer Zeit durch Ihren Körper fließen. Wenn Sie es in seiner Ganzheit spüren, fühlen Sie sich erfrischt, gereinigt und befreit. Jedes Gefühl, das willkommen und voll akzeptiert ist, wird dies bewirken, auch wenn es noch so stark oder schmerzlich zu sein scheint. Doch ein Gefühl samt einer Geschichte darüber – über die Umstände, durch die es ausgelöst wurde, oder die vorgestellten Auswirkungen dieser Emotion – wird dieses Gefühl in eine Stimmung umwandeln, die andauern kann. Wenn wir unsere Stimmungen in eine Geschichte einbinden, können wir eine bestimmte Befindlichkeit hervorrufen oder schließlich einen bestimmten Zustand herbeiführen, und beides kann ewig währen – jedenfalls fast.

Unsere Geschichten über unsere Gefühle sind genauso individuell wie wir. Sie mögen für uns sehr offenkundig sein oder auch so subtil, dass man sie kaum zu erkennen vermag, und wir haben sie alle. Jeder hat seine Überzeugungen und Regeln darüber, was er fühlen darf und was nicht, darüber, was emotional angemessen ist oder nicht, oder darüber, was zu fühlen

»gut« oder »schlecht« ist. Wir haben alle unsere eigenen Geschichten über das, was zu beängstigend ist, um je gefühlt zu werden. Sie haben ja einige Geschichten von mir gelesen: die Geschichten darüber, wie ich außer Kontrolle geriet, zu aufgeregt, zu dumm oder zu ausgelassen war. Wie sehen Ihre Geschichten aus?

Die nächste Maßnahme wird Ihnen dabei helfen, diese Frage zu beantworten. Es besteht keine Notwendigkeit, eine Liste von allem zu erstellen, was Sie erkennen. Sprechen Sie jedes Gefühl und jede Geschichte, die auftaucht, in aller Ruhe laut aus, ähnlich wie in der letzten Übung. Lauschen Sie Ihren Gefühlen und deren Geschichten, und erkennen Sie die Wirkung, die sie haben. Wenn Sie die Übung beendet haben, halten Sie ein paar Minuten inne, sitzen Sie einfach da, und entspannen Sie sich – oder trinken Sie ein Glas Wasser. Kehren Sie dann, wenn Sie dazu bereit sind, zu Ihrer Lektüre zurück.

Gönnen Sie sich einen Moment der Ruhe und des Überlegens: Welche Geschichten über Gefühle haben Sie? Was zu fühlen ist unsicher? Was zu fühlen ist »falsch«? Was dürfen Sie nie empfinden? Und was reden Sie sich selbst ein, um diese Überzeugungen zu rechtfertigen? Welche Geschichten haben Sie, an welche »Weils« klammern Sie sich, damit alles diese Entwicklung nimmt?

CD 4

Wenn du magst, kannst du die Augen schließen, deinen denkenden Geist bitten, sich zu entspannen und auszuruhen, und dann deine Aufmerksamkeit auf dein Inneres richten. Bitte deinen Körper, die Wahrheit ans Licht zu bringen. Wie sehen deine Geschichten über die Gefühle aus, die du meiden willst? Weist du anderen, den Umständen oder dem Leben selbst die Schuld dafür zu, dass diese Gefühle aufkommen? Redest du dir ein, du seist ein Opfer deiner Gefühle, dass du diese nicht unter Kontrolle hättest und von ihnen überwältigt würdest, wenn du dich ihnen öffnetest? Oder redest du dir ein, dass du dich unbedingt gegen deine Gefühle wehren musst? Wie lautet deine Version dieses Spiels? Nimm dir ein paar Minuten Zeit, die Augen zu schließen und nachzudenken. Sei bereit, die Antworten irgendwo aus deinem tiefsten Inneren hochkommen zu lassen. Welches sind einige deiner üblichen Geschichten?

Und welches Gefühl vermittelt es dir, wenn du dir diese Geschichten erzählst? Wie ist deren Wirkung auf deine Stimmung, deine Gemütslage?

Wenn Sie mir ähneln, können Ihnen diese Geschichten eventuell das Gefühl vermitteln, festgefahren zu sein. Sobald ich mich auf sie einlasse oder bereit bin, sie zu glauben, rufen sie eine negative Einstellung in mir hervor und verstärken diese. Höre ich damit auf, mir derartige Geschichten zu erzählen, kommen und gehen meine Gefühle schnell wieder. Wenn ich die Geschichten jedoch lebendig erhalte, kann ich recht negative Stimmungen hervorrufen, die die Neigung haben, sich fest zu verankern.

Die meisten Menschen würden uns raten, »unser Denken zu ändern« – als ob das so einfach wäre. Aber für jeden von uns, der es gewohnt ist, negative Geschichten zu entwerfen, stellt es eine fast unmögliche Aufgabe dar, sich einfach dafür zu entscheiden, positiv eingestellt zu sein, und auf Knopfdruck seine Gewohnheiten zu ändern. Doch es gibt einen Weg, wie Sie sich befreien können. Selten ist man sich beim negativen

Denken darüber im Klaren, dass es von Gefühlen gestützt wird, die wir – bewusst oder unbewusst – zu vermeiden suchen. Und das Paradoxe daran ist Folgendes: Wenn wir diese Gefühle, die wir vermeiden, ans Tageslicht befördern und offen empfinden, wie wir es später in diesem Buch tun werden, scheinen unsere negativen Geschichten zu enden, sich zu lösen und zu verschwinden.

Das Schöne an dieser Vorgehensweise ist, dass wir dann unsere angeborene positive Einstellung aufdecken, zu unserem eigenen natürlichen Wohlbefinden zurückkehren und unbeschwert damit leben können.

Wir begehen also häufig den Fehler, davon auszugehen, dass wir unser Denken ändern müssen, um das Problem mit der Depression zu lösen. Dabei übersehen wir, dass unser Denken von unseren natürlichen Gefühlen angetrieben und oft sogar motiviert wird. Um uns von ungesundem Denken zu befreien, müssen wir lernen, das ungesunde Manipulieren unserer Gefühle zu unterlassen. Wir müssen erneut lernen, offen zu fühlen.

Im Falle einer Depression stellt das Denken keine Lösung dar, sondern ist sogar häufig ein wichtiger Bestandteil des Problems. Die Depression ist eine emotionale Angelegenheit und unser Denken kein Gegenmittel. Wir müssen uns der Tatsache stellen: Die Depression kann nie und nimmer allein durch die Analyse geheilt werden.

Das Gegenmittel für die Depression ist die emotionale Öffnung und das Fühlen. Um die Depression ein für alle Mal völlig zu heilen, müssen wir zu ihren emotionalen Grundursachen vordringen, ihren gefühlsmäßigen Beweggründen, und diese aufarbeiten. Wir müssen unsere tief verwurzelten Überzeugungen über die Bedeutung der Gefühle ändern, eine neue Umgangsweise mit unseren Regungen entwickeln und eine neue und gesunde Beziehung mit ihnen unterhalten. Und das ist per definitionem ein emotionaler Prozess. Ein emotionaler Prozess, bei dem dieses Buch Sie unterstützen wird.

Also, lassen Sie uns weiter erforschen, was ein Gefühl wirklich ist und wie wir Verhaltensweisen erzeugen, mit deren Hilfe wir unsere Gefühle verdrängen.

KAPITEL 4

DIE MANIPULATION UNSERER GEFÜHLE HAT KONSEQUENZEN

Ein Gefühl ist eine natürliche menschliche Reaktion auf ein oder mehrere Ereignisse. In unserem Organismus wird dabei eine biochemische Abfolge ausgelöst, die unsere körperliche Energie und Chemie sowie unsere Empfindungen verändert. Fast jedes Gefühl, das sich selbst überlassen ist, wird in kurzer Zeit automatisch fließen, sich öffnen, vertiefen, intensivieren, verbreiten und durch unseren Körper strömen, bis es wieder abklingt und sich in das nächste Gefühl verwandelt.

Gefühle stellen an sich kein Problem dar. Wie Brandon gern sagt: »Gefühle kommen und Gefühle gehen. Wenn du sie nicht berührst, verglühen sie zu ›sauberer Asche‹.« Sofern wir also zulassen, dass sich unsere reinen Gefühle zeigen und vollständig erfahren werden, ohne dass wir störend auf sie einwirken oder irgendeine Geschichte oder eine Bedeutung hinzufügen, gehen sie ungehindert vorbei und hinterlassen keine »Rückstände«. *Unser eigentliches Problem besteht darin, dass wir vergessen haben, unsere Gefühle auf natürliche Weise zu empfinden und sie von sich aus abklingen zu lassen. Wir haben vergessen, wie wir sie einfach präsent sein lassen können.*

Stattdessen fürchten wir sie, meiden sie, unterdrücken sie, laufen vor ihnen davon, bekämpfen sie und versuchen, sie zu kontrollieren – wir manipulieren sie. Gewöhnlich tun wir alles, außer sie tatsächlich zu empfinden.

Das menschliche Gehirn hat im Laufe der Evolution phänomenale Fähigkeiten entwickelt. Wir haben gelernt, zu denken und zu analysieren, Werkzeuge herzustellen, die uns befähigen, effizienter zu jagen, Kleidung zu fertigen und Unterkünfte zu errichten. Wir haben auch gelernt, auf kultiviertere und wirkungsvollere Weise zu kommunizieren, indem wir Konzepte, Modelle, Diagramme sowie unsere Sprache verwenden. Wir lernten zu rechnen, zu messen und zu quantifizieren. Wir entwickelten die Fähigkeit, Probleme der Logik zu ergründen und mögliche Ergebnisse zu prognostizieren.

Im Laufe von Hunderttausenden, ja, Millionen von Jahren haben wir nicht nur gelernt zu denken, sondern auch unsere eigenen Gedanken und Denkprozesse zu überprüfen und zu analysieren. Unsere verbesserte Analysefähigkeit und das kognitive Lernen haben dazu geführt, dass wir uns von anderen Lebewesen auf diesem Planeten unterscheiden. Dies hat uns an die Spitze der Nahrungskette und, wie viele glauben, des sogenannten phylogenetischen Baums gebracht. Als Gattung haben wir uns nicht nur weit entwickelt, sondern auch global bis in die unwirtlichsten Umgebungen verbreitet.

In einer Zeit, in der unsere Vorfahren in kleinen Jäger-und-Sammler-Gesellschaften lebten, waren diese Fähigkeiten von unschätzbarem Wert. Wir konnten zwischen Bedrohlichem und Harmlosem unterscheiden, wussten, wo sich höchstwahrscheinlich gefährliche Tiere aufhielten, welche Wege zu ergiebigen Jagdgebieten führten und wie sich das mit dem Jahreszeitenwechsel änderte, welche Pflanzen oder Beeren essbar, nahrhaft oder heilend waren und welche ungesund und giftig. Wir wussten auch, welche Menschen oder Stämme uns freundlich gesinnt waren und welche eine Bedrohung für uns darstellten. Wir haben gelernt, die Fehler der anderen zu analysieren und darauf zu achten, dass wir nicht in dieselben Fallen tappten. Wir zogen Schlüsse aus unseren eigenen Fehlern, um eine Wiederholung vermeiden zu können. Und wir konnten immer besser voraussagen, wo künftige Probleme und Gefahren lauern könnten. Indem wir Bilder visualisierten und uns an Geräusche erinnerten, fertigten wir innere Landkarten an, die uns aufzeigten, was, wo, wann und wer eine Gefahr für uns darstellte oder nicht.

Doch unsere Urahnen entdeckten noch etwas anderes. Sie stellten fest, dass sie durch Denken, durch die Nutzung des Verstands, ihre emotionalen Reaktionen auf die Lebensumstände verändern konnten. Sie lernten, dass ihr Verstand, wenn sie unerwartet einer Schlange begegneten, schnell unterscheiden konnte, ob es sich um eine giftige Schlange handelte oder nicht. Und wenn es keine gefährliche war, ließ ihre Angstreaktion schnell nach. Die Erfahrung lehrte sie auch, dass ein schneller Blick auf die Größe, das Alter und den Gesichtsausdruck von jemandem, der mit einem Stock hinter einem Busch hervorsprang und sie erschreckte, ihnen verraten konnte, ob es sich vielleicht nur um ein fröhlich spielendes Kind handelte und deshalb keine Gefahr bestand. Und die chemischen Reaktionen ihres Körpers veränderten sich fast unmittelbar, verwandelten den Schock und die Anspannung in Lachen und Freude.

Sie lernten auch, dass sie die Bedeutung, die sie Umständen oder Geschehnissen beimaßen, korrigieren und dass sie vorhersehbar ihre eigenen emotionalen Reaktionen verändern konnten, wenn sie ihre Vorstellungskraft nutzten und bewusst die Bilder, die sie schufen, und die Worte, die sie innerlich sprachen, veränderten. So konnten sie zum Beispiel eine persönliche Kränkung mit Humor und die mögliche Schmach auf die leichte Schulter nehmen. Oder eine persönliche Ablehnung konnte als unbedeutend eingestuft werden, als die eines

Dummkopfs, und die Gefahr der Demütigung wurde abgewendet und in Gleichgültigkeit umgewandelt.

Unsere Vorfahren lernten, sich physisch gegen die Angst zu wappnen oder sie zu ignorieren, um bei der Jagd erfolgreicher zu sein. Sie lernten, Wut nicht aufkommen zu lassen oder sie hinunterzuschlucken und dadurch die Gefahr zu mindern, dass sie von dominanteren Mitgliedern des Stammes angegriffen würden. Es gelang ihnen, sich gegen Kränkungen und Schmerz zu stemmen, Schwäche und Verletzlichkeit zu unterdrücken, sich zu stählen gegen Inkompetenz und Böswilligkeit. Dadurch konnten sie sich sicherer oder besser in den Stamm integriert fühlen. Mit der Zeit lernten die Menschen, fast jede emotionale Reaktion, die eine soziale Benachteiligung zur Folge haben konnte, zu ändern, zu modifizieren oder auszuschalten.

Wir haben die Fähigkeit entwickelt, unsere Gefühle zumindest vorübergehend zu manipulieren und zu kontrollieren. Dieser Fähigkeit verdanken wir unser Überleben als Gattung, gleichzeitig kann sie aber auch unseren emotionalen Untergang bewirken.

Das Warum und das Wie des emotionalen Sichverschließens

Die Gehirne und die Nervensysteme der meisten Tiere sind darauf gepolt, Bedrohungen und Gefahren zu vermeiden. Viele höhere Lebensformen einschließlich des Menschen weisen Mechanismen auf, die sie unwillkürlich veranlassen, dem Schmerz aus dem Weg zu gehen und sich der Freude zuzuwenden. Aber die Menschen verfügen über eine seltene Fähigkeit. Weil wir derart gut entwickelte Denkfähigkeiten haben, betrachten wir unsere emotionalen Erfahrungen zunehmend vernunftbestimmt, um »mit Verstand« herauszufinden, was wir wollen und wie wir es bekommen können.

Instinktiv reagieren wir auf unser emotionales Leben mit Einsicht. Wir erkennen, dass jedes Gefühl eine bestimmte Empfindung im Körper hervorruft und dass einige Gefühle angenehm und erheiternd sind: Wir fühlen uns selbstsicher, kraftvoll, wertvoll, würdig, kompetent, bewundert und geliebt. Andere Empfindungen sind hingegen schmerzlich und unangenehm – wir fühlen uns schwach, verletzlich, unwürdig, ungeliebt, unsicher, beschämt, gedemütigt und ängstlich. Natürlich versuchen wir mit allen uns zur Verfügung stehenden Mitteln, mehr Freude und weniger Schmerz zu erlangen.

Wir nutzen unsere Talente zunehmend für die innere emotionale Manipulation, um das, was wir als schmerzlich und schrecklich empfinden, zu vermeiden und das Positive zu suchen und zu intensivieren. Wir haben gelernt, unsere Gefühle zu unterdrücken, zu übertünchen, zu kaschieren und zu verändern. Wir laufen bildlich gesprochen wie auch im wahrsten Sinne des Wortes vor unseren Ängsten und gefürchteten Emotionen davon und streben dem zu, was unserer Meinung nach Freude bereiten kann. Wir setzen unseren Verstand ein, um das, was wir empfinden, durch die Manipulation unserer natürlichen emotionalen Reaktionen zu verändern. Wir wissen nicht nur, wie wir unsere Gefühle im Zaum halten, sondern auch, wie wir sie vortäuschen können.

Menschen neigen dazu, in hohem Maße durch Assoziation zu lernen: Wir sehen ein Ereignis, vernehmen die Geräusche und spüren die Empfindungen, und die gesamte visuelle, auditive und kinästhetische Erfahrung verankert sich in unserem Nervensystem und wird zu dem, was wir als »Erinnerung« bezeichnen. Wir assoziieren Handlungen mit Gefühlen und Gefühle mit Handlungen: Diese beiden getrennten Bereiche verschmelzen oder verbinden sich innerlich. Mit der Zeit setzen wir Verhaltensweisen mit Gefühlen gleich und verwechseln Handlungen mit Gefühlen. So gelangen wir zu der Überzeugung, ein Gefühl sei dasselbe wie eine Verhaltensweise – aber *das ist es absolut nicht.*

Wenn wir zum Beispiel glauben, Wut sei dasselbe wie Aggression oder Gewalt, werden wir zutiefst verwirrt und können leicht Angst vor der Wut haben, obwohl wir in Wirklichkeit Angst vor Aggression oder Gewalt haben. Was wir wirklich fürchten, ist das Verhalten, aber wir fangen an, das Gefühl zu fürchten, das wir damit verbunden haben, und dies kann uns veranlassen, das Gefühl zu ignorieren.

Eine alte Erinnerung an eine Situation, in der wir bloßgestellt oder dazu gebracht wurden, uns zu schämen oder schuldig zu fühlen, und bestraft wurden, kann uns veranlassen, die Gefühle der Scham oder Schuld innerlich mit dem Vorgang der Bestrafung zu verknüpfen. Dann beginnen wir, die Gefühle der Scham oder Schuld mit den Sanktionierungen gleichzusetzen und unbewusst zu befürchten, dass wir bestraft werden oder es zumindest verdienen, nur weil ein Gefühl der Scham oder der Schuld in uns ausgelöst wurde. Deshalb lernen wir, die Gefühle von Scham oder Schuld zu fürchten, und blockieren sie.

Wenn wir ein Gefühl der Wertlosigkeit oder des Nicht-geliebt-Werdens mit Ablehnung oder Verlassenwerden gleichsetzen, haben wir Angst, diese Gefühle offen zu empfinden, weil wir annehmen, dass sie gleichbedeutend damit sind, dass wir abgelehnt oder verlassen werden. Und weil wir eine schreckliche Konsequenz mit den reinen Gefühlen assoziiert haben, schalten wir in dem Versuch, diese zu erwartende Folge zu vermeiden, wiederum unsere Gefühle aus.

Dann lernen wir, unsere eigenen Gefühle zu beurteilen. Wir etikettieren sie mit »gut« oder »schlecht«, und wir entwickeln Vorstellungen von dem, was wir fühlen dürfen, was zu fühlen gut und was gefährlich oder schlecht ist. Wir übernehmen Regeln, die emotionales Sollen, Müssen und Nichtkönnen bestimmen. Wir verkrampfen uns, leisten emotionalen Widerstand und bleiben stecken, statt einfach innezuhalten, uns zu öffnen und zu empfinden.

Und als Ergebnis unserer mental-emotionalen Manipulationen erleben wir auf zwei unterschiedliche und doch miteinander verbundene Weisen ungewollte Konsequenzen. Die erste ist, dass wir im Unterschied zu vielen anderen Lebewesen unsere Fähigkeit, die Angst buchstäblich abzuschütteln, verloren haben.

Sicher haben Sie schon einmal einen Dokumentarfilm gesehen, in dem Tiere von Raubtieren gejagt werden – zum Beispiel eine Antilope, die von einem Löwen verfolgt wird und ihm entkommt. Ihnen ist wahrscheinlich aufgefallen, dass die Antilope, wenn die Jagd vorbei ist, dasteht und sich heftig schüttelt. Das ist nicht vergleichbar mit einem nass gewordenen Hund, der sich trocken schüttelt, sondern eine unwillkürliche Reaktion, die es ermöglicht, die Angstchemie des Körpers abzubauen und zu beseitigen. Das Adrenalin und das Cortisol, die die Flucht ausgelöst und das Tier zu der fürs Entkommen erforderlichen Geschwindigkeit angetrieben hatten, müssen den Körper der Antilope durchströmen. Und genau deswegen schüttelt sie sich. Innerhalb weniger Minuten hat sich die Angstchemie der Antilope ganz natürlich aufgelöst, und das Tier kann wieder normal grasen.

Wir Menschen haben diese Funktion zum großen Teil eingebüßt. Unsere mental-emotionalen Vermeidungsspiele haben uns veranlasst, uns vielen schrecklichen oder schmerzlichen Emotionen zu verschließen. Deshalb fließen diese Emotionen nicht natürlich durch den Körper und klingen dann ab; stattdessen erzeugen sie eine Chemie, die anhaftet, im Hintergrund zurückbleibt und unserer physischen und emotionalen Gesundheit langfristige Probleme bereiten kann. Zahlreiche klinische Forscher in den Bereichen der Psychoneuroimmunologie und

Zellbiologie haben die Verbindungen zwischen emotionaler Unterdrückung – insbesondere der emotionalen Unterdrückung bei einem »Gipfelerlebnis« oder einer intensiven emotionalen Erfahrung – und gefährdeter Biochemie aufgezeigt, die »Phantom-« oder »Zell«-Erinnerungen hervorbringt und die Zellrezeptoren des Körpers auf eine Weise blockieren, die langfristig Gesundheitsprobleme mit sich bringen können.

Die zweite ungewollte Folge basiert auf der Tatsache, dass wir im Laufe vieler Generationen vergessen haben, die Nichtbeachtung unserer Gefühle nur als ein vorübergehendes Mittel einzusetzen, das dazu dient, uns lediglich im Augenblick der realen Bedrohung einen Vorteil zu verschaffen, also sehr kurzfristig. Indem wir unsere emotionalen Vermeidungsstrategien wiederholt nutzten und den Prozess ausweiteten, um unsere Gefühle über immer längere Zeiträume zu unterdrücken, verwandelten wir eine sinnvolle Technik in eine kontraproduktive Gewohnheit. Mit anderen Worten: Wir lernten, emotional etwas vorzutäuschen, und vergaßen dann, dass wir es vorgetäuscht hatten. Wir glaubten an unsere eigene Darbietung und gelangten schließlich zu der Überzeugung, dass der Schein real war.

Wir haben in hohem und schädlichem Maße die Fähigkeit verloren, es bestimmten wichtigen natürlichen Gefühlen zu erlauben, an die Oberfläche zu drängen, voll und ganz gespürt zu werden und dann wieder auf natürliche Weise abzuklingen. Wir alle tappen in die Falle, gewohnheitsmäßig unsere ganz natürlich auftretenden Gefühle zu manipulieren. Aber wenn wir alle im selben »Vermeidungsboot« sitzen, wie kommt es dann, dass nur einige von uns unter einer Depression leiden und viele von uns nicht?

Um diese Frage beantworten zu können, müssen wir untersuchen, *wie* wir unsere unangenehmen Gefühle manipulieren. Zunächst werden wir uns einen Überblick über unsere allgemeinen Vermeidungsstrategien verschaffen, dann mehr ins Detail gehen und einige der speziellen Techniken analysieren, die wir anwenden. Diese Untersuchung ist entscheidend, um das »Warum« der Depression zu verstehen.

Wie wir unangenehme Gefühle vermeiden

Unsere allgemeinen Strategien, um unseren tieferen Gefühlen auszuweichen, umfassen drei unterschiedliche Kategorien: Inflation, Rigidität und Deflation. Diese Kategorien sind eng mit unserer individuellen Persönlichkeit oder unserem Charakter verknüpft. Sie werden durch unsere persönlichen »Geschichten« und Überzeugungen davon geformt, wer wir sind und wie wir uns verhalten oder auftreten müssen, um im Leben zurechtzukommen.

Obwohl jeder von uns sämtliche dieser drei emotionalen Spiele beherrscht, haben wir alle einen Favoriten, eine vorgegebene oder gewohnheitsmäßige Wahl, auf die wir uns mehr als auf jede andere verlassen. Wir haben auch einen zweiten Favoriten: Wenn unsere erste Strategie nicht so gut funktioniert, greifen wir zu einer Ausweichlösung. Und zuletzt gibt es eine dritte Wahl, einen letzten Ausweg, zu dem wir allerdings seltener Zuflucht suchen.

Die drei Ausweichmanöver werden hier zur Verdeutlichung »idealtypisch« dargestellt, sozusagen in ihrer reinsten Ausprägung. In der Realität gibt es sicher Abstufungen, und auch die Übergänge sind zuweilen fließend.

Inflation

Die erste Kategorie ist die der *Inflation*, die Aufgeblasenheit, die sich auf vielerlei Weise abspielt. Die Inflation lässt sich mit einem Ballon vergleichen, der zu stark gefüllt, zu stark aufgepumpt wurde. Sie bedeutet, dass es in unserem Spiel darum geht, etwas »größer zu machen«, so zu tun, als seien die Dinge besser, als sie es in Wirklichkeit sind, als kämen wir besser zurecht und würden uns besser fühlen, als wir es tatsächlich tun. Wir überschätzen uns vielleicht und blähen vielleicht unser Gefühl für die Wichtigkeit unserer Stellung auf, für unsere Kontrolle und Autonomie im Leben. Wir geben vielleicht vor, dass wir über die Probleme normaler Menschen erhaben sind, dass unsere eigenen Ängste und Unsicherheiten nicht existieren und wir keinerlei Sorgen haben.

Wir entwickeln Gewohnheiten wie Schuldzuweisungen, Schikanen, Aggressivität und Dominanz. Wir übertreiben möglicherweise unsere eigenen Erfolge und prahlen mit unserer Stärke und unseren Siegen. Wir entwickeln uns möglicherweise auch zu extravertierten Menschen, die ständig herumalbern und Anekdoten zum Besten geben, Banalitäten und emotionale Scheinlösungen mit anderen austauschen und die Umstände so »frisieren«, dass sie nicht so negativ erscheinen und wir beruhigter sein können. Oder wir übertreiben unser Selbstwertgefühl oder unsere persönliche Vornehmheit und untermauern unser Selbstverständnis von emotionaler Zusammengehörigkeit, indem wir gewohnheitsmäßig Mitleid mit der Notlage anderer haben, sie stolz betreuen und uns um ihre wahrgenommenen Bedürfnisse kümmern, aber gleichzeitig unsere eigenen Unsicherheiten leugnen.

Die Inflationsgewohnheiten führen zur Externalisierung unserer eigenen Probleme, als seien sie lediglich das Problem eines anderen oder dessen Schuld, fast so, als hätten sie nichts mit uns zu tun. Doch obwohl die Inflation andere Arten von Schwierigkeiten und Qualen verursacht, führt sie normalerweise nicht direkt zur Depression. Für unsere Zwecke genügt es zu wissen, dass es solche Strategien gibt. Dann können wir unsere Aufmerksamkeit auf die beiden emotionalen Spiele richten, die in direkter Verbindung zur Depression stehen.

Rigidität

Die zweite Strategie ist die *Rigidität* oder Starrheit. Hier werden unsere Emotionen an der kurzen Leine gehalten: Wir setzen Grenzen und haben strenge Regeln hinsichtlich der Moral oder ethischen Richtigkeit. Wir haben unsere Überzeugungen von der »Angemessenheit« von Gefühlen und halten sie in einer Zwangsjacke gefangen. Wir neigen dazu, überempfindlich, verkrampft, inflexibel, nervös oder ängstlich zu sein. Rigidität findet ihren Ausdruck in Zurückhaltung, Gereiztheit, Anspannung, Ängstlichkeit, Gleichmut, Effizienz, Sich-im-Kreise-Drehen, Sturheit, aktivem Widerstand, Selbstgerechtigkeit und Perfektionismus. Sie zeigt sich in der Notwendigkeit, etwas gut hinzubekommen, gute Arbeit zu leisten oder so zu tun, als ob man effiziente Arbeit leiste.

Unsere Rigiditätsstrategien führen zu emotionalem Widerstand: Wir wappnen uns physisch oder mental, schalten unsere Gefühle aus oder blockieren sie. Manchmal streiten wir sogar ab, dass wir überhaupt etwas fühlen. Wir errichten Barrikaden, um uns gegen unerwünschte Gefühle zu schützen, als seien sie eine äußere Kraft, die uns angreift. Oder wir wappnen uns innerlich gegen sie, als seien sie eine bedrohliche oder fremde Energie in unserem Körper, vor der wir uns unbedingt schützen müssen. Wir verhärten uns innerlich und äußerlich gegen die Gefühle, die wir nicht spüren wollen, und erzählen uns wieder Geschichten – diesmal in dem Versuch, unsere wahren Gefühle abzublocken.

Die gewohnheitsmäßige Rigidität und der Widerstand, die sie mit sich bringt, können zur Depression *beitragen*, uns dazu bringen, dass wir in einem Dauerzustand der Anspannung oder des Stresses leben, und von großem Einfluss bei der sogenannten Angstdepression sein – wenn die Depression durchdrungen ist von Ängsten, Nervosität und Beklommenheit. Im Falle von Rigidität können wir unsere normalen Gefühle so lange zurückhalten, dass es sich schließlich anfühlt, als würde ein emotionaler Damm brechen. Aber die Rigidität als solche ist im Allgemeinen nicht die Grundursache für die Depression. Die Rigidität muss sich gewöhnlich mit einer anderen Strategie verbinden, um zur Depression zu führen.

Um die Hauptursache zu finden, das stärkste Motiv für eine Depression, müssen wir uns mit der dritten Strategie beschäftigen – der *Deflation*.

Deflation

Deflation, der Zustand des Rückzugs, ist das Gegenteil der Inflation. Mit dieser Strategie scheint jemand die Luft aus unserem Ballon herausgelassen zu haben, sodass er zusammengeschrumpft und kleiner geworden ist. Wir wenden uns nach innen oder verstecken uns und versuchen, unser emotionales Selbst zu schützen, indem wir uns vor sozialen Kontakten verbarrikadieren und uns »in unseren Kokon zurückziehen« oder dicke energetische Mauern um uns errichten, die dafür sorgen, dass wir tief verborgen in unserer eigenen Welt sind und die anderen außen vor gehalten werden. Zu unseren Deflationsspielen kann es gehören, dass wir so tun, als ob uns nichts kümmere, als seien die Umstände nicht wirklich wichtig oder als würden wir nicht zählen und seien irrelevant. Die Deflation kann auch Gewohnheiten umfassen wie die, persönliche Meinungen oder Vorlieben aufzugeben, bei einem Streit allen Seiten beizupflichten und »mit dem Strom zu schwimmen«. Sie kann durch Introvertiertheit und den Rückzug in die Einsamkeit oder Isolation zum Ausdruck kommen. Sie mag auch einen emotionalen Zusammenbruch, Passivität und passiven Widerstand, Rechtfertigungen und Schmollen, Selbstbetäubung und Gefühllosigkeit sowie emotionale Abkopplung mit einschließen oder dazu führen, dass wir unsere Gefühle auf eine Weise verschlossen halten, die uns einen Großteil unserer Energie raubt.

Wenn wir gewohnheitsmäßig zur Technik der Deflation greifen, können wir sogar fatalistisch werden oder uns als Opfer der Lebensumstände fühlen. Vielleicht geben wir uns auch ständig für unsere eigenen Probleme die Schuld und werden das Gefühl nicht los, dass wir einen »Charakterfehler« haben, an dem wir nichts ändern können, dass unser Los erdrückend und zu schwer zu ertragen ist. Oder wir sind einfach zu müde, um uns voll ins Leben zu stürzen.

Die Deflation führt zu einer *Dämpfung* unserer Gefühle, was heißt, dass unsere natürlichen emotionalen Reaktionen abgeschwächt und unterdrückt werden, sodass wir eine verdünnte oder supprimierte Version unserer wahren Gefühle erleben. Vielleicht schlucken wir unsere Regungen herunter, drängen sie zur Seite, drosseln sie ab, ersticken oder unterdrücken sie. Vielleicht schieben und stopfen wir unsere starken Gefühle tatkräftig wieder in unser Innerstes zurück. Möglicherweise werden wir unserem Schmerz gegenüber empfindungslos oder betäuben uns, um ihn nicht spüren zu müssen.

All diese Deflationsstrategien erlauben es uns, Gefühle, mit denen wir uns nicht konfrontieren und die wir nicht spüren wollen, zu unterdrücken oder im Zaum zu halten. Und all diese Spiele sind fast per definitionem mit der Depression verbunden.

Wenn Sie einen Blick auf die letzten drei Absätze werfen, werden Sie feststellen, dass viele dieser Strategien einige der wichtigen *Symptome* der Depression exakt beschreiben. Indem wir also auf diese Arten von Spielen bauen, nähren wir unser eigenes Potenzial, uns deprimiert zu fühlen, und beschleunigen die Abwärtsspirale.

Lassen Sie uns also Folgendes deutlich herausstellen: Um deprimiert zu sein, müssen wir einige Deflationsstrategien anwenden, denn die Depression ist abhängig davon. Und umgekehrt: Wenn wir uns gewohnheitsmäßig bei unserem strategischen Versuch, die Schärfe unbehaglicher Gefühle zu mildern und zu lindern, kleinmachen, dann tritt vermutlich eine Art von Depression auf – das ist ein natürliches Ergebnis. Wenn wir außerdem einige Rigiditätsstrategien anwenden und gewohnheitsmäßig unseren Gefühlen widerstehen, kann dies die Depression noch verstärken.

Lassen Sie uns nun erforschen, wie es zu diesen Spielen der Deflation und Rigidität kommt, herausfinden, welchen Schmerz sie ungewollt verursachen können und in welchem Zusammenhang sie zur Depression stehen.

Deflation und das Dämpfen schmerzlicher Gefühle

Als Teenager eilte ich eines Tages nach dem Mittagessen in der Schule zu meinem Platz, merkte aber nicht, dass mir ein kräftiger Junge aus einer anderen Klasse auf den Fersen war. Aus dem Nichts landete ein harter Fausthieb auf meiner Wange, und ich stolperte zur Seite.

Durch Testosteron gesteuerte Rufe wie »Gib's ihm! Gib's ihm!« und »Nichts wie drauf!« ertönten, als die Jungs meinen Angreifer weiter anspornten, mich zu schlagen. Doch mein Schock war im Nu verflogen, ich war wütend und sah nur noch rot.

Ich fand meinen Halt wieder und wirbelte zu meinem Angreifer herum. Wir bauten uns voreinander auf und fingen an, uns gegenseitig den Kopf mit Fausthieben zu traktieren. Ich fühlte mich durch meinen Schulblazer beengt, während er lediglich einen Pullover über seinem Hemd trug und sich freier bewegen konnte. Doch als ich meinen nächsten Hieb landete und er durch den Schlag ins Taumeln geriet, legte ich sofort nach und brachte ihn mit dem Bein aus dem Gleichgewicht. Während er stolperte, griff ich nach seinem Hemdkragen, wirbelte ihn herum und packte ihn dann mit der anderen Hand hinten am Pullover.

Bevor ich wusste, was ich tat, hatte ich ihm einen brutalen Schlag versetzt und ihn geschwind kopfüber gegen einen altmodischen eisernen Wandheizkörper geschleudert. Er landete wie ein Sack Zement auf dem Rücken, flach ausgestreckt. Seine Augen waren geöffnet, aber nur das Weiße davon war zu sehen. Er schien nicht mehr zu atmen, und ich dachte, er sei tot.

Während ich vor Angst erstarrte, sah ich voller Panik eine Reihe von Bildern vor mir: toter Junge, Direktor, Polizei, Wache, Tür, Zelle, Schloss, Schlüssel ... Schlüssel weggeworfen. Einen Augenblick lang empfand ich eine überwältigende Angst, als habe ich gerade mein ganzes Leben weggeworfen.

Der Junge rang nach Luft – er war nur vorübergehend k.o. gewesen. Sein Blick normalisierte sich wieder. Seine Freunde hoben ihn hoch und trugen ihn aus dem Klassenzimmer.

Ich rührte mich kaum, hielt den Atem an. Auch meine Klassenkameraden schwiegen – sie waren vermutlich schockiert. Tief in meinem Inneren hatte ich Angst, war aber zu betäubt oder zu ängstlich, um sie zu spüren, vielleicht zu erschrocken, um überhaupt etwas zu fühlen. Ich schluckte das Gefühl hinunter und stopfte die Wut, die Angst, die Furcht, ja, das ganze Trauma tief in meinen Körper hinein, in meinen Bauch. Im Handumdrehen verdrängte ich alles.

In diesem Moment stürmte meine Englischlehrerin in die Klasse und befahl uns, da sie ja von allem nichts mitbekommen hatte, uns zu setzen. »Guten Tag. Bitte nehmt euer Schulbuch heraus, und schlagt es auf Seite ... auf.« Dann begann sie den Unterricht. Bald fühlte ich mich leer, benebelt und abgekoppelt.

Keiner meiner Freunde erwähnte den Vorfall, überprüfte, ob ich verletzt war, oder bedrängte mich. Den restlichen

Nachmittag war ich in mich gekehrt, fühlte mich leer und isoliert, war unfähig, mich zu konzentrieren, und bekam nichts vom Unterricht mit. Und innerlich kristallisierte sich ein Fehler heraus, den ich in kleinerem Maße mehrere Male zuvor in meinem Leben begangen hatte: Unbewusst setzte ich die Wutgefühle mit Angriff und Kampf gleich. Ich assoziierte jetzt Kämpfen mit Tod. Ich hatte meinen Glauben gefestigt, dass Wut und Zorn gefährliche Gefühle sind und dass jemand getötet werden könnte, wenn ich es zuließ, dass Zorn in mir aufbrodelte. Und von da an beschloss ich, meine Wut im Zaum zu halten, indem ich sie dämpfte und verschlossen hielt. Wenn künftig starke Gefühle in mir ausgelöst wurden, machte ich irgendwie automatisch dicht. Schließlich wurde dieser »Shutdown«-Effekt präverbal und instinktiv und bedeutete, dass ich nie die großen Gefühle empfand, die in mir ausgelöst wurden.

Wenn Sie mitbekommen hätten, wie meine Wut oder mein Zorn getriggert wurden (und inzwischen erforderte es viel, jene Emotionen auszulösen), hätten Sie etwas Seltsames beobachten können: Wenn die Wut provoziert wurde, stieg Röte in meiner Brust auf, kroch bis zu meiner Kehle hoch und floss in den unteren Teil meiner Wangen. Dann rüstete sich irgendeine innere Kraft, widerstand und zog die Röte ins Innere zurück. Meine Wangen wurden fleckig weiß, dann völlig bleich, und die Röte floss wie eine abebbende surreale Flut langsam wieder meinen Hals hinab, in meine Brust hinein und weiter hinunter in meinen Körper. Währenddessen besagte meine innere Geschichte – von deren Wahrheit ich absolut überzeugt war –, dass ich mich entspannt, normal und ruhig fühlte und nichts ein »Problem« war. Aber ich hatte buchstäblich die Fähigkeit eingebüßt, Wut zu empfinden. Instinktiv und unwillkürlich schob ich sie, ja, quetschte ich sie in meinen Bauch hinunter.

Dort lag sie vergraben und schwärte jahrelang.

Rigidität und Widerstand gegen schmerzliche Gefühle

Von früher Kindheit an hatte ich gelernt, dass es einige Gefühle gab, die ich schlichtweg nicht empfinden oder zeigen durfte. Ich erinnere mich an eine Zeit, als ich etwa vier Jahre alt war und den Kindergarten besuchte.

Während einer Mittagspause spielte ich dort auf dem Hof und bemerkte, wie ein Kind in meinem Alter einen schweren verschiebbaren Abwasserdeckel aus Eisen hochhob. Und ich, der Gutmensch, rannte zu dem Kind, um es vor Schaden zu bewahren. Ich griff nach dem Deckel, um ihn festzuhalten, damit das Kind nicht verletzt werde, doch genau in dem Augenblick ließ der Junge los. Der Deckel fiel in seine Einfassung zurück, und mein Daumen, den ich nicht schnell genug hatte zurückziehen können, wurde gequetscht. Ein Lehrer raste zu mir herüber und hob den Deckel hoch.

Ich war benommen vor Schmerz. Als ich meine Hand musterte, sah ich, dass mein Daumen gequetscht war, blutete und unter dem Daumennagel bereits blauschwarz verfärbt war. Ich wimmerte leise, während mich der Lehrer ins Schulgebäude führte, meine Eltern anrief und meinen Daumen verband.

Mein Vater holte mich schnell ab, trug mich zum Auto und fuhr mich in die Arztpraxis. Dr. Morris entfernte den Verband und sah sich die Wunde an. Er flüsterte meinem Vater zu: »Es ist recht ernst. Sein Nagel muss entfernt werden, sonst besteht die Gefahr, dass er den Daumen verliert. Ich kann es gleich machen, das ist das Beste.«

Dad hielt mich liebevoll in den Armen und drehte meinen Kopf zur Seite, damit ich von dem, was der Arzt tun würde, nichts mitbekam. Ich kann mir nur vorstellen, was er fühlte, nachdem er wusste, welche Schmerzen sein Sohn hatte und was ihm gleich bevorstand.

Der Arzt ergriff meine Hand und spritzte Ethylchlorid in meinen Daumen, um ihn zu betäuben. Es brannte höllisch, und ich wand mich, als die Kälte sich ausbreitete, zu wirken begann und meine Daumenspitze völlig taub werden ließ. Dad hielt mich noch fester, als der Arzt nach einer Zange griff und damit den verletzten Nagel aus dem Nagelbett zog.

Trotz des Betäubungsmittels tat das Ziehen des Nagels sehr weh. Ich trat um mich und schrie, doch Dad hielt mich wie mit Eisenklammern fest. Als es vorbei war, wurde die Wunde schnell verbunden, und ich schluchzte jämmerlich. Mein Vater tat sein Bestes, um mich zu beruhigen, erklärte mir, dass nun alles vorbei sei.

»Wir fahren jetzt zu Oma«, bot Dad an und trug mich zurück zum Auto. »Sie wird uns eine schöne Tasse Tee machen, dann fühlst du dich gleich besser.« Ich liebte meine Großmutter und nickte zustimmend.

Dad trug mich in ihr Haus und achtete darauf, meine verletzte Hand zu schützen. Meine Großmutter sah den Verband und platzte heraus: »O mein Gott! Was hat denn der Junge angestellt? Ist alles in Ordnung mit ihm?«

»Ja«, erwiderte Dad. »Er hat sich in der Schule den Daumen verletzt und musste zum Arzt. Der Nagel wurde ihm entfernt, aber er war so tapfer … er hat nicht mal geweint. Kannst du uns bitte einen Tee machen, damit es uns wieder besser geht?«

Mir war unbehaglich in meinem vier Jahre alten Körper, ich fühlte mich schuldig, aber ich spielte mit, verlor kein Wort über die Täuschung. Ich hatte geweint, um mich getreten und gebrüllt, aber mein Vater log. Er deckte mich, tat so, als wäre ich ein tapferer kleiner Soldat gewesen, obwohl ich mich wohl eher wie ein Feigling aufgeführt hatte. Und mein junger Verstand begriff: Es muss so übel, so beschämend sein, ein Baby zu sein, zu schreien, wenn man Schmerzen hat, dass wir in dieser Hinsicht lügen müssen. Wir müssen vorgeben, tapfer zu sein; wir müssen so tun, als ob wir diese schrecklichen Gefühle nicht verspürten.

Ich erhob mich, warf mich in die Brust, stählte mich innerlich, wappnete mich körperlich gegen meine Gefühle der Verletzlichkeit und Schwäche, auch gegen das Unbehagen, das blieb, und gab vor, dass ich nicht litt, sondern mich wohlfühlte.

Nachdem Verletzlichkeit, Schmerz und schließlich Scham in mir ausgelöst worden waren, hatte ich diesen Gefühlen energisch Widerstand geleistet. Ich veränderte meine innere Geschichte, indem ich mir vorsagte: »Ich bin tough, ich kann damit umgehen«, und bediente mich meiner Körpersprache, um die Geschichte real aussehen zu lassen. Ich veränderte somit meine Physiognomie, damit ich nicht den Eindruck erweckte, verletzt zu sein, als hätten diese Geschehnisse keine Wirkung auf mich, als könnten sie mich nicht berühren.

Der Langzeiteffekt bestand darin, dass ich mich gegen meine eigenen tieferen Emotionen stemmte, vor allem diejenigen, die Angst, Zärtlichkeit oder Bloßstellung mit einschlossen. Ich setzte eine Fassade auf, die zeigen sollte, dass es mir gut ging, dass ich gelassen und sorglos sei, auch wenn ich in Wahrheit ängstlich war oder mich bedroht fühlte. Ich stählte meinen Körper gegen meine weicheren Gefühle, gab vor, ein »Mann« zu sein und kein »Weichei«. Ich setzte eine Miene auf, die besagte, dass ich im Bereich der Gefühle alles im Griff hätte, behauptete verlogen, dass ich mich nie verletzlich fühlte oder Angst hätte.

Der Preis der Deflation und Rigidität

Natürlich wusste ich damals nicht, dass ich auf lange Sicht für mein gewohnheitsmäßiges Dichtmachen und für meinen Widerstand würde zahlen müssen. Unser Körper und unser Geist können nicht selektiv ein einziges Gefühl unterdrücken und akkurat identifizieren und nur dieses eine Gefühl dämpfen. Wenn wir uns dagegenstemmen, das Gefühl ersticken oder es leugnen, bedeutet dies, dass wir in Wahrheit auch eine Reihe von anderen Gefühlen manipulieren.

Weil ich damit begonnen hatte, Wut und Zorn zu unterdrücken und hinunterzuschlucken, brachte ich eine ganze Palette weiterer großer Gefühle zum Schweigen. Da ich voller Angst meine Wut und meinen Zorn dämpfte, war meine Fähigkeit, viele weitere hochenergetische Gefühle zu verspüren, ebenfalls automatisch gefährdet, ja abgeblockt. Schon bald empfand ich weniger Freude, weniger Begeisterung und weniger Unbeschwertheit. Ich fühlte mich weniger stark, weniger zuversichtlich, insgesamt weniger positiv eingestellt. Stattdessen empfand ich laue Gefühle – zum Beispiel Gleichgültigkeit, Trennung, Unklarheit, Benommenheit und allgemeines Unbehagen auf niedriger Stufe, aber nichts Heftiges oder Großes. Mein gesamtes emotionales Erleben köchelte nur noch auf Sparflamme.

Und als ich mich gegen Angst und Verletzlichkeit wappnete, stählte ich mich ebenfalls unwillkürlich gegen viele andere tiefe Gefühle. Ich verhärtete mich und blockte einige Regungen ab, nach denen ich mich eigentlich sehnte, die ich wirklich fühlen wollte. Ich fing an, körperliche Bekundungen von Zuneigung zu meiden, wich Umarmungen aus und blockierte automatisch Zärtlichkeiten, Mitgefühl, Nähe, Beziehungen und sogar Liebe. Natürlich war mir nicht bewusst, was ich tat, aber die emotionalen Auswirkungen waren nachhaltig. Bald fühlte ich mich isoliert, abgesondert, auf unerklärliche Weise vom Leben ausgegrenzt – als wäre ich ein Außenseiter, gehörte nicht dazu. Es fühlte sich an, als fehle etwas in meinem Leben, doch ich hatte keine Vorstellung, worum es sich handelte.

Da ich die Deflation und die Rigidität als Strategien emotionaler Vermeidung einsetzte, ist es nicht verwunderlich, dass ich als Heranwachsender merkte, wie sehr meine Gefühlsskala eingeschränkt, allzu überschaubar und eingeengt wurde. Ich entwickelte immer weniger Emotionen. Ich hatte meine natürlichen hochenergetischen Gefühle gewaltsam gedämpft und sie tief in meinem Bauch vergraben. Ich hatte mich gegen meine natürlichen tiefen oder verletzlichen Gefühle gestemmt und sie abgeblockt. Und ich hatte in meinem Leben einen doppelten Fluch heraufbeschworen, mir eine starke Fessel angelegt, bei der es keine Höhen und Tiefen gab. Ich fühlte mich wie in einer Zwangsjacke, hielt fest an einer im mittleren Bereich verlaufenden Skala gemäßigter, kontrollierter, »zivilisierter« Gefühle – nichts zu Aufregendes, nichts zu Tiefschürfendes, nichts zu Energetisches und nichts zu Furchterregendes. Jede Erfahrung wurde mittelmäßig, platt.

Das Leben verlor seine Farbenpracht, seine Lebendigkeit, seine Höhepunkte. Es verlor seine Tiefe, seine Authentizität und seinen Sinn. Schließlich schien ich nur noch ein Gespenst zu sein, das ziellos in einem grauen Ödland herumirrte, unbewegt von irgendwelchen Geschehnissen, abgesondert vom Besten und vom Schlechtesten, was das Leben zu bieten hatte, und gefangen in einem monotonen, eindimensionalen Universum, das ich mir selbst geschaffen hatte. Ich fühlte mich entwurzelt und unterernährt, als würde ich nur ein halbes Leben führen. Jahrelang war ich gefangen in einem Gewebe des Festgefahrenseins, der Gefühllosigkeit, der Verschwommenheit, der Angst und der Verbitterung, in einer leichten Form der Depression.

Kommt Ihnen irgendetwas davon bekannt vor? Ihre Erfahrungen werden sich zweifellos von meinen unterscheiden, aber sofern Sie je unter einer Depression gelitten haben, werden unsere Erfahrungen Ähnlichkeiten aufweisen.

Damit die Depression sich entfalten kann, *müssen* wir unsere Gefühle dämpfen, unterdrücken und ausblenden. Die

Depression gründet auf diesem Muster. Wir müssen unsere natürlichen instinktiven Gefühle abblocken, hinunterstopfen oder auf andere Weise dämpfen. Wir müssen sie kontrollieren und modifizieren, indem wir unseren Körper und unseren Geist manipulieren. Wir müssen unsere Vorstellungen nutzen, um Geschichten zu erfinden, die unsere augenblicklichen emotionalen Reaktionen verändern und dafür sorgen, dass diese Manipulation natürlich, normal oder unvermeidbar erscheint. Wir können auch emotional rigide werden und uns gegen Gefühle stemmen. Und wenn wir sowohl unsere Gefühle dämpfen als auch Rigidität üben, haben wir die besten Voraussetzungen geschaffen, um in eine Depression zu schlittern.

Lassen Sie uns ein weiteres Experiment machen, um unsere Gewohnheiten zu überprüfen. Welche Strategie oder Strategien wenden Sie an, um Ihre wahren Gefühle zu meiden? Nehmen Sie sich für diese Übung ein paar Minuten Zeit, und denken Sie daran: Wenn etwas nicht mit Ihrer eigenen Erfahrung übereinstimmt, dann stimmt es möglicherweise überhaupt nicht.

Übung: Wie schalten Sie Ihre Gefühle ab?

Lassen Sie uns zu einer oder auch zwei alten Erinnerungen zurückkehren und herausfinden, wie Sie automatisch reagierten, als Sie emotional getriggert wurden. Diese Übung soll nicht intensiv emotional sein, vielleicht spüren Sie nur subtile Gefühle, was in Ordnung ist. Es geht hier um eine emotional distanzierte Selbstbeobachtung, die aufzeigen soll, *wie* Sie unbewusst einige Gefühle meiden.

Sie könnten einen Freund oder einen geliebten Menschen bitten, Ihnen den nächsten Abschnitt vorzulesen, oder die MP3-CD verwenden. Sie können die Übung auch selbst durchführen – mit offenen und geschlossenen Augen –, allerdings brauchen Sie dann etwas länger. Lesen Sie sie auf jeden Fall erst einmal bis zum Ende durch, damit Sie sie ganz erfasst haben. Und dann führen Sie sie sukzessive aus!

CD 5

Wähle einen ruhigen Platz, wo du einfach dasitzen kannst und nicht gestört wirst. Setz dich, mach es dir bequem, und entspann dich. Schließ nun die Augen, und atme tief ein ... und genauso intensiv wieder aus ...

Stell dir vor, dass du entspannt auf einem bequemen Sofa in einem Raum sitzt, mit einem breiten leeren Bildschirm vor dir ... auf dem wir in Kürze einige alte Erinnerungen aufleben lassen werden.

Du kannst einen Mentor willkommen heißen – jemanden, den du kennst, oder einen, der deiner Fantasie entstammt ... jemanden, der klug und offen ist und dich liebevoll führen kann ... Und du kannst, wenn du es wünschst, auch einen Schutzengel willkommen heißen, der dir Sicherheit verleiht ... und spüren, wie er dich schützend umgibt ... Du kannst den Mentor sogar bitten, eine klare Kristallkuppel bereitzustellen, und dich dann sicher darin einhüllen ... eine, die lediglich Liebe und positive Gedanken hinein- und alles andere außen vor lässt ... Gut ... Du kannst dich in der Gewissheit entspannen, dass du hier völlig sicher bist ...

Lenk jetzt deine Aufmerksamkeit auf den vorgestellten Bildschirm ... Du kannst ihn näher heranziehen oder weiter wegschieben ... die Größe anpassen, ihn größer oder kleiner machen ... und du kannst jederzeit den Fokus ändern, bis das Bild entweder schärfer oder verschwommener erscheint … Du kannst die Farbe und Helligkeit anpassen … Du kannst ihn sogar auf Schwarz-Weiß einstellen, wenn du möchtest … Nimm jetzt alle diese Einstellungen in Angriff, damit du dich entspannter und wohler fühlst … Wunderbar!

Achte auf den DVD-Player direkt unterhalb des Bildschirms … Du hältst eine imaginäre Fernbedienung in den Händen … und eine DVD … Darauf sind einige alte Szenen oder Erinnerungen festgehalten, die auf eine Zeit zurückgehen, in der du emotional aufgewühlt warst und die Gefühle abblocktest, die du anfangs vielleicht verspürt hattest … Du kannst dir gewiss sein, dass du auf diesem Sofa in Sicherheit bist und völlige Kontrolle darüber hast, wie sich diese Szene abspielt … Du kannst sie sogar jederzeit anhalten und zu einer weniger unangenehmen Sequenz überwechseln, wenn du möchtest.

Halte, während du auf dem Sofa sitzen bleibst, die Fernbedienung … während du dich darauf vorbereitest, eine alte Szene auf dem Bildschirm anzuschauen … Gib dann dem Mentor die DVD … und lass ihn die DVD einlegen … Großartig! Vielleicht weißt du noch nicht, welche Szene abgespielt werden wird, und das ist gut so … Du kannst einfach aus deiner sicheren Position auf dem Sofa zusehen und entdecken …

Bei der ersten Einstellung geht es vielleicht um eine Erinnerung, die dich dazu veranlasste, in dir zusammenzufallen, zu schrumpfen oder dich emotional zurückzuziehen. Vielleicht war es eine Zeit, in der etwas dich »triggerte« und du deine wahren Gefühle gedämpft oder hinuntergeschluckt hast … eine Zeit, in der etwas geschah und dich dazu trieb, irgendein Gefühl abzuschalten … Vielleicht war etwas geschehen, was den Anschein erweckt hatte, als gerate es außer Kontrolle … Es war zu aufregend, zu energetisch oder zu stark … Vielleicht war es eine Zeit, in der du oder jemand anders wütend oder zornig war, was dir Angst einjagte … Vielleicht war es eine Zeit, als die Gefühle so heftig aufflammten, dass du automatisch einen Deckel über sie stülptest und sie in deinem Inneren verschlossen hast … Oder vielleicht war es eine Zeit, in der sich etwas zutrug, was dich ängstigte oder erschreckte, in dessen Folge du das Gefühl dann unterdrückt hast …

Drücke jetzt auf »Play«, und lass die Szene abspielen … von deinem sicheren Sofa aus … Während du aus der Distanz beobachtest, was auf dem Bildschirm geschieht, und die Worte hörst, die damals gesagt wurden … Spüre einfach, welches Gefühl oder welche Gefühle in dir ausgelöst wurden … Was spürtest du anfänglich … selbst wenn es nur eine sehr subtile oder flüchtige Regung war? … Was war es?

Wenn die Szene nun weiterläuft … wie hast du als Nächstes reagiert? … Wie hast du die Intensität der Gefühle, die ausgelöst wurden, ausgeschaltet? … Wie hast du das, was du wirklich fühltest, abgeblockt oder unterdrückt? … Was ist mit deinem Körper passiert? … Und welche Geschichte hast du dir selbst erzählt? … Wie war dein innerer Dialog? … Und wie fühltest du dich schließlich? … War es ein abgeblocktes oder gedämpftes Gefühl? … Gut …

Drück jetzt den »Pause«-Knopf auf der vorgestellten Fernbedienung und stell dich dann auf die nächste Szene ein … und vergiss nicht, dass du die ganze Zeit auf dem Sofa in Sicherheit bist, mit dem Mentor und dem Schutzengel … hinter der Kristallkuppel … und in Kontrolle darüber, wie der Plot sich abspielt …

Geh jetzt weiter zum nächsten Kapitel, und sei bereit, noch einmal auf die »Play«-Taste zu drücken ... Dieses Mal tauchst du in eine Erinnerung aus einer Zeit ein, als du auf andere Weise »getriggert« wurdest ... Vielleicht fühltest du dich dieses Mal gekränkt oder beschämt, traurig oder verloren ... oder verspürtest noch eine andere tiefe Emotion ... Vielleicht war es eine Zeit, in der etwas geschah ... oder jemand etwas sagte oder tat, was dir das Gefühl der Unsicherheit, der Inkompetenz oder des Nicht-geliebt-Werdens vermittelte ... Und zu dieser Zeit hast du das Gefühl gedämpft, ihm Widerstand geleistet ... oder du blockiertest es in irgendeiner Weise ab ... Und zu der Zeit wappnetest du dich gegen ein unbehagliches Gefühl, verhärtetest dich dagegen ...

Betätige also einfach die »Play«-Taste, und lass zu, dass die Szene sich entfaltet ... Wann und wo spielte es sich ab? ... Lass einfach die Erinnerung wiederaufleben ... Verfolge die Fortsetzung der Handlung, und beobachte alles aus der Distanz ... Lausche den Worten, die gesprochen wurden ... und spür einfach, welches Gefühl oder welche Gefühle wirklich in dir ausgelöst wurden ... Was hast du anfangs empfunden, selbst wenn es sehr subtil oder flüchtig war? ... Was für ein Gefühl war das? ...

Wenn die Szene nun weiterläuft ... Wie hast du als Nächstes reagiert? ... Wie hast du die Intensität der Gefühle vermieden, die ausgelöst wurden? ... Wie hast du das, was du wirklich fühltest, unterdrückt oder Widerstand dagegen geleistet? ... Wie hast du es blockiert oder dich dagegen gewappnet? ... Wie hast du dich gegenüber dem Gefühl verschlossen? ... Was geschah mit deinem Körper? ... Und was sagte dein Verstand? ... Welcher Dialog spielte sich in deinem Inneren ab? ...

Spür nun, was du schließlich fühltest ... Wie fühltest du dich schließlich? ... Wunderbar ...

Du kannst jetzt die »Stopp«-Taste auf deiner Fernbedienung betätigen ... und schließlich die »Aus«-Taste, die den Bildschirm ausschaltet ... Und lass die alten Erinnerungen damit verblassen und grau werden ...

Gönn dir ein paar Augenblicke Zeit, wieder ins Hier und Jetzt zu kommen ... Bedank dich dann bei deinem Mentor und bei deinem Schutzengel ... Lass jetzt zu, dass der fiktive Raum samt dem Bildschirm verschwindet ... Und erlaube es deiner Wahrnehmung, in die Gegenwart zurückzukehren ... und zu diesem Ort ... dem Sofa, auf dem du sitzt ...

Atme tief ein ... und wieder aus ... Und öffne jetzt langsam die Augen.

Gut gemacht!

Was also haben Sie entdeckt? Können Sie erkennen, dass Sie dazu neigen, Ihre starken Gefühle zu reduzieren, zu dämpfen und ganz auszuschalten? Halten Sie einen Augenblick lang inne, und überlegen Sie: Gibt es andere Zeiten, in denen Sie ähnlich reagiert und zu dieser Art der Unterdrückung gegriffen haben? Wurden die Deflation, der emotionale Zusammenbruch und das Ersticken der Gefühle zu einer Gewohnheit in Ihrem Leben? Und haben Sie mit Ihren Gefühlen auch Widerstandsspiele gespielt, indem Sie sie blockiert oder sich gegen sie gestemmt haben?

Wenn ja, dann gratuliere ich Ihnen, denn Sie haben eine bedeutsame Verbindung zur Depression aufgedeckt – und diese Erkenntnis wird Ihnen gute Dienste leisten, wenn wir zu den Aufräum-Übungen, der »Journey«-Prozessarbeit kommen.

Doch bevor wir uns der Prozessarbeit widmen, die es uns

ermöglicht, uns vollständig von den Begrenzungen unserer alten Gewohnheiten zu befreien, lassen Sie uns tiefere Einblicke in ein Gebiet gewinnen, das normalerweise diese Vermeidungsmuster verstärkt und aufrechterhält – unsere Überzeugungen und unsere feierlichen Versprechen.

KAPITEL 5

DIE TRIEBKRAFT NEGATIVER PERSÖNLICHER GESCHICHTEN

Destruktive Glaubenssätze und Schwüre

Schwächende Überzeugungen formen unsere persönliche Geschichte

Was also verleiht unserer Geschichte Gestalt? Wenn wir regelmäßig einen inneren Dialog pflegen, der den emotionalen Zusammenbruch oder das Dichtmachen fördert, was bewegt uns dann, einen solchen Dialog zu führen? Und warum erscheint er so verlockend, so real?

Wir werden seit frühester Kindheit – vielleicht sogar schon im Mutterleib – von den Menschen beeinflusst, mit denen wir verwandt sind und die uns am nächsten stehen. Wie ein Schwamm nehmen wir die Überzeugungen unseres Umfelds auf. Und ein Teil dieses Einflusses ist schwächend oder sogar negativ.

Trotz zweifellos guter Absichten geben unsere Eltern, Geschwister, nahen Verwandten, Freunde, Lehrer und Autoritätspersonen ihre eigene negative Konditionierung an uns weiter. Wir nehmen ihre Begrenzungen, Einschränkungen und pessimistischen Einstellungen wahr, die sie größtenteils ebenfalls einfach übernommen haben, und werden von ihnen geprägt. Wir erfahren von diesen Überzeugungen, indem wir den Worten anderer lauschen, ihr Handeln beobachten und uns in sie einfühlen oder mit ihnen identifizieren. Und häufig werden wir entsprechend unserer Bereitschaft, uns dem Willen einer Autoritätsperson zu fügen oder nicht, belohnt oder bestraft.

Diese Überzeugungen formen einen wesentlichen Teil unserer inneren »Realitätskarte« und tragen dazu bei, unser Gespür für »wahr« oder »real« und »unwahr« oder »irreal« zu schulen. Sie formen unsere Selbstwahrnehmung und unser Bewusstsein für unseren Platz in der Welt. Und wie immer wir auch zu ihnen gelangt sein mögen, unsere Glaubenssätze hinsichtlich unserer Gefühle und unserer Emotionalität sind ein Schlüssel, um die Depression zu verstehen und uns letztlich von ihr zu befreien.

Vielleicht hat Ihre Mutter bei bestimmten Gelegenheiten gesagt: »Ach komm, stell dich nicht so an! Hör auf zu weinen und mach einfach weiter.« Oder Ihr Vater blaffte: »Hör auf zu weinen, oder ich gebe dir einen Grund dazu!« Vielleicht haben Sie auch beobachtet, wie ein Elternteil gegen die Tränen ankämpfte oder die eigenen Emotionen unterdrückte, und daraus den Schluss gezogen, es sei nicht richtig, zu weinen, etwas zu empfinden oder Gefühle zu zeigen.

Vielleicht haben Sie gehört, wie ein Freund sagte: »Sei nicht so ein Weichei!« Oder ein Lehrer glaubte zu wissen: »Du musst härter zu dir selbst werden!« Und Sie sind zu der Auffassung gelangt, dass das Empfinden von Gefühlen eine Schwäche ist, derer Sie sich schämen müssen oder die Ihre Fähigkeit gefährdet, Erfolg zu haben oder gar zu überleben.

Tatsächlich spiegelt das, was wir von anderen Menschen vernehmen, deren konditionierte Überzeugungen und Ängste hinsichtlich Gefühlen wider. Wie auch immer wir sie erfahren haben, fest steht, dass diese Glaubenssätze über die Unangemessenheit oder »Schuld«, unsere Emotionen zu verspüren,

Teil unserer wahrgenommenen Wirklichkeit werden und eine innere »Geschichte« über unsere Emotionen fortsetzen.

Wir entwickeln auch unsere eigenen schwächenden Überzeugungen von Gefühlen, wenn wir die Tragödien und Traumata des Lebens erfahren und die mit der Bedrohung oder Gefahr verbundenen Gefühle mit dem Umstand selbst verwechseln – *genau das tat ich, als ich die Erfahrungen mit meinem Daumennagel, mit Debs im Kinderwagen und dem Faustkampf in der Schule machte und innerlich Angst vor den Gefühlen hatte, die mit den Handlungen in jenen Situationen verbunden waren.* Jene Ereignisse erzeugten nachhaltig wirkende schwächende Überzeugungen, die meine innere Geschichte über die Notwendigkeit, starke Emotionen zu meiden, geformt und verstärkt hat.

Als Erwachsene stellen wir vielleicht fest, dass in Verbindung mit *jeder* starken Emotion automatisch ein innerer Dialog entsteht. Das Gefühl und die Geschichte tauchen simultan auf, und häufig können wir sie kaum auseinanderhalten. Dann reden wir uns die intensiven Gefühle wie folgt aus: »Das ist mir zu viel«, »Ich muss jetzt mal runterkommen« oder »Nun komm schon, so schlimm ist es nun auch nicht« und »Ich werde ihnen beweisen, wie tough ich wirklich bin« – und so weiter. Wir fügen unseren Gefühlen eine Geschichte hinzu, kommentieren sie innerlich. Wie wir bereits gesehen haben, werden unsere Gefühle auf solche Weise unterdrückt, unscharf, und sie verwandeln sich in dauerhafte Gemütslagen.

Selbst unsere zutiefst erschütternden Überzeugungen von Gefühlen wie »Das passiert immer nur mir! Warum gerade mir?« oder »Ich bin ein Opfer, und ich kann nichts daran ändern« erlauben es uns, einem Gefühl die Schärfe oder den Stachel zu nehmen und es zu mildern, es abzublocken. Der unerwünschte Nebeneffekt ist, dass das Gefühl sich zu einer Grundstimmung entwickelt. Wenn wir dann unsere Stimmungen weiterhin mit Geschichten füttern, werden sie zu Zuständen. Und schließlich haben wir unbewusst eine entscheidende Komponente der Depression geschaffen.

Neben diesen abträglichen Geschichten gibt es noch einen weiteren Faktor, der unsere negativen oder beeinträchtigenden Überzeugungen verstärken kann – einschränkende Schwüre und Versprechen.

Denken Sie an die Geschichte, die ich am Anfang dieses Buches über den Unfall erzählt habe, den ich mit meiner kleinen Schwester hatte. Auf dem Höhepunkt meiner Angst bot ich Gott verzweifelt ein Geschäft an: »Lieber Gott … bitte lass sie am Leben sein! Wenn du es tust, *verspreche* ich, dass ich das nie wieder tun werde.« Ich hatte einen klassischen Schwur abgelegt, ein »Wenn-dann«-Versprechen, und mich damit Gott lebenslang »ausgeliefert«. Da es um Leben und Tod ging, konnte ich »es fortan nie wieder tun«: Ich konnte nie mehr loslassen, nie mehr frei, unbeschwert, übermütig, kindlich und sorglos sein.

Die Macht, die der Schwur über mich hatte, war gewaltig. Er formte und nährte die Überzeugung, dass all diese angenehmen Verhaltensweisen gefährlich seien. Er bedeutete auch, mir bliebe abgesehen davon, dass ich glaubte, umgehend erwachsen werden und »Verantwortung übernehmen« zu müssen, keine andere mögliche Option: entweder das oder der Tod. Der Schwur interagierte mit einer Überzeugung und verwandelte sie in Gewissheit.

Ich habe viele Bereiche meines Lebens erforscht und herausgefunden, dass alte, unangemessene Schwüre immer noch eine Rolle spielten – einige aus der Kindheit und einige aus dem Erwachsenendasein. Ich entdeckte zum Beispiel, dass ich gelobt hatte, mich meinen Eltern zu fügen und »brav« zu sein, was mich einengte auf überkommene kindliche Wahrnehmungen darüber, wie ich sein und mich verhalten sollte. Ich entdeckte feierliche Versprechen, immer »hart zu arbeiten« und intensiv für meine Abschlussprüfungen in der Schule zu lernen, was sogar in meinem weiteren Leben meine Freude an Freizeit und Erholung zu unterminieren schien. Und ich entdeckte, dass sie später, als ich meine erste Frau heiratete und ihr Treue und Loyalität schwor, »bis dass der Tod uns scheidet«, noch mehrere Jahre nach unserer Scheidung wirksam waren und ich mich immer noch für sie verantwortlich fühlte, obwohl wir beide wieder in einer neuen festen Partnerschaft lebten.

In den letzten fünfzehn Jahren habe ich mit meinen Seminargruppen die tückische Anhaftung alter Schwüre untersucht und schockiert festgestellt, wie weitverbreitet sie sind und welch tiefe Macht sie über uns haben können. Es wurde mir von Schwüren des emotionalen Abblockens, der Vergeltung, der Verpflichtung und der Verbote berichtet. Ich erfuhr sogar von »Todesschwüren«, bei denen der Betreffende aufgrund des »Überlebensschuld-Syndroms« oder des Gefühls, zutiefst unwürdig zu sein, verspricht, in einem bestimmten Alter zu sterben.

Einige Schwüre schienen in dem Moment, in dem wir sie ablegten, vernünftig zu sein, eine sinnvolle Zusage, aber dann veränderten sich vielleicht unsere Lebensumstände, und die Schwüre waren überholt und sinnlos. Einige dieser Verpflichtungen waren bereits zu dem Zeitpunkt unvernünftig, da wir sie eingingen. Vielleicht erfolgten sie unter Zwang oder in einem Augenblick der Panik (wie meiner in der Geschichte mit Debs), und jene Schwüre begannen von dem Augenblick an, in dem wir sie aussprachen, uns emotional zu beeinträchtigen.

Wie auch immer diese Schwüre entstanden sein mögen, sie haben alle etwas gemeinsam: Sie gefährden in hohem Maße unsere Fähigkeit, uns so fühlen, zu verhalten und zu sein, wie wir es uns derzeit wünschen würden. Sie binden uns fest an eine überholte Wahrnehmung und verursachen, noch lange nachdem sie abgelegt wurden, Schmerz und Kummer. Wir müssen einen Weg finden, sie loszulassen, wenn wir von dieser Fessel frei sein möchten.

Die gute Nachricht über Schwüre lautet, dass sie genauso verändert werden können wie Überzeugungen: wenn wir unseren Körper und unser Sein von der Konditionierung durch diese Schwüre befreien, bevor wir uns rekonditionieren, offen, frei und gestärkt zu sein, in jedem Moment unseres Lebens vernünftige und sinnvolle Entscheidungen zu treffen.

Wie also lösen wir uns von unseren negativen Geschichten? Wir entwurzeln sie, indem wir unsere schwächenden Überzeugungen unseren Gefühlen, uns und unserem Leben gegenüber grundlegend ändern. Wir dekonditionieren unsere alten beschränkenden Überzeugungen und rekonditionieren uns mit echten, hilfreichen Überzeugungen. Und wir können unsere nutzlosen oder überholten Schwüre auf dieselbe Weise ändern.

Es ist Zeit, etwas von dieser aufgestauten, alten Konditionierung aufzuheben. Lassen Sie uns also das Ganze mit einer geführten Selbstbeobachtung erforschen, mit deren Hilfe alte Probleme entrümpelt werden sollen. Das wird uns helfen, einige Ängste hinsichtlich des Empfindens von Gefühlen loszulassen und einige überholte schwächende Überzeugungen und Schwüre zu verändern und sie positiver und hilfreicher zu gestalten.

Übung: Das Loslassen von Ängsten und die Veränderung von Überzeugungen und Schwüren

Diese Übung ist genau wie die im letzten Kapitel nicht darauf angelegt, intensiv emotional zu sein. Tatsächlich empfinden Sie vielleicht nur subtile oder schwache Gefühle, und das ist völlig in Ordnung. Es handelt sich weitgehend um eine von Emotionen losgelöste Selbstbeobachtung. Sie soll die Art und Weise verändern, wie wir fühlen und auf eine alte Erinnerung oder eine Situation reagieren, ebenso einige schwächende Überzeugungen und Schwüre, die aus dieser Erinnerung erwachsen sind. Zum Teil ist die Übung humorvoll, ja, möglicherweise albern; also lassen Sie uns Spaß damit haben. Sie dürfte 45 bis 50 Minuten dauern, also sorgen Sie dafür, dass Ihnen genug Zeit zur Verfügung steht.

Sie könnten einen Freund oder geliebten Menschen bitten, Ihnen die Übung vorzulesen. Oder Sie benutzen die Begleit-MP3-CD zu diesem Buch. Diese Übung können Sie nicht für sich lesen, da Sie die ganze Zeit über die Augen geschlossen halten. Auf welche Weise Sie auch arbeiten wollen, lesen Sie zuerst den gesamten Text bis zum Ende durch, damit Sie die Übung erfassen. Nehmen Sie sie dann in Angriff!

Anleitungen für die Person, die Ihnen den Text vorliest, stehen in eckigen Klammern. Wann immer der Sprecher auf die drei Auslassungspunkte stößt, sollte er einen Moment lang innehalten. Ansonsten sollte er alles ziemlich zügig lesen.

Suchen Sie sich einen ruhigen Platz, an dem Sie ungestört sind. Schalten Sie das Telefon aus, und sorgen Sie dafür, dass Sie Zeit für sich haben. Nehmen Sie Platz, und entspannen Sie sich.

Schließe, während du dich entspannst und gemütlich auf deinem Stuhl zurechtsetzt, die Augen … und richte deine Wahrnehmung nach innen … Stell dir nun vor, dass du sicher auf einem bequemen Sofa in einem Raum mit einem breiten Bildschirm an der Wand vor dir sitzt … Du kannst einen Mentor, einen Weisen oder einen Heiligen hinzuziehen … jemanden, der in seinem tiefsten Inneren frei ist … und, wenn du willst, einen Schutzengel … Spü- **CD 6** re, wie dessen Anwesenheit dich in einen Schutzmantel hüllt ... Du kannst den Mentor sogar bitten, eine klare Kristallkuppel bereitzustellen ... eine, die ausschließlich Liebe und positive Gedanken hinein- und alles andere außen vor lässt ... Gut ... du kannst dich in der Gewissheit entspannen, dass du hier völlig sicher bist.

Lenke jetzt deine Aufmerksamkeit auf den Bildschirm ... Du kannst ihn näher heranziehen oder weiter wegschieben ... die Größe anpassen, ihn größer oder kleiner machen ... und du kannst jederzeit den Fokus ändern, bis das Bild entweder schärfer oder verschwommener erscheint ... Du kannst die Farbe und Helligkeit anpassen ... Du kannst ihn sogar auf Schwarz-Weiß einstellen, wenn du möchtest ... Nimm jetzt alle diese Einstellungen in Angriff, damit du dich entspannter und wohler fühlst ... Wunderbar!

Achte jetzt auf den DVD-Player unter dem Bildschirm ... in deinen Händen befindet sich eine imaginäre Fernbedienung ... und eine DVD ... Auf dieser ist eine alte Szene oder eine Erinnerung an eine ängstliche Reaktion aufgezeichnet, die du in der Vergangenheit auf ein starkes Gefühl oder starke Gefühle gezeigt hast ... vielleicht eines deiner Hauptvermeidungsgefühle ... eins, das du in der Vergangenheit möglicherweise um jeden Preis vermieden hast ... Es ist eine Erinnerung, die dich vor langer Zeit vielleicht bewogen hat, ein bestimmtes Gefühl oder gewisse Gefühle zu dämpfen ... abzuschalten ... einzufrieren ... zu blockieren ... ihnen zu widerstehen ... oder sie zu vermeiden. Und du kannst dich nun in dem Gefühl zurücklehnen, dass du die völlige Kontrolle über den Ausgang dieser alten Episode hast.

Halte nun, während du immer noch auf dem Sofa sitzt, die Fernbedienung ... Und während du dich bereitmachst, die alte Szene zu verfolgen ... gib dem Mentor die DVD ... und lass ihn die DVD einlegen ... Bitte gib mir durch ein Nicken zu verstehen, dass die DVD eingelegt ist ... [Geben Sie Zeit.] ... Großartig.

Drück jetzt die »Play«-Taste auf der Fernbedienung, und lass die Szene vom Anfang bis zum Ende abspielen ... Verfolge das Geschehen auf dem Bildschirm in aller Geborgenheit ... Und lass mich wissen, wenn die Szene vollständig abgedreht ist [Geben Sie Zeit.] ... Großartig ... Würdest du mir bitte die Szene kurz schildern? ... [Warten Sie auf die Beschreibung.] ... Danke ...

Und um völlige Klarheit zu gewinnen, erklär mir nun bitte, welche speziellen Gefühle du damals wohl abgeblockt oder ausgeschaltet oder vermieden hast ... [Warten Sie auf die Antwort.] ... Wunderbar, danke.

Lenk jetzt deine Aufmerksamkeit wieder auf diese alte Erinnerung auf dem Bildschirm ... drück die »Fast-Play«-Taste, und lass sie ganz schnell bis zum Ende abspielen ... Und wenn sie abgelaufen ist, kannst du mir dies durch Nicken zu verstehen geben ... [Geben Sie Zeit.] ... Das ist großartig.

Drück jetzt den Schnellrücklauf, und sieh und höre, wie die Szene zurückgedreht wird ... Und lass die Szene nun in dreifacher Geschwindigkeit wieder vorwärtslaufen ... Und wieder zurück in dreifacher Geschwindigkeit. Dabei siehst du, wie jeder sich in umgekehrter Richtung bewegt, und vernimmst die Worte rückwärts .... Jetzt wieder vorwärts ... Jetzt rückwärts ... Jedes Mal schneller und schneller ... Vorwärts, rückwärts, vorwärts, rückwärts ... immer wieder ... schneller und schneller ... Vorwärts, rückwärts, vorwärts, rückwärts ... bis das Geschehen auf dem Bildschirm und die Worte völlig verschwommen sind ... Und wenn alles verschwommen ist, gibst du mir dies durch Nicken zu verstehen ... [Geben Sie Zeit.] ... Ausgezeichnet!

Lass jetzt dein jüngeres Ich aus dem Bildschirm treten und dir auf dem Sofa Gesellschaft leisten ... Und frag entweder dein jüngeres Ich in der Szene oder den Mentor ...: »Welche unsinnigen Überzeugungen und Schwüre oder Versprechen wurden hier geformt? ... Welche ungesunden Überzeugungen von starken Emotionen hast du gebildet? ... Welche nutzlosen Schwüre oder Versprechen des Abschaltens, Abblockens oder Zusammenbrechens ... oder der Vermeidung oder Ablenkung hast du gemacht? ... Wie hast du es bewerkstelligt, solche Gefühle und Umstände künftig zu vermeiden? ... Was hast du beschlossen? ...« Lass zu, dass alle alten Überzeugungen, Schwüre und Versprechen zutage treten ... und sprich all die Worte aus, die mit jedem einzelnen von ihnen verbunden sind ... [Warten Sie auf die Antwort. Sie können im Bedarfsfall durch Wiederholung dieses Absatzes helfen. Sorgen Sie dafür, dass Sie die Worte, die mit den Überzeugungen, Schwüren und Versprechen verbunden sind, laut aussprechen. Schreiben Sie sie alle nieder, damit Sie sie später wiederholen können. Lassen Sie sich Zeit, und vergewissern Sie sich, dass Sie die alten Überzeugungen entrümpeln.]

Wende dich nun der Person oder den Personen in der Szene auf dem Bildschirm zu, und lass diese wissen, dass du verstanden hast, dass all diese bedingten Reaktionen die Folge eines Fehlers waren ... und vermutlich von einer alten Konditionierung herrühren, die wahrscheinlich früher in deinem eigenen Leben erfolgt war ... Gib ihnen bitte mit deinen eigenen Worten zu verstehen, dass es nicht länger angemessen ist, an dem alten Kram festzuhalten ... [Geben Sie Zeit.] Und erkläre ihnen, dass du vorhast, die alte Konditionierung aufzuheben und sie durch neue, stärkende Optionen zu ersetzen ... und durch vernünftige Wahrheiten, die aus der Freiheit geboren wurden ... [Geben Sie Zeit.] Gut.

Wende dich jetzt dem Mentor zu, und bitte darum, dass die alten Überzeugungen, Schwüre und Versprechen vollständig aufgeräumt, aus jeder Zelle deines Körpers entfernt werden ... [Lesen Sie die Liste von Überzeugungen, Schwüren und Versprechen, die Sie erstellt hatten, laut vor.] Lass zu, dass der Mentor jede Spur jener alten restriktiven Muster wegsaugt und wegwäscht ... und beobachte und spüre einfach, wie alles aus jeder Zelle deines Körpers entfernt wird ... bis hinein in deine DNA ... und die Gene in dieser DNA ... erfrischend und reinigend ... aus jedem Molekül deines Seins ... aus den Zwischenräumen zwischen den Molekülen ... bis hin zur Ebene der Wahrnehmung selbst ... Vergewissere dich, dass der Mentor alle abgeschotteten Stellen erreicht ... alle dunklen Winkel ... alle geheimen Stellen ... bis sie sämtlich völlig gereinigt sind ... Gönn dir so viel Zeit, wie du benötigst ...

[Geben Sie so viel Zeit wie erforderlich.]

Und wenn all dies vollständig erledigt ist, nicke mir bitte zu ... Großartig!

Wende dich jetzt erneut dem Mentor zu, und bitte um Hilfe bei der Formulierung neuer, heilsamer und stärkender Erkenntnisse oder tiefster Wahrheiten ... neuer, stärkender und befreiender Schwüre und Entscheidungen ... solche, die positiv formuliert sind, da nur eine positive Sprache und positive Worte verwendet werden ... solche, die es dir erlauben, offen zu bleiben, voll mit dem Leben verbunden und erfüllt ... frei, dein wahres Selbst zu sein ... Und wenn du bereit bist, dann kannst du mich wissen lassen, worin die neuen, gesunden Wahrheiten und Entscheidungen bestehen … [Warten Sie auf die Antwort. Sie können, wenn erforderlich, Hilfe leisten. Schreiben Sie neue Erkenntnisse, Wahrheiten, Schwüre und Entscheidungen nieder.]

Das ist gut … Danke … Sprich diese Erkenntnisse laut aus und bekräftige ihre Wahrheit … [Lesen Sie die neuen Wahrheiten und Schwüre nacheinander, und sorgen Sie dafür, dass Ihr Partner jedes einzelne Wort nach Ihnen wiederholt.]

Bitte einfach den Mentor, sie alle in jede Zelle des Seins neu zu programmieren …

Bitte den Mentor, jeden Partikel deines Seins mit diesen neuen, stärkenden Gewissheiten und Entscheidungen zu überfluten … sie zu einem integralen Teil von dir zu machen … dich zu befreien … zu revitalisieren … zu energetisieren … dich Ruhe und Vollendung finden zu lassen … dir zu erlauben, dich frei zu fühlen und alles zu erfahren, was das Leben zu bieten hat … [Geben Sie Zeit.] Lass mich wissen, wenn dies absolut vollendet ist … [Geben Sie genügend Zeit.] … Wunderbar.

Stell dir jetzt vor, dass du deine Brust und dein Herz öffnest … und den Menschen, die mit der überholten Konditionierung verbunden sind, Vergebung zukommen lässt … Vergebung für alles, was der Vergebung bedarf … Und du kannst diese Vergebung einfach flüsternd äußern … Wunderbar! … Und bleib offen, empfange Vergebung von ihnen für alles, was möglicherweise der Vergebung bedarf … auch wenn der Grund dafür noch so gering oder unbedeutend sein mag … Und vergib dir schließlich selbst für alles, was der Vergebung bedarf … [Geben Sie Zeit.]

Und frag jetzt dein jüngeres Ich oder den Mentor, welche emotionalen Ressourcen oder Fähigkeiten damals hätten helfen können ... Welche emotionalen Ressourcen oder Fähigkeiten erforderlich gewesen wären, damit diese Szene damals viel positiver und förderlicher abgelaufen wäre? ... Was hätte damals deinem jüngeren Ich geholfen, die Dinge vernünftiger und nutzbringender anzugehen?

[Seien Sie behilflich. Werden Sie kreativ. Schlagen Sie Fähigkeiten vor, und fragen Sie, ob sie helfen würden: die Fähigkeit, offenzubleiben, die Fähigkeit und Bereitschaft, voll und ganz zu fühlen, Mut, Zuversicht, Liebe, Selbstwertgefühl, die Fähigkeit, sich zu öffnen und frei zu äußern, die Fähigkeit, die Wahrheit zu sagen, die Wahrnehmung des authentischen Selbst und so weiter.]

Reiche jetzt deinem jüngeren Ich einen großen bunten Strauß Luftballons, von denen jeder einzelne eine dieser Ressourcen enthält ...

Lass zu, dass dein jüngeres Ich aus jedem dieser Luftballons Fähigkeiten einatmet, eine nach der anderen, und spüre, wie die Ressourcen dein jüngeres Ich durchdringen. [Nennen Sie jede Ressource, und lassen Sie zu, dass sie eingeatmet wird.]

Und beobachte jetzt, wie dein jüngeres Ich mit dem großen Ballonstrauß wieder auf dem Bildschirm auftaucht ... und sieh und vernimm und spüre, wie anders alles abgelaufen wäre, wenn diese neuen Wahrheiten und Entschlüsse bereits verinnerlicht worden wären ... mit vollem Zugang zu diesen neuen vernünftigen Ressourcen und Erkenntnissen ... Lass die Szene bis zum Ende ablaufen, und stell fest, wie sich die Dinge nun geändert haben ...

Nimm wahr, dass du fähig bist offenzubleiben, und lass Gefühle einfach durch deinen Körper fließen … in dem vollen Bewusstsein, dass jedes tief empfundene Gefühl dich direkt ins Herz der Freiheit führt … und du Klarheit hast und die Wahl … jetzt auf der Grundlage von Freiheit zu leben und zu handeln … absolut fähig bist, was auch immer auf dich zukommt, aufzunehmen und willkommen zu heißen … und jetzt vernünftig, authentisch und positiv zu reagieren … Und gib mir ein Zeichen, wenn die Szene abgelaufen ist … Großartig … Was also ist geschehen? Was war dieses Mal anders? … Wie fühlt sich das an? … [Warten Sie auf die Antwort.] Wunderbar!

Und erlaube jetzt deinem jüngeren einfallsreichen Ich, aus dem Bildschirm herauszutreten, sich zu dir aufs Sofa zu setzen, dich zu umarmen und mit dir zu verschmelzen … und lass zu, dass dein jüngeres Ich im Körper deines jetzigen Ichs heranwächst … Und dass alle anderen ähnlichen Erinnerungen, die mit diesem Problem zusammenhängen, auftauchen … und du kannst sehen, wie die Erinnerungen an die Oberfläche treten … oder du entwickelst ein Gespür dafür oder das Wissen, dass dies geschieht … und lass jede Erinnerung, die auftaucht, von der Wahrnehmung der neuen Ressourcen und der Freiheit in deinem Inneren durchgespült werden … mit der wachsenden Erkenntnis und Wahrnehmung, dass du offen bist, voller Gefühle, voll engagiert im Leben und völlig frei … Lass zu, dass jede Erinnerung von den neuen Fähigkeiten energetisch umgewandelt wird … Wunderbar … Und du kannst dir so viel Zeit nehmen, wie hierfür nötig ist … [Geben Sie genügend Zeit.] Und nicke, wenn es abgeschlossen ist und du in der Gegenwart angelangt bist … Ausgezeichnet … Was also fand statt? … [Antworten geben lassen.]

Und jetzt, wo du siehst, hörst und spürst, wie es sich anfühlt, endlich völlig frei von diesem alten Muster zu sein – offen, sehr lebendig und vibrierend –, kannst du dem Mentor und dem Schutzengel danken, sofern du einen hast, und sie verlassen, glücklich über die Erfahrung deiner neuen Freiheit, Zuversicht und Ganzheit … Großartig!

Stell dir jetzt vor, dass du in die Zukunft trittst: einen Tag später … Entwickle ein Gespür dafür, wie du dich fühlst … was sich in den letzten 24 Stunden in deinem Leben verbessert hat … Wie fühlst du dich? … [Warten Sie auf die Antwort.] Großartig.

Und stell dir nun vor, wie du eine Woche später in der Zukunft bist … Prüfe, welche Veränderungen bereits stattgefunden haben … Fühl in dich hinein, und erspüre, wie deine Zuversicht und dein Vertrauen sich vertieft haben … Kannst du die Veränderungen fühlen? … Großartig.

Was sonst hat sich verändert? … [Warten Sie auf die Antwort.] Großartig.

Und stell dir vor, wie du einen Monat später in der Zukunft bist … Wie steht es mit dieser alten Emotion oder den Emotionen, die zu verspüren du vorher Angst hattest? … Wie leicht ist es jetzt, sie zuzulassen? … Wie gesund und frei fühlst du dich einen Monat später? … [Warten Sie auf die Antwort.] … Sehr gut … Und tritt nun sechs Monate später in die Zukunft … und lass voll auf dich wirken, wie sich dein Leben geöffnet und verbessert hat … Wie hast du dich nach sechs Monaten verändert, an Tiefe gewonnen und entwickelt? … Sieh, höre und fühle, wie verblüffend es ist, du selbst zu sein … Nimm all die Dinge wahr, die neuerdings in deinem Leben möglich sind … Wie gut fühlt es sich an, du selbst zu sein, voll engagiert im Leben, in diesem Körper und zu dieser Zeit? … [Warten Sie auf die Antwort.] Wunderbar!

Tritt jetzt ein ganzes Jahr später in die Zukunft ... und öffne dich voll und ganz der neuen Erfahrung des Lebens, das du führst ... Wie fühlt es sich an, wenn du der Erfahrung des Daseins völlig offen gegenüberstehst? ... Welche Unterschiede zeigen sich in dieser Erfahrung, jetzt, da du fähig und bereit bist, alle Emotionen an die Oberfläche treten zu lassen ... durch dich hindurchströmen und sich wieder zurückziehen zu lassen? ... Wie ist das Leben dank dieses neuen Bewusstseins intensiver, tiefer geworden? ... Und wie ist es leichter, müheloser geworden ... freudvoller ... fesselnder ... und amüsanter? ... [Warten Sie auf die Antwort.] ... Ausgezeichnet.

Und in dem Wissen, dass die Zeit lediglich eine Illusion ist und dass alles, was ins Bewusstsein gebracht werden kann, bereits vorhanden ist ... im derzeitigen Moment ... genau hier, genau jetzt ... kehre zum gegenwärtigen Augenblick zurück, und genieße und feiere die außerordentliche Freiheit deines tiefsten Selbst ...

Und in dem Wissen, dass du deine Augen erst dann öffnen kannst, wenn alle Teile von dir voll integriert sind und klar ist, dass sich diese Umwandlung im Laufe der Zeit noch vertiefen und wachsen wird, dass dieses Erkennen von Freiheit und Offenheit noch gedeihen und sich ausweiten und dass deine tiefste Authentizität sich vernünftig und ganzheitlich entfalten und zum Ausdruck kommen wird, wenn alle Teile von dir voll integriert sind und zustimmen, dass dies automatisch und aus sich selbst heraus, mühelos und organisch geschehen kann, darfst du die Augen öffnen.

Gut gemacht! Glückwunsch!

Gönnen Sie sich zumindest eine kleine Pause, bevor Sie mit der Lektüre fortfahren. Es mag eine Weile dauern, bis Sie die Ergebnisse dieser Übung ganz in sich aufgenommen haben. Wenn Sie das Buch also beiseitelegen und später darauf zurückkommen möchten, dann tun Sie dies bitte. Bleiben Sie in jedem Fall offen und lassen Sie zu, dass die Ergebnisse der Übung Sie voll durchdringen, bis dieser Prozess abgeschlossen ist.

Sie sollten sich jetzt zumindest ein wenig entspannter fühlen und frei in Bezug auf diese alte Erinnerung und die Überzeugungen und Schwüre, die sich aus ihr herauskristallisiert hatten. Und wenn Sie wollen, können Sie diese Übung beliebig oft wiederholen. Dabei mögen Sie mit derselben Erinnerung an ein emotionales Sichverschließen arbeiten oder mit anderen unterschiedlichen Erinnerungen. Je häufiger Sie die Übung machen, desto nachhaltiger werden die Ergebnisse sein.

Und jetzt ist es an der Zeit weiterzumachen. Im nächsten Teil mache ich Sie mit einigen meiner persönlichen Erfahrungen mit emotionaler Offenheit bekannt, etwas, wofür ich Jahre brauchte, um es richtig zu verstehen. Es ist ein entscheidender Schritt, unsere Gefühle wirklich zu spüren und zu begreifen, dass es vernünftig und ungefährlich ist, dies zu tun.

KAPITEL 6

DER EINZIGE AUSWEG BESTEHT IM EIN- UND DURCH-TAUCHEN

Lassen Sie mich eine weitere Geschichte erzählen – eine, die den Weg aufzeigt, den Sie zurücklegen müssen, um die Freiheit zu erfahren, von der ich zu Beginn dieses Buches gesprochen habe.

Wie bei vielen anderen Menschen gestalteten sich meine späteren Sekundarschuljahre sehr schwierig. Meine frühe Erfahrung mit dem Daumennagel hatte mich irgendwie künstlich forsch gemacht, unerschütterlich und auf Absicherung bedacht – emotional etwas bedeckt. Ich hatte Angst, die Menschen hinter meinen Schutzschild sehen zu lassen, da sie dann vielleicht entdecken könnten, dass ich in Wirklichkeit schwach und verletzlich war. Meine Erfahrung mit Debs und dem Kinderwagen hatten mich nicht nur ernst und verschlossen werden lassen, sondern auch ängstlich, etwas falsch zu machen, Menschen zu beunruhigen, beurteilt und »für zu leicht befunden« zu werden. Und mein traumatisierender Streit hatte bewirkt, dass ich Angst vor Wut hatte – meiner eigenen und der anderer. Dies führte zu einem noch stärkeren Abblocken nicht nur von Wut und Zorn, sondern der meisten hochenergetischen Gefühle.

Ich hatte all die normalen Sorgen Halbwüchsiger: Selbstvertrauen, Aussehen, sexuelles Vertrauen, Intelligenz und den

»Cool«-Faktor. Täglich hatte ich eine lange Busfahrt zur Schule, lebte abgesondert von meinen Schulfreunden und kämpfte darum dazuzugehören. Manchmal war ich massiven willkürlichen Schikanen von Gangs ausgesetzt. Wenn ich nach der täglichen langen Busfahrt nach Hause kam, fand ich das Haus häufig leer vor und fühlte mich einsam und vernachlässigt. Ich war traumatisiert und gestresst und kaum fähig, mit dem Leben zurechtzukommen.

Ich verliebte mich in ein Mädchen, das gegen seine eigenen Unsicherheiten ankämpfte, ein schwieriges Familienleben hatte und zu dramatischen emotionalen Ausbrüchen und zum Dichtmachen neigte. Obwohl wir uns zueinander hingezogen fühlten, uns gegenseitig beschützten, war keiner von uns beiden emotional so stark gefestigt, den anderen angemessen unterstützen zu können. Nach ein paar Monaten nahm meine Freundin eine Überdosis Schmerzmittel. Auch wenn sie es unbeschadet überstand, betrachtete ich den Vorfall als mein eigenes persönliches Versagen, als Unzulänglichkeit, für die ich kein Gegenmittel hatte.

Mit sechzehn hatte ich das Gefühl, schlafwandelnd durchs Leben zu gehen. Meine Eltern bemerkten, dass ich verschlossen war, ungewöhnlich ruhig und »down« wirkte. Meine Mutter ging mit mir zum Psychiater, und zum ersten Mal erhielt ich die Diagnose Depression. Der Arzt verschrieb Pillen. Ich nahm sie ein paar Wochen lang, stellte aber fest, dass sie mir nicht halfen. Ohne jemandem etwas zu sagen, setzte ich sie ab.

Ich kämpfte mich einige Monate lang durch, bis etwas Unerwartetes und umwälzend Lebensveränderndes eintrat. Es befreite mich von dem allbeherrschenden Deckel, den ich über mein Leben gestülpt hatte. Die positive Auswirkung hielt viele Jahre an.

An jenem Tag kehrte ich nach der Schule mal wieder in ein leeres Haus zurück und ließ mich in einen Sessel fallen. Wie üblich grübelte ich über meine drückenden Schwierigkeiten nach – Probleme, auf die ich keine Antworten fand. Ich fühlte mich leer. Alles schien sinnlos zu sein, und ich war einfach zu müde, um gegen dieses Gefühl anzukämpfen. Also leistete ich keinen Widerstand mehr. Einen Augenblick lang hielt ich in meinem inneren Dialog des Kampfes und der Opferrolle inne und gab mich geschlagen. Ich ließ einfach das Gefühl der Sinnlosigkeit zu, war bereit, es zu fühlen.

Es wuchs, bis ich mich von diesem Gefühl der Sinnlosigkeit überflutet fühlte. Die Schule, die Beziehungen, das Familienleben, das ganze Leben – all das fühlte sich überwältigend sinnlos an. Da mir die Energie fehlte, etwas dagegen zu tun, ließ ich dieses Gefühl präsent sein, spürte die Last und ihr ungeheures Ausmaß.

Spontan fing ich an, sogar noch tiefere Emotionen zu empfinden. Es war, als seien da viele Schichten von Gefühlen, und sobald eine Schicht freigelegt und durchlebt worden war, stieß ich auf die nächste. Innerhalb weniger Minuten verwandelte sich das Gefühl der Sinnlosigkeit in das Gefühl der Hoffnungslosigkeit. Ich saß ruhig da, nahm einfach wahr und fühlte. Die Hoffnungslosigkeit nahm zu und wurde durchdringend. Bald schien alles ohne Perspektive zu sein: Ich war hoffnungslos, die Menschheit war hoffnungslos, das gesamte Leben war hoffnungslos.

Ich blieb weiterhin still sitzen, und erneut veränderten sich die Emotionen. Ich begann, reine Überwältigung zu fühlen, die immer größer wurde. Sie schien endlos zu sein, als sei sie absolut überall, fülle jede Spalte und jeden Raum im Universum aus. Ich hatte Angst, sie könne mich ersticken, mich herunterziehen und mich auslöschen, aber ich hatte nicht mehr genug Kraft, mich dagegen zu wehren. Also blieb ich ruhig sitzen, nahm es einfach wahr und ließ die Emotionen zu.

Das überwältigende Gefühl verwandelte sich in Zerstörung.

Zerstörung war im Kern von allem, als würde jegliche Realität darin erscheinen. Es schien, als vernichte die Zerstörung das Gebilde dieser Realität, als reiße sie das gesamte Universum auseinander – mit allem, was darin enthalten war, auch mich. Stillschweigend ließ ich den Weg in die Zerstörung zu.

Als alles um mich herum in Dunkelheit versank, wurde ich kurz von Angst erfasst. Sie war rein, vollkommen, undurchdringlich. Die Dunkelheit wurde leer, nichtig. Ich hatte das Gefühl, das Ende stehe bevor, der Tod. Ich kapitulierte.

Nach wenigen Minuten stellte ich fest, dass die Dunkelheit und das Nichts sich veränderten, dass es heller wurde. Ich spürte, wie das Ganze von neuer Energie durchströmt wurde, als vibriere es im Inneren in einer hohen Frequenz. Das Vibrieren nahm zu, wurde funkelnd und sprühend wie perlender, alles überflutender Champagner. Es war fröhlich und belebend, fast surreal aufbauend, ekstatisch.

Das Gefühl war umfassend, überall; es gab kein Gefühl eines »Ichs«, das dies erlebte, nur die Fülle der Erfahrung als solche. Es war, als habe die erhebende Energie mein »Ich«-Gefühl ausgeschaltet und alles in reine, offene Präsenz verwandelt.

Obwohl ich zum damaligen Zeitpunkt keine Vorstellung davon hatte, was mit mir geschehen war, war ich spontan und zufällig durch einige emotionale Schichten hinuntergestiegen und hatte mich meinem inneren Kern, meiner eigenen Essenz geöffnet. Und im Epizentrum meines Seins waren Weite, Freiheit und Licht. Da ich mich wirklich geöffnet und meinen Gefühlen ausgeliefert hatte, konnte ich erfahren, dass sie mich direkt in meine Seele hineinführten, in das, was immer frei ist.

Unvermittelt öffnete ich die Augen. Ich erhob mich, schüttelte mich und ging in die Küche, um mir etwas zu essen zu holen. Ich vergaß die Erfahrung, maß ihr keine Bedeutung bei.

Aber ohne dass ich bewusst darauf achtete oder es bemerkte, veränderte sich daraufhin etwas Wichtiges in meinem Leben.

Schon bald trennte ich mich von meiner Freundin, erledigte meine Schulaufgaben viel leichter, nahm wieder Verbindung mit ein paar alten Freunden auf und pflegte Umgang mit anderen, positiveren Menschen. Ich schien mehr im Einklang und in natürlicher Harmonie mit meinen Eltern zu sein: Zum ersten Mal seit vielen Jahren spürte ich, dass sie mich wirklich liebten, sich um mich kümmerten und mein Bestes wollten. Ich fühlte mich von ihnen geliebt, und ich empfand Liebe für sie. Innerhalb weniger Monate hatte ich eine hübsche und emotional gesunde Freundin gefunden, verliebte mich Hals über Kopf in sie. Meine Einstellung veränderte sich, wurde viel positiver. Ich wurde selbstsicherer, robuster und extravertierter. Ich war jetzt aktiver, sportlicher und umgänglicher, wurde von Grund auf glücklich.

Wenn ich zurückblicke, sehe ich sehr genau, was mir zur damaligen Zeit nicht bewusst war: Nach meiner Erfahrung der emotionalen Kapitulation und der Öffnung in den Kern meines Seins fühlte ich mich so wohl wie noch nie, viel lebendiger, als ich mich seit meinem siebten Lebensjahr je gefühlt hatte. Ich wandte mich jetzt dem zu, was mich zuvor geängstigt, was ich gemieden, womit ich mich abgemüht und gehadert hatte, konfrontierte mich damit und öffnete mich emotional. Und dann verweilte ich eine Zeit lang bei diesen Gefühlen, bis sie sich im Kern meines Seins dem Licht zukehrten und direkt zu einem Jahrzehnt wohlbehaltenen positiven Lebens führten.

Ich löste mein Depressionsproblem nicht völlig und dauerhaft – ich musste noch weitere Lektionen lernen und einige weitere Entdeckungen machen, bevor diese absolute Wende eintrat. Aber es war ein riesiger Fingerzeig, eine große Offenbarung. Wenn ich das alles nur schon damals gewusst hätte!

Nur wenn Sie Ihre Emotionen voll und ganz fühlen, erlangen Sie Freiheit

Wenn wir uns für das Innerste jedweder Emotion öffnen – ungeachtet dessen, wie stark oder beängstigend sie sein mag – und sie direkt durch uns hindurchfließen lassen, öffnen wir uns für die Quelle, die umfassende Essenz unseres Seins. Sogar Schulkinder können das tun.

Vor ein paar Jahren besuchten wir eine Schule in Südafrika, an der es unter den Schülern viele heftige Streitigkeiten und Schikanen gab. Die Gemüter erhitzten sich schnell, und zwischen den acht- bis zehnjährigen Schülern gab es regelmäßig Raufereien. Meine Frau Brandon meinte, dass es sinnvoll sei, den Kindern beizubringen, Wut zu empfinden. Das klingt kontraproduktiv, doch es funktionierte!

Sie engagierte einen ausgebildeten Lehrer, ein paar Übungen mit den Schülern zu machen. Sie gingen auf den Schulhof hinaus und stellten sich in Reih und Glied. Sie schlossen die Augen, ballten die Hände zu Fäusten und spannten ihren Körper an. Dann gingen sie in Gedanken zu einem Zeitpunkt zurück, als sie in Wut oder in Zorn geraten waren. Sie wurden gebeten, die Wut willkommen zu heißen, sie mit aller Macht hervorzurufen und die alte Erinnerung, die alten Bilder loszulassen. Sie wurden gebeten, alles vollkommen zu fühlen, egal, wie intensiv die Emotionen wurden. Aber es wurde ihnen nicht erlaubt, ihre Emotionen herauszubrüllen und zu offenbaren, und sie durften sich auch nicht von der Stelle bewegen; sie wurden einfach gebeten, stehen zu bleiben und sich ganz ihren Gefühlen hinzugeben.

Und sie machten ihre Sache gut. Wut verwandelte sich in heftigen Zorn, was an den aufgeblähten Wangen und hochroten Gesichtern zu erkennen war. Die Körper wurden steifer, sahen aus, als würden sie jeden Moment explodieren. Doch die

Kinder wurden weiterhin angespornt, ihre Gefühle hochkommen zu lassen und immer weiter hochzutreiben.

Nach und nach entspannten sich ihre Körper, als sich etwas in ihnen löste, losließ. Zornige Blicke verwandelten sich in Lächeln, Kichern und schließlich in Gelächter. Es wirkte, als würden sie etwas durchbrechen, als ob ihre Kämpfe gegen ihre Emotionen sich lichteten und sie sich für etwas Leichteres öffneten, etwas, das freier war.

Augen wurden geöffnet, und Schüler, die noch vor wenigen Minuten Feinde waren, eilten aufeinander zu, legten einander den Arm um die Schulter und schlenderten gemeinsam glücklich und entspannt weiter, waren jetzt beste Freunde. Danach ließen die Schikanen und Raufereien in der Schule nach, ja, sie hörten fast ganz auf.

Um es ganz deutlich zu sagen: Diese Art der emotionalen Öffnung unterscheidet sich grundlegend von den kathartischen Techniken, die in einigen Therapien angewandt werden. Katharsis tritt ein, wenn Sie schreien, um sich schlagen, Kissen oder andere leblose Gegenstände werfen. Katharsis liegt vor, wenn Sie Schuldzuweisungen machen und im Rollenspiel schreien, bis nichts mehr übrig ist. Und obwohl dies definitiv dazu führen kann, sich befreit und besser zu fühlen, führt es meiner Erfahrung nach nicht zu dauerhaften Ergebnissen.

Wenn wir uns in aller Stille öffnen und unseren Gefühlen erlauben, hochzukommen und vollkommen willkommen geheißen zu werden, geschieht etwas anderes. Obwohl die Empfindungen sich manchmal unglaublich intensiv anfühlen, obwohl sie in uns gleichzeitig zu implodieren und zu explodieren scheinen, wenn wir uns einem Gefühl hingeben, das an die Oberfläche kommt, dringt diese Emotion durch und bringt nichts anderes mit sich als reine *Energie*. Dieses Prinzip gilt für jede Emotion, die vollständig willkommen geheißen und gefühlt wird. Diese Erfahrung ist befreiend – und anhaltend.

Wenn wir uns unseren Emotionen öffnen, können wir noch einen weiteren Nutzen daraus ziehen. Wir verstehen vielleicht, dass Emotionen nichts weiter als Emotionen sind – weder gut noch schlecht. Wir können intellektuell verstehen, dass unsere Emotionen sich von unseren Verhaltensweisen unterscheiden. Wir können gedanklich erfassen, dass es ungefährlich, ja sogar vorteilhaft ist, ein hochkommendes Gefühl auch wirklich zu empfinden. Doch erst wenn wir die Ergebnisse der emotionalen Öffnung *erfahren*, begreifen unsere Körper endlich – auf der Zellebene –, dass es in Ordnung ist zu fühlen, dass es wirklich ungefährlich und gesund ist, emotional lebendig zu sein.

Das Timing ist alles: Ein gesünderer Weg, Emotionen zu empfinden

Sollten wir also unsere Verletzlichkeit, unseren Kummer, unseren Zorn oder unsere Angst in jedem Fall zur Schau stellen? Nein, natürlich nicht.

Bevor wir uns hinreißen lassen, fälschlicherweise zu glauben, dass wir das Herz auf der Zunge tragen und stets so behutsam geöffnet sein müssten wie eine Blume, um frei von Depressionen zu sein, lassen Sie mich eines klarstellen: Wir müssen unsere Verletzlichkeit, Wut oder Angst nicht in der Öffentlichkeit zeigen. Wir brauchen in gesellschaftlich herausfordernden Situationen keine Gefühle auszudrücken. Es gibt gesündere, pragmatischere Optionen.

Ich will Ihnen ein Beispiel geben: Vor Kurzem saß ich zusammen mit lieben Freunden bei einer Dinnerparty an einem mit köstlichen Speisen beladenen Tisch, als jemand auf der anderen Seite des Tisches eine Bemerkung machte, die mir gegen den Strich ging und mich »triggerte«. Ich war mir bewusst, dass ich wirklich wütend war, und bin mir sicher, dass ich rot im Gesicht anlief, als die Wut in mir aufflammte und sich in Zorn zu verwandeln drohte. Doch ich riss mich zusammen, schloss zwei Sekunden lang die Augen und machte mir bewusst, dass ich mit Menschen zusammen war, an denen mir etwas lag, und dass es wohl nicht gerade akzeptabel war, sich bei einem Dinner voll in die Wut und die Empörung zu öffnen.

Vor Jahren wäre dies das Ende einer sehr kurzen Geschichte gewesen. Ich hätte die Emotion, die ich fühlte, zurückgedrängt und vorgegeben, dass mich nichts berührt habe. Ich wäre in mich zusammengefallen und hätte meine Wut über die Bemerkung gedämpft. Stattdessen bat ich meinen Körper nun stumm um eine Gefälligkeit. Ich sagte innerlich zu mir selbst: »Ich akzeptiere, dass du in diesem Moment echt stinksauer bist, und das ist erlaubt. Würdest du mir bitte in Bezug auf das Fühlen dieser Emotion einen Aufschub gewähren, wenn ich verspreche, mich zu öffnen und dies in naher Zukunft zu fühlen, bis es abgeschlossen ist, und würdest du mich bitte emotional neutral oder sogar positiv eingestellt sein lassen, damit ich umgänglich sein und das Gespräch noch eine Weile fortsetzen kann?«

Die Wut löste sich fast auf der Stelle mühelos auf, und ich fühlte wieder ganz normal.

Ich unterhielt mich ruhig und ganz natürlich am Tisch, bis das Dinner beendet war und die Gruppe sich zum Kaffee in einen anderen Raum zurückzog – ungefähr dreißig Minuten nach dem auslösenden Vorfall.

Und dann konnte ich mich das fühlen lassen, was vorher entfacht worden war.

Ich entschuldigte mich und suchte das Bad auf. Ich verschloss die Tür, setzte mich stillschweigend auf den Badewannenrand und schloss die Augen.

»Okay«, fragte ich stillschweigend nach. »Was genau ist denn geschehen? Was hast du wirklich gefühlt?«

Meine Gedanken gingen zu dem Vorfall zurück, zu den Worten, die ich gehört hatte, und erneut spürte ich das volle Ausmaß der Wut. Dieses Mal hieß ich sie willkommen, öffnete mich ihr. Sie schwoll schnell an, verwandelte sich in Zorn. »Wie kannst du es wagen?«, hörte ich mich innerlich schreien. Dann stoppte ich die Geschichte, forderte sie auf zu verschwinden und öffnete mich der Ehrlichkeit.

»Was hast du in jenem Augenblick wirklich gefühlt?«, fragte ich. »Was ist hier auf der tiefsten Ebene? Was will wirklich gefühlt werden?«

In Windeseile drang ich durch die Wut zu einer völlig anderen Empfindung durch. Das Gefühl der Marginalisierung kam hoch, als sei ich abgewiesen oder beiseitegeschoben worden. Ein paar Augenblicke lang war das Gefühl subtil, dann wuchs es und wurde stark. Ich blieb offen und bereit.

»Was kommt als Nächstes?«, fragte ich stillschweigend. »Was will sonst noch gefühlt werden?«

Die Marginalisierung verwandelte sich in ein Gefühl der Unzulänglichkeit, das wuchs und mit einer Glut brannte, die sich anfühlte, als würde sie mich verschlingen. Ich überließ mich diesem Gefühl. Es erhellte sich zu Energie, wurde hochfrequent und verwandelte sich in ein gewaltiges Licht, das alles zu umhüllen schien. Ich entspannte mich noch mehr und spürte, dass alles perfekt war, so, wie es sein sollte.

Behutsam öffnete ich die Augen, wusch mir das Gesicht und kehrte zur Gruppe zurück. Ich war glücklich und fühlte mich rundum behaglich, als wir Kaffee tranken und Lieder sangen.

Emotionale Offenheit ist eine Entscheidung. Sie erfordert nicht, dass Sie etwas Peinliches oder Ungewöhnliches in der Öffentlichkeit tun. Wenn Sie sich öffnen und auch nur einmal eine starke Emotion voll und ganz fühlen und es ihr erlauben, ohne Geschichte zu ihrem natürlichen Ende zu kommen, wird

Ihr Körper, Ihr ganzes Ich, begreifen, dass diese Emotion nicht länger an Ihnen haftet. Sie werden auf der tiefsten Ebene erfahren, dass die Emotion frei ist, zu kommen und zu gehen, wie Sie es in Zukunft entscheiden, und Sie werden wissen, dass sie Sie nicht besitzt, Sie nicht länger definiert oder antreibt. Und Ihre quälenden, die Depression beschleunigenden Vermeidungsspiele um diese Emotion herum werden ganz von selbst nachlassen.

Einige von uns benötigen vielleicht etwas Übung, um sich zu entspannen, zu öffnen und zu fühlen. Auch ich brauchte vor all den Jahren eine gewisse Zeit dafür. Zum Glück gibt es Techniken, die helfen können, und Methoden, die es sicher und einfach machen können, Ihre Emotionen zu fühlen und durch sie hindurch zur Offenheit zu gelangen.

Es gibt noch eine Reihe weiterer negativer Kräfte, die zur Depression und ihrer Intensität beitragen können. Im nächsten Kapitel werden wir diese beiden Kräfte erforschen. Dann wird es Zeit für unsere wichtigste Klärungsarbeit: die kraftvoll geleiteten Selbstbeobachtungen, die den Kern des Kurzanleitungsteils dieses Buches bilden. Hier wollen wir behutsam und dennoch ganz direkt dieselbe Art von Arbeit leisten, die mich völlig von der Depression befreite und mir über zwanzig depressionsfreie Jahre beschert hat.

KAPITEL 7

ZWEI NEGATIVE KRÄFTE, DIE ZUR DEPRESSION BEITRAGEN

Zwei zusätzliche negative Kräfte können zu einer Depression und ihrer Intensität beitragen. Obwohl keine dieser Kräfte zwangsläufig eine Hauptursache der Depression ist, kann jede von ihnen die bereits bestehende Depression in hohem Maße verstärken oder eine latente (oder leichte) Depression auslösen und verschlimmern.

Die erste Kraft wird »Erwartungslücke« genannt. Sie bezeichnet den Unterschied zwischen unseren bewussten oder unbewussten Erwartungen an das Leben und der Art, wie sich unser Leben tatsächlich abspielt. Sie ist der Gegensatz zwischen unseren Idealen und unserer Realität.

Die zweite Kraft heißt »Bewältigungsstrategie-Overload«. Hierzu kommt es, wenn unsere normalen Bewältigungsmechanismen überfordert und lahmgelegt werden, was zu einem zunehmenden Sichverschließen und zu vermehrtem Schmerz führt.

Lassen Sie uns diese beiden Kräfte im Weiteren nun näher erforschen.

Negative Kraft Nummer eins: Die Erwartungslücke

Depressionen sind heutzutage ein weitverbreitetes und stets zunehmendes Phänomen. Doch das war nicht immer der Fall. Frühere Generationen scheinen anders auf die Herausforderungen des Lebens reagiert zu haben.

Meine Großeltern väterlicherseits zum Beispiel, Nannie und Gramps, waren beide großartige Geschichtenerzähler. Sie verstanden es hervorragend, anschauliche, handlungsreiche, emotionsgeladene Bilder dessen zu malen, wie das Leben aussah, als sie noch jung waren.

Wie viele andere wurden sie in den frühen Jahren des 20. Jahrhunderts in arme, stolze, hart arbeitende Familien hineingeboren. Mein Großvater schuftete unter Tage, und meine Großmutter hielt nicht nur das eigene Haus in Schuss, sondern wusch auch die Wäsche anderer Leute, um etwas zum Einkommen der Familie beizutragen. Den größten Teil ihres Lebens verdienten sie sehr wenig und waren, am modernen britischen Standard gemessen, sehr arm.

In jungen Jahren lebten sie in beengten, kalten Wohnungen, litten oft Hunger, konnten sich kaum etwas »Luxuriöses« leisten, machten zwar Wanderungen, reisten aber so gut wie gar nicht und hatten Löcher in ihrer Kleidung, die immer wieder geflickt wurden.

Sie erlebten den Generalstreik während der Zwanzigerjahre sowie andere Zeiten, in denen kein Geld ins Haus kam. Trotz ihres verzweifelten Willens zu arbeiten gab es manchmal keine Jobs und nur wenig oder gar kein »Arbeitslosengeld«, keine Leistungen vonseiten des Staates oder der Gewerkschaften. Nannie erinnerte sich an Zeiten, in denen sie beim Gemischtwarenhändler im Ort »anschreiben« lassen musste, damit sie etwas zu essen hatten. Gramps erinnerte sich, dass er die riesigen pyramidenartigen Schieferhalden in der Umgebung nach kleinen Stücken Kohle für den häuslichen Ofen durchsucht hatte.

Sie erlebten die Weltwirtschaftskrise in den Dreißigerjahren, als die Volkswirtschaften überall auf der Welt zusammenbrachen, die Arbeitsplätze noch knapper und die Bäuche noch leerer wurden. Sie erlebten den Aufruhr und die Traumata des Zweiten Weltkriegs, mussten die Einberufung, den Tod geliebter Menschen, Bomben, Rationierungen und Stromausfälle erdulden und mit der ständigen Gefahr leben, dass eine ausländische Armee in ihr Land einfallen würde.

Doch die Geschichten, die sie erzählten, waren positiv und erbaulich. Meine Großeltern unterhielten mich ständig mit Erzählungen darüber, wie sie improvisiert und sich mit etwas beholfen hatten, wie die Familie zusammengehalten und sie die Unterstützung der Gemeinschaft erfahren hatten, mit Erzählungen über Heldentaten und Streiche. Sie unterhielten und begeisterten mich dermaßen, dass ich als junger Mensch zu der Überzeugung gelangte, wirklich etwas verpasst zu haben, weil ich zu spät geboren worden war, um diese Zeiten mitzuerleben!

Weit davon entfernt, über ihre Lebensumstände deprimiert zu sein, schienen sie auf gesunde Weise auf sie zu reagieren. Sie taten ihr Bestes, sie überlebten und waren dankbar, genossen ihr Leben und liebten einander bis zu ihrem Tod.

Depressionen waren, so scheint es, vor dem Zweiten Weltkrieg nicht so weitverbreitet. Tatsächlich weisen verschiedene Forschungsberichte darauf hin, dass sie heute mindestens zwanzigmal häufiger auftreten als vor fünfzig Jahren und fast epidemische Ausmaße angenommen haben. Und in ebendiesem Zeitraum ist nicht nur die Einnahme verschriebener Antidepressiva entsprechend in die Höhe geschnellt, auch die Selbstmordraten sind enorm gestiegen.

Entbehrungen rufen keine Depression hervor

Depressionen sind definitiv ein weitverbreitetes und wachsendes Problem. Aber gilt das überall auf der Welt gleichermaßen? Handelt es sich um ein einheitliches Muster? Dies scheint nicht der Fall zu sein. Und das ist eine Lektion, die ich auf einem anderen Kontinent gelernt habe.

Ich war in Neu-Delhi und unterhielt mich mit meinem Freund Ravi, als die Rede auf die Armut in Indien kam. »Weißt du, es gibt verschiedene Armutsgrade«, sagte er. »Was du am Straßenrand siehst, die Bettler und Behinderten, ist keine wirkliche Armut. Diese Leute spielen Theater für die Touristen; ihnen geht es relativ gut. Würdest du gern sehen, was echte Armut ist?«

Ich war bestürzt, ja, schockiert über seine Aussage, dass es sich nicht um »wirkliche Armut« handelte, wenn ich Menschen in Lumpen sah, die unter Brücken und am Straßenrand in Behausungen aus Wellblech lebten, wenn ich Kinder, die kaum im Teenageralter oder sogar noch jünger waren, mit Babys sah und wenn Menschen mit entsetzlichen körperlichen Behinderungen an mein Autofenster traten und bettelten.

»Ja, bitte«, erwiderte ich mit leichtem Zittern in der Stimme. »Das würde ich gern sehen.« Und wir fuhren in seinem klapprigen Auto hinein in Neu-Delhis irrsinnigen Verkehr.

Wir fuhren durch ein Labyrinth von Straßen voller Lastwagen, Autos, Motorrollern, Fahrrädern, Menschen, Hunden und Kühen. Wir schlängelten uns durch überfüllte Seitenstraßen, rumpelten über staubige, mit Müll übersäte Feldwege und kamen schließlich zu einer riesigen Müllkippe. Sie war bedeckt mit Plastiktüten, Lebensmittelresten und Schmutz, und sie stank nach Fäulnis und Gift.

In der Ferne sah ich Menschen und ein paar notdürftig errichtete Unterschlupfe aus Stöcken und Plastikfolie. Als wir näher kamen, bemerkte ich mehrere Frauen, die dort kauerten.

Sie hielten etwas in den Händen, was wie alte Konservendosen aussah, und schienen etwas am Boden aufzuschöpfen.

»Was tun sie da?«, fragte ich.

»Oh, sie sammeln Wasser«, erwiderte Ravi. »Letzte Nacht hat es geregnet, und sie schöpfen das Wasser aus den Pfützen. Sie erhitzen es über dem Feuer und benutzen es zum Kochen und Trinken.«

Mir wurde leicht übel. Wie ist das nur möglich?, fragte ich mich. Wie können sie nur überleben, umgeben von all dem Unrat und mit dem völlig verschmutzten Wasser?

Wir gingen ein bisschen näher. Die Frauen und einige Männer sahen uns und hielten inne mit dem, was sie gerade taten. Sie drehten sich um und beobachteten uns einen Moment lang, bevor die Frauen dann aufstanden und langsam auf uns zukamen. Mir fiel auf, dass ihre Gesichter offen, gar neutral wirkten. Einige schienen sogar zu lächeln. Aber dann kniff ich doch. Ich fühlte mich wie ein Eindringling, empfand mein dortiges Auftauchen in meiner westlichen Kleidung als Unhöflichkeit, als Beleidigung.

»Möchtest du sie kennenlernen, mit ihnen sprechen?«, fragte Ravi.

»Nein, danke. Es ist schon in Ordnung. Ich habe genug gesehen.« Ich fasste ihn am Arm und lotste ihn fort, zurück in die Sicherheit seines Wagens.

Wir fuhren schweigend davon. Und während ich aus dem Seitenfenster starrte und nachdachte über das, was ich gerade gesehen hatte, kam mir eine Unterhaltung in den Sinn, die ich vor Kurzem mit einem anderen indischen Freund geführt hatte. »Kennst du den Hauptunterschied zwischen Indern und Abendländern?«, hatte er gefragt.

»Nein. Sag es mir.«

»Wir Inder schauen auf jene, die weniger haben als wir selbst, und wir schätzen uns glücklich und freuen uns über das, was wir haben. Ihr im Westen schaut auf die, die mehr haben, und ihr seid eifersüchtig und frustriert und fühlt euch ungerecht behandelt. Ihr seid nie zufrieden mit eurem Schicksal.«

Diese Worte drangen in mein Bewusstsein und bewegten mich zutiefst. Ja klar, dachte ich. In unseren privilegierten westlichen Gesellschaften herrscht das Gefühl vor, dass es uns an etwas mangelt, dass uns etwas fehlt. Ohne den Besitz materieller »Dinge«, die unser fragiles Wohlbefinden stärken, haben wir Gefühle der Unzulänglichkeit und Wertlosigkeit. Wir entwickeln ein Anspruchsdenken, das unser Verlangen rechtfertigt ... und wir bleiben zutiefst unglücklich, weil andere mehr haben und wir das als unfair betrachten. Selbst wenn wir durch Gewinne, Einkommen oder Erbschaften mehr Reichtum erwerben, bleiben wir unglücklich, weil unser Verlangen unersättlich ist und wir, wie bei einer Suchtdroge, mehr und mehr brauchen.

Wir haben in unseren wohlhabenden privilegierten Gesellschaften eine bedeutende *Erwartungslücke* geschaffen, eine Kluft zwischen dem, wie unser Leben unserer Meinung nach sein sollte, und seiner Realität. Und unsere Erwartungslücken verstärken unsere Depressionsmuster.

Forschungsergebnisse zeigen, dass Depressionen in der Tat in wohlhabenden Ländern wahrscheinlicher sind als in ärmeren und dass sie in einem früheren Alter einsetzen. Es gibt eine Umkehrbeziehung zwischen Reichtum und Depression. Armut an sich ruft nicht notwendigerweise eine Depression hervor, und Reichtum und Privilegien heilen sie nicht.

Vorsicht vor der Erwartungslücke!

Die weite Verbreitung von Depressionen ist also ein modernes Phänomen, das besonders in relativ wohlhabenden Ländern vorherrscht. Was hat sich geändert? Und warum sind Depressionen eher mit Reichtum als mit Armut verbunden?

Ein wichtiger Faktor ist ausschlaggebend für beide Fragen: unsere veränderten Erwartungen und besagte Lücke zwischen dem, was wir haben, und dem, was wir erwarten.

Denken Sie nur an die Rolle, die die modernen Medien dabei spielen, nicht nur unsere Vorbilder zu schaffen und zu formen, sondern auch in hohem Maße die Gestaltung unserer Lebensrealität zu beeinflussen. Fernseher, Computer und Radios, die kunstvoll gestalteten, farbenfrohen Zeitschriften, die wir lesen, und die actiongeladenen und emotional aufrüttelnden Filme, die wir in den Kinos sehen – sie alle bombardieren uns mit unwiderstehlich verführerischen Bildern der Produkte, die wir zu brauchen glauben, um »mehr« aus uns zu machen oder gar »vollkommen« zu werden.

Wir bekommen die Lebensmittel präsentiert, die wir kaufen sollen, um glücklich zu sein, unsere Familien zufriedenzustellen und sicherzugehen, dass sie uns schätzen. Wir sehen die teuren Kleidungsstücke, die wir angeblich brauchen, um gut auszusehen und uns sicher zu fühlen, das Make-up und die Parfüms, die wir benötigen, um für unseren Partner attraktiv zu sein, den Schmuck, die Uhren, die Autos, das Hausmobiliar, die Urlaube ... Die Liste ist endlos und die Botschaft immer dieselbe: »Glück muss erworben, muss gekauft werden. Etwas fehlt in deinem Leben – hier kannst du es bekommen!«

Selbst wenn wir gegenüber den Botschaften der Werbeindustrie oder dem Wert oder der Notwendigkeit einzelner Produkte einen gewissen Zynismus walten lassen, dringt die unterschwellige Botschaft in unser Bewusstsein. Wir glauben dann, dass Glück untrennbar mit »Produkten« und dem Lebensstil, die diese Gegenstände oder Dienstleistungen mit sich bringen, verbunden sei. Wir sind darauf konditioniert zu akzeptieren, dass sich das, was wir wirklich im Leben wollen – uns gut fühlen, glücklich sein, uns sicher und vollständig fühlen und unseren Frieden finden –, nur erreichen lässt, wenn wir die Hilfsmittel dazu erwerben und etwas finden und erstehen, was ein anderer uns verkaufen will.

Und bei unserem Streben nach erworbenem Glück sind wir zu leeren Konsumenten geworden: leer, weil wir immer Appetit auf etwas Neues haben, auf den nächsten Kick, der uns hoffentlich wahre Erfüllung bringt; leer, weil keine unserer Anschaffungen je das Vakuum füllt, das wir dadurch tief in uns spüren.

Denken Sie auch an die Casting-Formate im Fernsehen, die heute so üblich sind, diejenigen, die sich als »Talent«-Shows ausgeben und den wenigen Glücklichen, Supertalentierten sofortiges Ansehen und augenblicklichen Ruhm versprechen. Wenn ich mir derlei Sendungen ansehe, springt mir eines sofort ins Auge. Es ist weder das unterschiedliche Talent der einzelnen Teilnehmer noch deren »Ich-ich-ich«-Attitüde. Es ist nicht einmal die entsetzliche Tatsache, dass einige Leute ohne nennenswertes Talent nur deswegen in die Shows eingeladen werden, damit man sie der Lächerlichkeit preisgeben und damit die Einschaltquoten erhöhen kann. Das Bemerkenswerteste an diesen Shows ist, dass die Teilnehmer fast ausnahmslos die Ansicht teilen, dass Ansehen, Ruhm und Reichtum sie retten würden. Sie scheinen durchweg zu glauben, Anerkennung und Erfolg seien das Gegenmittel zum Schmerz in ihrem Leben, würden alle ungeklärten Probleme lösen und sie sofort und für immer glücklich machen.

Und wir, die Zuschauer, unterstützen diesen Betrug, fiebern mit unseren Favoriten und zahlen Geld, um für sie abzustimmen, um sicherzustellen, dass sie »es schaffen« und ihren Traum leben können. Wir wollen unbedingt, dass ihnen der Durchbruch gelingt. Wir wollen unbedingt, dass sie das »Medikament« zu ihrem Schmerz finden, und zwar zumindest zum Teil deswegen, wie ich meine, weil wir uns selbst nach einer solchen Antwort in unserem eigenen Leben sehnen.

Wir wollen, dass es noch Märchen gibt, die wahr werden. Wir wollen uns unsere stellvertretende Freude erhalten, und wir wollen an der Hoffnung festhalten, dass wir eines Tages unser eigenes Mittel gegen den Schmerz erlangen. Wir wollen uns unsere Illusionen bewahren, wollen uns an ihnen festklammern, als ginge es um Leben oder Tod.

Und die von Werbung und vom Marketing übersättigten modernen Gesellschaften machen es uns nicht nur leicht, uns unsere Illusionen zu erhalten, sondern sie verstärken sie sogar noch wider alle Vernunft.

Die fatalen Fehler der modernen Selbsthilfe

Das Geschäft mit der Selbsthilfe und dem spirituellen Wachstum, das inzwischen zu einem regelrechten Industriezweig geworden ist, verstärkt in gewisser Weise diese Tendenz und unsere Depressionen, weil eine aufgesetzte oder vorgetäuschte positive Einstellung – im Gegensatz zu einer echten positiven Einstellung, die zweifellos eine große gute Kraft in unserem Leben ist – äußerst kontraproduktiv sein kann.

In den letzten Jahrzehnten ist eine Menge von Büchern, Karten, Videos und anderen Produkten aufgetaucht, die uns dazu bringen sollen, »positiv zu denken«. Viele empfehlen uns, endlose Affirmationen zu wiederholen. Andere betonen die Notwendigkeit, unsere Imaginationskraft zu nutzen und in dem Versuch, Glück und Erfüllung zu finden, positive Bilder in unseren Köpfen entstehen zu lassen. Einige Bücher suggerieren sogar, das Gegenmittel zu all unserem Schmerz bestehe einfach darin, uns darüber klar zu werden, was wir wollen, und empfehlen, diese Vorstellungen als Ziele aufzuschreiben und »dem Universum mitzuteilen«, so, als handle es sich um eine himmlische Einkaufsliste.

Jede dieser Methoden hat einen fatalen Fehler, manche sogar mehr als einen. Der erste Fehler ist folgender: Wenn wir versuchen, unsere Gedanken zu ändern und sie positiver zu machen, übertünchen wir einfach nur die Risse. Wir gehen das Problem von oben nach unten an statt auf effektive Weise von unten nach oben. Wenn wir versuchen, unsere Denkprozesse zu manipulieren, indem wir uns einfach vorstellen und wiederholen, was wir uns so sehr wünschen, ignorieren wir die Tatsache, dass unsere verdrängten und unbefriedigten Emotionen die *Ursachen* für unsere notorisch negative Einstellung sind. Wir versuchen dann nur, die alte Konditionierung mit einer neuen zu überdecken.

Lassen Sie mich dies mithilfe eines Beispiels noch näher erklären. Ich benutze einen Apple-Computer. In der Zeit, in der man System-Upgrades noch per DVD geschickt bekam, statt sie über das Internet herunterzuladen, bestellte ich ein fantastisches neues Upgrade, das mir alle möglichen Vorteile versprach: erhöhte Betriebsleistung, mehr funktionelle Stabilität, neue Features und so weiter. Die DVD traf per Post ein, und ich steckte sie in das DVD-Laufwerk meines Computers, saß da und beobachtete, was geschah.

Zuerst wurde der Bildschirm schwarz, dann tauchte in der oberen linken Ecke folgende Nachricht auf: »Veraltete Komponenten des alten Betriebssystems werden gesucht.« Ein paar Minuten vergingen, dann änderte sich die Nachricht. Jetzt hieß es: »Veraltete Komponenten des alten Betriebssystems werden gelöscht.«

Interessant, dachte ich. Das alte Zeug muss entfernt werden, bevor das neue hochgeladen und integriert wird. Ich beobachtete die Sache weiter, bis eine andere Nachricht auftauchte: »Das neue Betriebssystem wird installiert.«

Dasselbe gilt für unsere alte Konditionierung – unser altes »Betriebssystem«. Wir müssen unbedingt einen Weg finden, die alten Versionen zu deinstallieren – die überkommenen Überzeugungen, Schwüre und Versprechen, die aufgrund unserer Lebenserfahrungen installiert worden sind –, *bevor eine neue Konditionierung in vollem Maße wirksam und förderlich sein kann.* Wir müssen eine Dekonditionierung vornehmen, ehe dann eine Rekonditionierung möglich ist.

Auch wenn ich die deprimierende und potenziell schädliche Natur wiederholter negativer Gedanken kenne, so weiß ich doch, dass wir die *Treiber* unserer negativen Einstellungen ändern müssen, um diese Einstellungen auf authentische und bedeutungsvolle Weise verändern zu können.

Wenn wir bereit und fähig sind, auf dieser tiefen Ebene zu arbeiten, werden die *Gründe* für unsere negativen Einstellungen erkannt und die Probleme gelöst. Dann kann sich unsere natürliche positive Einstellung entfalten und uns auf vielfältige Weise zugutekommen – uns aufheitern, uns Auftrieb geben und Energie verleihen, es ermöglichen, dass unsere natürliche Kreativität und unser Enthusiasmus ungehindert fließen und zur Grundlage unseres Lebens werden.

Der zweite fatale Fehler in vielen heutigen Selbsthilfebüchern ist der, dass sie uns glauben machen, etwas jenseits unser selbst könne uns weiterhelfen. Doch *nichts, was wir außerhalb von uns finden, erreichen oder erlangen können, wird uns je voll und ganz glücklich machen.* Selbst wenn wir unsere Skepsis im Hinblick auf die Methoden des Wunschdenkens hintanstellen, die nahelegen, dass wir unser perfektes Designerleben durch Vorstellungskraft Realität werden lassen können – Tatsache bleibt, dass alles, wonach wir außerhalb von uns selbst streben, keinen echten oder dauerhaften Wert hat.

Dies lässt sich deutlich erkennen, wenn wir das Leben der Reichen und Berühmten betrachten, das Leben derer, die »alles zu haben« scheinen. Denken Sie zum Beispiel an die Welt der Berühmtheiten und Stars, an das Leben der extrem Privilegierten in puncto Einkommen und Reichtum: Schauspieler, die es auf die sogenannte A-Liste geschafft haben, Elitesportler, erfolgreiche Pop- und Rockstars und so weiter. Wenn wir an der zuweilen glänzenden Oberfläche kratzen und hinter die Maske ihrer öffentlichen Persönlichkeit schauen, was sehen wir dann? *Depressionen sind bei diesen Menschen mindestens so weitverbreitet wie bei allen anderen.*

Berühmtheiten, die in ihrem Innersten glücklich waren und voller Leidenschaft ihrer Berufung nachgingen, *bevor* sie reich und berühmt wurden, sind auch noch glücklich, nachdem sich ihr Leben so radikal verändert hat. Vielleicht sind sie dankbar für ihren neuen Lebensstil, vielleicht schätzen und lieben sie ihn wirklich – aber sie scheinen zu wissen, dass diese Umstände sie nicht definieren, sie nicht zu dem machen, was sie wirklich sind.

Andererseits bleiben diejenigen, die im Innersten unglücklich waren, bevor sich der Erfolg einstellte, im Grunde genommen unglücklich, ruhelos und unerfüllt, auch nachdem sie es an die Spitze geschafft haben. Ich bin sicher, Sie kennen die Menschen, von denen ich spreche: die prahlerischen, bedürftigen, wütenden, ruhelosen Geschöpfe, die im Mittelpunkt stehen und meinen, der Welt etwas beweisen zu müssen.

Bei einigen der letzteren Gruppe scheint das Erreichen ihrer Ziele oder die Erfüllung ihrer Träume das Unglücklichsein nur noch zu *verstärken* und sie zu extremen und riskanten Verhaltensweisen zu treiben, zu Alkohol, Drogen und manchmal zur Selbstzerstörung. Es scheint, als habe das »Mehr« in ihrem Leben sie noch tiefer in die Verzweiflung und Depression hineingetrieben.

Die Lüge von der Notwendigkeit, mehr zu haben

Wie ist das möglich? Es gab eine Zeit, in der ich aus erster Hand Einblicke in dieses Phänomen gewann.

Obwohl ich nie aktiv nach Ruhm strebte, machte ich definitiv den Fehler, davon auszugehen, Depressionen seien irgendwie unauflöslich mit einem Mangel verbunden, mit etwas Unbestimmtem, aber Realem, das in meinem Leben fehlte. Und ich suchte überall, um es zu finden. Ich hatte stets einen Plan, einen Traum, ein Ziel. Es gab immer etwas, wonach ich in der Hoffnung strebte, dass es die Leere in mir füllen, ja, mich erfüllen würde, dass es das »Es«, das »Ding« wäre, das mich endlich glücklich machte.

Ich wurde zum Workaholic und strebte ständig nach den materiellen Dingen, von denen ich glaubte, dass sie der Balsam sein würden, den ich im Leben brauchte. Und Anfang der Neunzigerjahre hatten sich dieser Fokus, dieser Tatendrang und diese harte Arbeit bezahlt gemacht. Ich wohnte in einem ziemlich großen Haus mit weitläufigem Garten und wunderbarem Meerblick, fuhr einen teuren Sportwagen, speiste in feinen Restaurants, machte herrliche Urlaube in sonnigen Ländern, fuhr Wasserski hinter meinem eigenen Sportboot, reiste jeden Winter mit Freunden zum Skifahren nach Frankreich oder in die Schweiz ... mein Leben war gemessen am Standard der meisten Leute prächtig, doch ich sehnte mich immer nach mehr, nach Neuem, Größerem, Besserem.

Dann geschah etwas Umwälzendes, etwas, was mich ins Schleudern geraten ließ und in Verzweiflung stürzte. Ich machte Urlaub an der Côte d'Azur und spazierte in Cannes an der Seepromenade entlang. Meine wunderschöne damalige Frau Karen schob einen Kinderwagen, in dem sich mein hinreißender achtzehn Monate alter Sohn Mark befand. Die Sonne schien, das Meer glitzerte, und wir waren umgeben von sonnengebräunten, wohlhabenden und kultivierten Leuten.

Dennoch fühlte ich mich unvollständig, ruhelos und irgendwie verzweifelt.

Ich verlangsamte meinen Schritt, blieb hinter Karen und Mark zurück und schaute geistesabwesend hinaus auf das Mittelmeer, als mein Blick auf eine Motorjacht fiel, die in der

Bucht vor Anker lag. Ich blieb stehen und konnte den Blick nicht abwenden. Da erkannte ich: Das ist es. Das ist das nächste große Ziel auf meiner Liste von Errungenschaften. Diese blau-weiße Jacht war das, was ich wirklich brauchte, und ich war bereit, alles daranzusetzen, um sie zu bekommen. Und wenn ich sie hätte, würde ich mich großartig, vollständig, wertvoll und vollkommen fühlen ... alles wäre perfekt.

Während ich von diesem Ziel träumte, geschah etwas Seltsames. Ich hatte das Gefühl, als würde ich abheben und energetisch an Deck des Bootes transportiert. Es fühlte sich an, als besitze ich das Boot, als seien es meine Freunde, die dort feierten, Champagner tranken und das Highlife genossen. Ich erlebte dies nicht aus der Ferne wie ein außenstehender Beobachter, sondern so, als befände ich mich direkt unter den Leuten, mitten im Vergnügen.

In diesem Moment hatte ich eine entsetzliche Erkenntnis. Trotz des Privilegs, der Annehmlichkeiten, des Spaßes, *war ich immer noch ich* – und ich fühlte mich immer noch zutiefst deprimiert. Es war eine vernichtende Erkenntnis, von der ich wusste, dass sie stimmte. Mir wurde intuitiv mit aller Deutlichkeit klar, dass kein materielles »Ding«, kein Objekt, nichts außerhalb von mir mich wirklich glücklich machen konnte. Eine lebenslange Überzeugung war über den Haufen geworfen worden: dass mehr Reichtum und die materiellen Güter und der Lebensstil, den ich mir damit erkaufen konnte, das Antidot zur Negativität in meinem Leben sein würden.

Ich war am Boden zerstört. Mein Lebensplan, so schien es, war zerbrochen, bloßgelegt und als Lüge entlarvt. Ich erkannte, dass diejenigen, die »alles« erreichen, es riskieren, dass die große Lüge aufgedeckt wird, die sie inspiriert, motiviert und vorwärtsgetrieben hat. Ich verstand, dass selbst das Erreichen der höchsten materiellen Ziele, selbst das Wahrwerden von »Träumen« nur ein temporäres High erzeugt, einen »Rausch«.

Aber es verwandelt grundsätzliches Unglücklichsein nicht in grundsätzliches Glücklichsein.

Die *Überzeugung*, Ihre Depression lasse sich dadurch heilen, dass Sie Ihren idealisierten Lebensstil – wie immer Sie ihn sich auch vorstellen mögen – erreichen und leben, ist ein Irrtum. Egal, ob Sie Ihre materiellen oder außerhalb von Ihnen selbst liegenden Ziele erreichen oder nicht, Ihre tiefer liegenden Probleme werden bleiben. Wenn es Ihnen misslingt oder Sie es nur teilweise schaffen, sich das Leben Ihrer Träume zu verwirklichen, werden Sie garantiert unzufrieden bleiben. Sie werden auch weiterhin dem »Extra« hinterherhecheln, das genau das sein wird, was Sie zu brauchen glauben, um glücklich zu sein. Sie werden in einem Zustand verbleiben, der dem eines Drogensüchtigen gleicht, immer auf der Suche nach dem nächsten Schuss. Sie werden sich auf dem Pfad des abnehmenden Ertrags befinden und feststellen, dass Sie, egal, wie privilegiert Sie sind, mehr von allem brauchen, um Ihre Illusion lebendig zu halten.

Und Sie werden für immer unzufrieden bleiben.

Falls es Ihnen irgendwie gelingt, absolut alles zu erlangen, was Sie im Leben erreichen wollten, was dann? Aller Voraussicht nach werden Sie feststellen, dass Ihre Illusion zerstört ist. Sie werden die tiefe Enttäuschung spüren, »alles zu haben«. Und Sie werden wissen, dass Ihr innerer Ballast Sie nach wie vor niederdrückt, dass der Aufruhr in Ihrem Inneren nicht verschwunden ist und dass er Sie dessen beraubt, was Sie wirklich suchen. Wenn Sie Ihre höchsten Ziele verwirklichen, was wird dann noch bleiben, worauf Sie sich im Leben freuen können? Wie werden Sie sich dann motivieren, weiterhin voller Hoffnung vorwärtszugehen?

Die Wahrheit über unsere Erwartungen sagen

Letztlich ist also die *Überzeugung*, dass die Erfüllung unserer Erwartungen uns retten wird, das eigentliche Problem. Ob unsere Erwartungen erfüllt werden oder nicht, hat nur geringe Auswirkungen darauf, ob wir deprimiert sind. Wenn wir das erkennen – was bedeutet dies dann, was können wir tun?

Einige Leute schlagen vor, wir sollten unsere Erwartungen einfach herunterschrauben. Sie sagen, wir sollten »realistisch« bleiben und akzeptieren, dass das Leben für die meisten von uns eintönig sein und uns keine Erfüllung bringen wird. Sie ermutigen uns, so scheint mir, uns mit dem »zufriedenzugeben«, was wir haben, und zu verstehen, dass die Folge ein normales Leben sein wird, das Leid mit einschließt. Das finde ich sehr deprimierend.

Gott sei Dank gibt es auch eine andere Herangehensweise. Wir können eine ungewöhnliche Entscheidung treffen: die Wahrheit zu sagen. Das heißt zu sagen, dass unsere märchenhaften Sehnsüchte und Träume eine Illusion sind. Wir können uns eingestehen, dass gewisse Errungenschaften unsere Depressionsprobleme nicht lösen werden. Dann können wir uns dafür entscheiden, den emotionalen Folgen, eine Lüge loszulassen, ins Auge zu sehen. Wir können uns entscheiden, uns zu öffnen und die Gefühle, denen wir zuvor ausgewichen sind, voll und ganz zu spüren – die Enttäuschung, den Verlust, die Desillusionierung und so weiter – und ihnen freien Lauf zu lassen.

Wir können uns entscheiden, unsere Beziehung zu unseren tiefsten Gefühlen zu verändern, damit sie nicht länger unsere negative Haltung steuern oder uns zu extremem Handeln veranlassen. Weit davon entfernt, uns mit dem Alltäglichen zufriedenzugeben, können wir statt des Leids die Freiheit wählen.

Wenn wir bereit sind, uns nach innen zu wenden, dem Schlimmsten ins Auge zu blicken und unsere tiefsten Probleme zu lösen, setzen wir erstaunlicherweise eine große Lebenskraft frei. Eine Lebenskraft, die fähig ist, etwas in unserem Alltag zu erschaffen, zu verwirklichen und zu erreichen, was wir uns zuvor nicht einmal haben vorstellen können. Wenn wir ein Dasein in Freiheit wählen, kann die Freiheit selbst auf außergewöhnliche, kreative und ermächtigende Weise in unserem Leben auftauchen.

Wie sich dies erreichen lässt, werden wir kurz Schritt für Schritt in Kapitel 9 erkunden. Für den Moment wollen wir jedoch unseren Weg fortsetzen und jene zweite, bereits genannte Kraft erforschen, die unsere Depressionsmuster zusätzlich verstärkt.

Wie die Erwartungslücke verursacht diese negative Kraft allein keine Depressionen, kann sie aber stark verschlimmern. Sie kommt in jenen Zeiten zum Tragen, in denen all die Maßnahmen, die uns helfen sollen, mit unserer Situation fertigzuwerden, nicht mehr funktionieren und das Leben uns zu überwältigen droht. Wir nennen dies wie gesagt »Bewältigungsstrategie-Overload«. Meine eigene Erfahrung damit und meinen Weg aus der Depression finden Sie im nächsten Kapitel. Doch zuerst möchte ich diese letzte negative Kraft erläutern.

Negative Kraft Nummer zwei: Der Bewältigungsstrategie-Overload

Bis zum Erreichen des Erwachsenenalters haben die meisten von uns Bewältigungsstrategien entwickelt, die es uns ermöglichen, aufreibende Ereignisse zu ertragen und ein gewisses Gefühl der Normalität in unserem Leben aufrechtzuerhalten. Wir haben zum Beispiel verschiedene Arten der Problemlösung erlernt, um besser »die Kontrolle zu behalten« und Maßnahmen ergreifen zu können, die den Stress einer Situation lindern, oder wir haben, wie geschildert, gelernt, unsere emotionalen Reaktionen auf Stress zu steuern, um unsere Lebensumstände in einem anderen Licht sehen zu können. Doch obwohl uns unsere Strategien ziemlich effektiv erscheinen und wir das Gefühl haben, dass wir zumindest mit dem Alltag zurechtkommen, befinden wir uns möglicherweise tatsächlich in einem Zustand der leichten Depression.

Der Bewältigungsstrategie-Overload ist ein Zustand, den wir erreicht haben, wenn die Intensität der Belastungen in unserem Leben unsere erlernte Bewältigungsfähigkeit überfordert. Dies geschieht, wenn die Situation scheinbar so unerträglich wird, dass nichts, was wir tun oder uns zu tun vorstellen können, ein Gegenmittel zu unserem Schmerz bietet. Dies könnte an einer einmaligen Katastrophe liegen, die unsere Bewältigungsfähigkeit schnell überfordert, oder an einer Reihe von Schicksalsschlägen, wenn das Leben uns zu Boden zu werfen scheint und dann immer weiter zutritt.

Dann wird das Leben so erdrückend, dass wir es nicht für möglich halten, damit fertigwerden zu können, und wir brechen wie eine Laborratte in einem elektrifizierten Käfig ohne Ausgang zusammen und geben den Versuch auf, einen Ausweg zu finden.

Beziehungen und Ehen können scheitern und zu Ende gehen, geliebte Menschen krank werden oder sterben, Arbeitsplätze verloren werden und das Geld ausgehen. Wir können unser Zuhause verlieren und physische, lebensverändernde Verletzungen davontragen. Freunde können grausam oder ausfällig werden. Jede Lebenskatastrophe dieser Art kann potenziell eine zyklische Depression verstärken.

Lebensereignisse wie diese gibt es seit Jahrhunderten, während die Depression erst in jüngster Zeit zu einem großen Problem geworden ist. Wir müssen erforschen, warum, und herausfinden, was wir dagegen unternehmen können.

Die Nachrichten

Wir wissen, dass sich unser Alltagsleben massiv von dem unserer Verwandten vor fünfzig oder mehr Jahren unterscheidet. Und einer der Hauptunterschiede, der Einfluss auf die Depression haben kann, ist die emotionale Wirkung der modernen Massenmedien auf unser Leben.

Obwohl man schon seit Langem weiß, dass sich schlechte Nachrichten, Dramen und Negativität gut verkaufen – vergessen Sie nicht, dass wir emotionale Wesen sind und mit voraussehbaren Reaktionen auf emotionale Stimuli reagieren –, konnte man sich lange Zeit weitgehend vor den Wirkungen schlechter Nachrichten schützen, indem man sie auf Distanz hielt, sie als etwas Fernes wahrnahm.

Bis zum Beginn des 20. Jahrhunderts erfuhren wir die schlechten Nachrichten vorrangig mündlich oder aus Zeitungen. Wenn wir eine Geschichte hören oder etwas über einen Krieg, eine Katastrophe oder ein schmerzliches Drama lesen, hat dies zwar auch heute noch einen kontrollierbaren Einfluss. Es ist bei aller Tragik eine Geschichte über jemand anderen, an einem anderen Ort, und es ist möglich, sich von ihrer Emotionalität zu distanzieren. Wir können uns mehr oder weniger leicht ein Gefühl des »Wir hier und die dort« erhalten und uns emotional schützen, indem wir uns vorstellen, dass die Gefahr andernorts lauert, dass sie uns nicht persönlich betrifft oder zumindest keine direkte Bedrohung für unser eigenes Leben bedeutet. Natürlich machen wir zuweilen unsere eigenen schmerzlichen Erfahrungen, doch in der Regel nicht unablässig. Die Erfahrungen kommen und gehen, und sie lassen uns meistens hinreichend Zeit, uns zwischen aufreibenden schmerzvollen Perioden zu erholen.

Dennoch haben sich die Dinge seit Mitte des letzten Jahrhunderts dramatisch verändert. Die schlechten Nachrichten werden nun direkt in unsere Wohnungen ausgestrahlt, wo wir sie uns auf 24-Stunden-Sendern ansehen können. Lebensnahe und zutiefst verstörende Bilder mit lautem Surroundton tauchen nun regelmäßig auf unseren großen Fernsehbildschirmen auf, auch auf unseren Smartphones und Computerbildschirmen. Die schmerzlichen Eindrücke sind also größer, konzentrierter und viel lauter geworden, sie rücken viel näher an uns heran. Blutbäder, Unmenschlichkeit, Fehlentwicklungen und Zerstörung dringen nun in unsere Schutzburg, in unser Zuhause, und sie sind bei uns, wo immer wir uns befinden. Und sie haben eine unablässige und immense emotionale Wirkung auf uns.

Unsere Fähigkeit, die »schlechten« Dinge im Leben so wahrzunehmen, als würden sie jemand anderem an einem anderen Ort zustoßen, ist untergraben worden. Wir können uns nicht mehr so leicht distanzieren oder vor dem Leid anderer die Augen verschließen, sodass die Bewältigungsfähigkeit unseres Körpers überfordert ist. Zudem entspricht das Verhältnis von positiven zu negativen »News« in keiner Weise der Realität, weil in der Regel nur das Negative und Ungewöhnliche einen »Nachrichtenwert« hat und in geballter Form auf uns einstürzt. Wir greifen normalerweise auf unsere bestehenden Vermeidungs- und Widerstandsstrategien zurück, wir spielen unsere alten Spiele des Dichtmachens und der Verstellung, doch das Ausmaß und die Intensität der Stimuli des Lebens haben zugenommen, und wir glauben, dass wir mehr und bessere Strategien des Dichtmachens bräuchten, mehr Widerstand, mehr Selbstbetäubung, um Erleichterung zu erfahren. Unsere Fähigkeit, im Alltag zurechtzukommen, wird durch Überstimulation zerstört. Und so beschleunigen wir die depressive Abwärtsspirale.

Unsere Lebensumstände sind so gesehen heutzutage im Allgemeinen schwieriger, belastender und überwältigender, als sie es in der Vergangenheit im Allgemeinen je waren. Und wenn sich unser Leben unter diesen belastenden Umständen zum Schlechteren wendet, können uns diese negativen Erfahrungen in den Abgrund ziehen.

Das nächste Kapitel handelt von meiner Geschichte. Ich hoffe, dass Sie beim Lesen Ähnlichkeiten mit Ihrer eigenen Story entdecken, dass meine Geschichte bei Ihnen Widerhall findet und es Ihnen ermöglicht, einige der wahren Gefühle zu empfinden, die Ihre eigenen Lebensumstände in der Vergangenheit mit sich gebracht haben. Vielleicht ermöglicht sie es Ihnen sogar, tiefere Gefühle aufzudecken, zu denen Sie in der Vergangenheit keinen Zugang gefunden haben. Das wäre wertvoll. Sollte irgendein starkes Gefühl auftauchen, heißen Sie es einfach willkommen. Und wenn Sie aufrecht dasitzen, sich zurücklehnen und langsam und tief ein- und ausatmen, können Sie es zulassen, dass dieses Gefühl hochkommt, gespürt wird und dann auf natürliche Weise wieder abklingt.

KAPITEL 8

ENDLICH FREI

In meinen Dreißigern hatte meine Depression eindeutig einen zyklischen Charakter angenommen. Ich war auf meine Karriere fokussiert und arbeitete oft sehr lange. Ich trieb gern Wassersport und steckte regelmäßig Energie ins Schwimmen, ins Surfen oder ins Wasserskifahren. Die meiste Zeit gelang es mir, ziemlich normal zu funktionieren, doch an irgendeinem Punkt brach ich dann unausweichlich zusammen.

Ich erinnere mich, dass ich an Sonntagabenden auf dem Sofa lag und über den Beginn der neuen Woche nachdachte. Die Aussicht hatte nichts Verlockendes. Das Leben erschien mir leer und sinnlos.

Wenn ich dann am nächsten Morgen aufwachte, schaffte ich es kaum aufzustehen. Oft redete ich mir ein, wirklich krank zu sein, und war davon überzeugt, eine Erkältung oder ein Virus zu haben. Ich rief bei der Arbeit an, um zu sagen, dass ich krank sei, wusste jedoch insgeheim, dass ich zwar ein allgemeines, starkes Unwohlsein empfand, aber nicht wirklich krank war.

Vielleicht schaffte ich es, noch immer im Schlafanzug, wieder nach unten auf das Sofa, um dann benommen fernzusehen. Und der Zusammenbruch dauerte mehrere Tage, in denen ich mich wenig bewegen, mir kaum eine Mahlzeit zubereiten und essen konnte und abends fast die Treppe nicht hochkam, um mich wieder ins Bett zu legen.

Schließlich war ich dann so angewidert und wütend auf mich selbst, dass ich mich dazu antrieb, mich aus diesem Zustand herauszureißen und zur Arbeit zurückzukehren, zu dem Einzel- und Großhandels-Schmuckunternehmen, das ich zusammen mit meiner Schwester und meinen Eltern besaß und leitete. Ich suchte nach einem neuen Lösungsansatz, etwas anderem, was ich tun könnte, einer alternativen Denkweise, einer neuen Art, das Leben und seine Bedeutung zu sehen: nach irgendetwas, was mir ein besseres Lebensgefühl vermitteln würde.

Doch ich ging weiterhin empfindungslos durchs Leben. Bis die nächste depressive Episode mich einholte. Eines Tages war es dann so weit, dass alles komplett aus den Fugen geriet.

Wir verloren die Eltern meiner Mutter, Nana und Papa. Sie starben beide mit Mitte siebzig plötzlich und unerwartet im Abstand von nur einem Monat. Unsere Familie stand unter Schock und trauerte.

Mum schien ziemlich gut mit der Situation fertigzuwerden. Sie wirkte traurig und dünnhäutig, aber nicht am Boden zerstört. Es war eine Erleichterung, dies zu sehen, denn sie litt seit etwa ihrem dreißigsten Lebensjahr unter Depressionen und nahm Medikamente ein. Wir wussten nicht, ob die Todesfälle bei ihr eine seelische Krise auslösen würden oder nicht.

Etwa einen Monat nach der zweiten Beerdigung gingen Karen und ich an einem Sonntag zu meinen Eltern zum Mittagessen. Während wir uns bei einem Glas Wein unterhielten, fiel mir auf, dass meine Mutter ihre Achselhöhle berührte, als würde sie schmerzen.

»Was ist los?«, fragte ich. »Tut dir etwas weh?«

»Oh«, erwiderte sie, wohl ein bisschen überrascht, dass ich es bemerkt hatte. »Ich scheine einen Knoten direkt hier in der

Achselhöhle zu haben.« Sie deutete darauf. »Ich bin mir sicher, dass es nichts Ernstes ist. Ich habe diese Woche einen Arzttermin, um die Sache untersuchen zu lassen.«

Die Neuigkeit beunruhigte mich, doch ich war nicht übertrieben besorgt. Schließlich waren Achselhöhlen kein Körperbereich, der normalerweise mit etwas Ernsthaftem assoziiert wurde, oder? Ich verdrängte das Gespräch.

Einige Tage später rief Mum an. Nachdem wir uns begrüßt und ein paar Höflichkeiten ausgetauscht hatten, sagte sie: »Der Grund, warum ich anrufe, ist, dass ich den Arzttermin hatte. Der Arzt ist ein wenig besorgt. Er denkt, dass der Knoten kanzerös sein und ich Brustkrebs haben könnte. Er möchte, dass ich eine Biopsie machen lasse. Im schlimmsten Fall muss ich mich dann operieren und den Knoten entfernen lassen. Nächste Woche werden weitere Tests durchgeführt, und dann sehen wir weiter. Ich habe nur gedacht, dass du das wissen willst.«

»Okay«, antwortete ich zaghaft. »Dann drück ich dir die Daumen. Wir wollen hoffen, dass es gute Nachrichten sein werden, dass es nichts Besorgniserregendes ist. Bitte sag mir Bescheid, sobald du die Ergebnisse hast.«

Die Tests wurden durchgeführt und bestätigten, dass Mum tatsächlich Brustkrebs hatte. Der Knoten befand sich in der Nähe ihrer Lymphknoten, und man riet ihr zu einer Entfernung der ganzen Brust. Mum stimmte zu.

Während sie sich nach der Operation noch von der Narkose erholte, rief Dad mich an. »Die OP ist gut verlaufen«, sagte er. »Und Mum erholt sich gut. Sie müssen nur noch ein paar weitere Tests durchführen, um herauszufinden, ob der Krebs in ihre Lymphknoten gewandert ist. Offenbar wird es folgenschwerer sein, wenn das der Fall sein sollte. Wir müssen einfach abwarten. Im Moment ist sie ein bisschen erschöpft, aber ansonsten geht es ihr gut.«

Ich war erleichtert, dass die Operation glatt verlaufen war

und Mum sie scheinbar gut überstanden hatte. Doch irgendwo tief in meinem Inneren verspürte ich eine nagende Angst.

Mum kam nach wenigen Tagen heim. Sie wirkte ein bisschen gebrechlich, schien jedoch positiv gestimmt und hoffnungsvoll zu sein, dass die Ärzte »Entwarnung« geben würden. Etwa eine Woche später rief Dad dann wieder an.

»Mums Chirurg will sich mit mir treffen, um über die Operation zu sprechen. Ich möchte, dass du auch dabei bist. Ich habe ihm gesagt, dass wir uns in deinem Büro treffen können. Ich hoffe, das ist in Ordnung.«

»Natürlich«, erwiderte ich. »Jederzeit. Sag mir einfach nur Bescheid.«

Dad traf als Erster in meinem Büro ein. Ein paar Augenblicke lang schritt er nervös im Raum auf und ab, bevor er sich den Wasserkessel schnappte und Tee kochte. Wir warteten, plauderten und tranken Tee. Der Chirurg erschien.

»Wie sieht's aus?«, fragte Dad. »Was haben die Tests ergeben? Wie lautet die Prognose?«

Der Chirurg zögerte. »Na ja. Die Krebszellen scheinen in die Lymphknoten gewandert zu sein. Das bringt einige Schwierigkeiten mit sich, einige Komplikationen. Natürlich ist jeder Fall anders, und jeder reagiert unterschiedlich auf die in diesem Fall übliche Behandlung, doch ich würde sagen, dass wir hier im Durchschnitt von etwa fünf Jahren sprechen können.« Es erschien unwirklich, unfassbar.

»Und wie sieht die Behandlung aus? Was können Sie für sie tun?«, fragte Dad. Er schien sich der Tragweite der Nachricht, die er gerade erhalten hatte, kaum bewusst zu sein, als seien die Worte nicht richtig bei ihm angekommen.

»Wir werden sie während der gesamten Zeit unterstützen. Sie wird wahrscheinlich zwei oder drei gute, relativ symptomfreie Jahre haben. Dann sehen wir weiter, und wir werden ihr die bestmögliche Palliativversorgung zukommen lassen.«

Dad wirkte aufgekratzt, nervös, auf gezwungene, unechte Weise »zuversichtlich«. »Was sollen wir ihr also sagen?«, fragte er.

Der Chirurg zögerte. »Das ist natürlich allein Ihre Entscheidung, doch angesichts ihrer Depression, ihrer relativen Zerbrechlichkeit ist es vielleicht besser, es ihr zu verschweigen. Zumindest kurzfristig wird es vielleicht sinnvoller sein, ihr zu sagen, dass alles gut verlaufen und die Testergebnisse negativ seien, dass sie aus dem Schneider ist.«

Wir stimmten ihm zu.

Mum erholte sich von der Operation, und das Leben unserer Familie nahm den Anschein von Normalität an, wobei eine Vielzahl von Gefühlen zugedeckt wurden, die unangemessen erschienen oder zumindest nicht gezeigt werden konnten.

Innerlich war ich wegen des »Todesurteils«, das meine Mutter erhalten hatte, bereits am Boden zerstört. Ich hatte Angst davor, wie ihr Leben nun verlaufen würde, und Angst vor den Behandlungen, denen sie sich würde unterziehen müssen. Ich empfand eine tiefe Leere bei dem Gedanken, dass sie nicht länger Teil unseres Lebens sein würde. Doch diese Gefühle blieben vergraben, und ich kämpfte mit den Folgen unseres Betrugs: damit, den Schein zu wahren, positiv und enthusiastisch zu bleiben, während sie ihre Strahlen- und Chemotherapie erdulden musste. Es war unglaublich belastend.

Und dieser Stress forderte schließlich seinen Tribut in anderen Bereichen meines Lebens.

Ich versuchte verzweifelt, Wege zu finden, um mich aus dem Sumpf von Gefühlen hinauszuziehen, die in mir vergraben waren. Meine Schwester Debs brachte von einem Business-Seminar ein paar Kassetten zur Stärkung des Selbstwertgefühls mit und empfahl sie mir. Ich lieh sie mir aus und begann eines Tages, sie mir anzuhören, während ich mit dem Auto zur Arbeit fuhr.

»Wie würden Sie«, sagte die Stimme auf der Kassette, »auf einer Skala von eins bis zehn Ihre Lebensqualität und Ihr Selbstgefühl bewerten? Wenn eins selbstmordgefährdet bedeutete und zehn perfekt wäre, nicht besser sein könnte, wo würden Sie dann Ihr Lebensgefühl auf dieser Skala einstufen – in diesem Moment?«

Diese Frage hatte ich mir noch nie gestellt. Na ja, dachte ich, als ich in meinen Körper hineinhorchte, um zu spüren, wie er sich anfühlte und wie ich mich fühlte – ich denke, bei drei. ... Drei! Wirklich? Yep.

Ist dies ein besonders schlechter Tag?, überlegte ich ... Nein. Es ist kein besonders guter Tag, aber auch kein ungewöhnlich schlechter ... Wo also würdest du einen schlechten Tag ansiedeln?, fragte ich mich. Bei eineinhalb, vielleicht zwei. Einen guten Tag? Möglicherweise bei vier ... aber gute Tage habe ich nicht sehr oft.

Wow!, dachte ich. Das ist schockierend. Das ist wirklich deprimierend.

Ich ließ die Kassette weiterlaufen. Der Sprecher verwendete eine Metapher: In jedem von uns gibt es einen glänzenden Diamanten, rein und makellos. Er ist, wer wir wirklich sind, obwohl wir ihn wahrscheinlich nicht sehen können, nicht wissen, dass er existiert. Das Problem liegt darin, dass wir aufgrund der Schwierigkeiten und Schmerzen, die uns das Leben bereitet, mit allem möglichen Dreck beworfen werden und dass einiges davon haften bleibt. Beurteilungen, Kritik, Vorwürfe – was auch immer. Wir werden mit allerlei Projektionen anderer Leute konfrontiert, und das ist nicht schön. Manchmal bewerfen wir uns selbst mit Dreck, und auch der bleibt haften. Selbstvorwürfe, Selbstkritik, Urteile darüber, wer wir sind, und Behauptungen, dass dies und das nicht genug ist, dass uns etwas fehlt. Was auch immer, es bleibt alles haften.

Nach und nach wird unser Diamant mit sehr viel Schmutz zugedeckt, und zwar so stark, dass wir nur noch den Schmutz sehen und schließlich glauben, er sei alles, was da ist, und in unserem Inneren befinde sich noch mehr Unrat. Wir vergessen unsere eigene Vollkommenheit, unsere Reinheit, unsere Einzigartigkeit. Wir vergessen, dass in uns ein makelloser Diamant ist. Wir vergessen, wer wir wirklich sind.

Die Worte erschütterten mich, und in mir regten sich tiefe Emotionen. Ich unterdrückte die Tränen und fuhr an den Straßenrand. »Vielleicht stimmt es«, dachte ich. »Vielleicht ist in mir doch etwas Gutes.« Ich fing an zu weinen.

Ich ließ die Kassette noch einmal laufen, und während die Worte tiefer in mein Bewusstsein drangen, hielt ich mich an der Vorstellung fest, dass in mir ein Diamant verborgen war. Ich sah ihn. Ich spürte ihn. Ich wollte ihn. Und ich beschloss, dass ich alles in meiner Macht Stehende tun würde, um ihn auszugraben. Der Sprecher hatte gesagt, dass man hierzu wahrscheinlich eine Weile lang im Schmutz herumwühlen müsse. Er sagte nicht viel dazu, wie dieses Herumwühlen tatsächlich auszusehen hätte, aber ich verstand, dass es meine Aufgabe war, eine Entscheidung zu treffen, aktiv zu werden und dieses Ding auszugraben, zu säubern und zu polieren.

Ich nahm die Sache also vehement in Angriff. Dabei entging mir völlig, dass dieser Diamant das symbolisierte, was ich bereits war, was ich immer gewesen war. Stattdessen versuchte ich, an ihn *heranzukommen*, als sei er etwas außerhalb von mir, etwas von mir Getrenntes. Ich versuchte, das Recht zu *erwerben*, den Diamanten wahrnehmen zu dürfen, ihn zu *haben*, und erkannte nicht, dass ich selbst längst ebendieser Diamant war.

Ich kaufte immer mehr Kassetten zum persönlichen Wachstum, zu allen möglichen Themen wie der kreativen Visualisierung und der Verwirklichung meines idealen Lebens; zur Zielsetzung und Erlangung von Klarheit über die Prioritäten in meinem Dasein sowie meine Lebensvision; Kassetten, die dazu rieten, nie aufzugeben, weil man es nur dann nicht schafft, wenn man aufhört, es zu versuchen; oder die lehrten, zu verhandeln und zu bekommen, was ich wirklich wollte; mentale Stärke und vieles andere mehr. Ich fuhr regelmäßig lange Strecken zur Arbeit und hörte auf, unterwegs »meine Zeit mit leichter Popmusik zu vergeuden«, sondern schaltete, sobald ich den Sicherheitsgurt angelegt hatte, den Kassettenrekorder ein und lauschte Menschen, die sich angeblich mit dem wahren Leben, mit wahrem Erfolg, wahrem Glück auskannten. Einige Kassetten hörte ich mir immer wieder an in der Hoffnung, dass mir das, was ich lernte, in Fleisch und Blut übergehen, ja, zur zweiten Natur werden würde. Und ich hoffte, dass meine Geschichte eine Erfolgsstory werden würde, dass ich einmal zu dem einen Prozent gehören würde, das es offensichtlich geschafft hatte.

Ich besuchte Seminare zum Persönlichkeitswachstum und gab noch mehr Geld dafür aus, Leuten zuzuhören, die im Leben vorwärtsdrängten, bis sie »alles hatten«. Ich strebte verzweifelt, manisch danach, etwas zu erreichen, was mich wirklich glücklich, vollständig machen würde.

Nach jedem Seminar oder jeder neuesten inspirierenden Kassette hatte ich einen Tag, eine Woche oder einen Monat lang ein Hoch. Doch die Hochs hielten nicht an. Ich verdiente mehr Geld, kaufte ein Boot, lernte, Wasserski zu fahren, kaufte den Sportwagen, den ich haben wollte, zog in ein größeres Haus, kaufte die Kleidungsstücke, die mein Erfolgsimage bestätigten, machte Urlaub an exotischen Orten und erwarb die Qualifikation zum Sporttauchen. Dennoch war ich im Grunde genommen unzufrieden, fühlte mich immer noch wurzellos und verloren. Ich war trotz enormer finanzieller und energetischer Aufwendungen nicht über eine Drei auf der Skala hinausgekommen, die das Lebensgefühl beurteilte.

Und die Erkenntnis, dass ich mich in meinem Innersten immer noch wie ein Versager fühlte, so, als fehle etwas in mir, machte mich noch verzweifelter. Ich wendete wieder und wieder dieselben Strategien an, die mich weiterbringen sollten; jedes Mal kostete es mich mehr Energie als zuvor, und mit jeder Enttäuschung wurde ich angespannter und anderen gegenüber noch defensiver und spröder.

Während dieser zwanghaften Hyperaktivität bildeten sich bei meiner Mutter sekundäre Karzinome, und sie baute körperlich ziemlich schnell ab. Schon bald war klar, dass der Krebs gestreut hatte und ihr nur noch wenig Lebenszeit blieb.

Sie hatte weitere Behandlungen, doch dieses Mal machten sich ein gewisser Fatalismus und Hoffnungslosigkeit breit, auch wenn niemand es laut aussprach. Wie so oft in der Vergangenheit wollte ich innehalten und einfach weinen, konnte es aber nicht. Ich wollte schreien und Gott anbrüllen wegen der Grausamkeit, der Ungerechtigkeit, war jedoch blockiert, emotional verstopft. Und ich wollte mit meiner Mutter zusammensitzen und ihr sagen, wie leid es mir tat, wie sehr ich sie liebte und wie dankbar ich war, sie zur Mutter zu haben – und auch das konnte ich nicht. Alles, was ich zu geben imstande war, bestand in einer Flut von kleinen Geschenken und Zeichen, die ihr zeigen sollten, was ich empfand. Es war erbärmlich.

Die ganze Familie bemühte sich, Mutter emotional aufzurichten. Wir wurden pragmatisch, waren besorgt und fürsorglich und unterstützten sie, während wir unsere Hoffnungslosigkeit und Verzweiflung unterdrückten. Es war aufgesetzt, und wir alle wussten es.

Schließlich starb Mum, und der emotionale Damm brach. In den Tagen unmittelbar vor und nach ihrer Beisetzung schluchzten und schluchzten wir angesichts der Endgültigkeit des Todes, der Tatsache, dass wir Mum nie wieder lächeln sehen, nie wieder ihre freundlichen, liebevollen Worte oder ihre liebenswerten Verballhornungen hören würden. Wir behielten das Ritual der Familienessen aufrecht und sprachen über die Lücke, das Gefühl des Verlustes, das ihre Abwesenheit hervorrief. Wir trauerten im stillen Kämmerlein und gemeinsam. Ich hatte Wutanfälle und schrie Gott an, obwohl ich nicht an ihn glaubte, drohte, ihn für seine Grausamkeit umzubringen, für den unglaublichen Schmerz, den er meiner Mutter und unserer Familie zugefügt hatte.

Ein paar Wochen lang überließ ich mich meinen Gefühlen und dem gnadenlosen, vernichtenden Schmerz. Doch ich konnte die Intensität der Gefühle nur schwer ertragen und nahm, noch bevor ich den Schmerz bewältigt hatte, mein Training des persönlichen Wachstums wieder auf. Sicherlich wäre es gut, mich im Hinblick auf Mum an die guten Dinge zu erinnern, dachte ich, mich auf die positiven Aspekte ihres Lebens zu konzentrieren und dankbar für das zu sein, was sie mir gegeben hatte, statt bei dem Negativen zu verweilen. Ich beschloss, nicht länger zu trauern, sondern mich an die guten Zeiten zu erinnern, den Spaß und die Liebe. Dazu nutzte ich kreative Visualisierungen und konzentrierte mich auf die schönen Erlebnisse, an die ich mich im Zusammenhang mit meiner Mutter und ihrem Leben erinnerte. Ich kaufte weitere Audiokassetten, die unterschwellig vielschichtige Affirmationen enthielten, begleitet vom Geräusch sanft brechender Wellen oder von Walgesängen. Den noch verbliebenen Schmerz vergrub ich und fiel wieder in meine alten Verhaltensmuster zurück.

Ich konzentrierte mich auf neue Ziele und setzte die ängstliche, nervöse Energie, die ich oft spürte, in Handeln um. Ich strengte mich noch mehr an, erfolgreich zu sein, gab mir noch mehr Mühe, glücklich zu sein, verstärkte meine Anstrengungen, irgendwo etwas zu finden, das mich erfüllen, mich definieren, mich vollständig machen würde.

Meine tiefe Unzufriedenheit richtete sich nun auf meine Ehe. Karen, mit der ich seit zehn Jahren verheiratet war, verstand nicht, was ich »erreichen« wollte, und hatte kein Interesse an meiner ständigen Beschäftigung mit dem Persönlichkeitswachstum, nach dem ich süchtig war. Sie wünschte sich einen normalen, liebevollen, ausgeglichenen Partner, einen zuvorkommenden Ehemann und einen fürsorglichen Vater für unseren Sohn. Ich war weder das eine noch das andere. Ich begann, ihr vorzuwerfen, dass sie nicht die Partnerin sei, die ich haben wollte, dass sie meine Sehnsüchte nicht »verstand«, mein Streben nach einem besseren Leben. Unsere Beziehung wurde angespannt und verschlechterte sich.

Wir gehörten nicht zu denen, die sich laut stritten, sodass sich unsere Unzufriedenheit nach innen kehrte und dort schwärte. Wir redeten weniger über bedeutsame Dinge, setzten uns nicht auseinander und fingen an, über unbedeutende Kleinigkeiten zu nörgeln und zu meckern, statt die wirklichen Probleme aufzudecken und anzusprechen. Ich verschloss mich immer mehr vor ihr, richtete meine Aufmerksamkeit zunehmend auf meine Arbeit und wendete weiterhin manisch meine gewohnten Bewältigungsstrategien an.

Als jeder verzweifelte Versuch scheiterte, das zu bekommen, was immer gerade außer Reichweite zu sein schien, wurde mein Handeln mechanisch. Wie ein Hamster im Rad begann ich, mich zu drehen, und verfiel in einen sinnlosen Aktionismus. Ich konnte damit nicht aufhören, doch er führte zu nichts.

Das Unternehmen litt. Ich setzte meine Energie für andere Dinge ein, meine Fähigkeit, mich zu konzentrieren und vernünftige Entscheidungen zu treffen, ließ nach, meine Führungsqualitäten schwanden, und ich wurde zunehmend ineffektiv. Ich hüpfte von einer Idee zur nächsten, von einem Plan zum anderen, ohne zu glauben, dass einer von ihnen funktionieren würde. Jeder war riskanter und verzweifelter als der vorhergehende. Das Unternehmen ging den Bach hinunter. Planen wurde zur Brandbekämpfung, und die tägliche Arbeit zu einem »Whac-A-Mole«-Spiel, bei dem ich jedes Problem platt schlug, das es wagte, den Kopf zu heben.

Der Schmerz zu Hause wurde unerträglich, und ich sagte Karen, dass ich die Scheidung wolle. Es war herzzerreißend zu sehen, wie sie weinte und sich an unseren Sohn klammerte, als versuchte ich, ihr den Lebensnerv zu rauben. Ich war verzweifelt bei dem Gedanken, die Familie zu zerstören und nicht nur meine Frau zu verlassen, sondern auch meinen Sohn, den ich vergötterte. Ich wappnete mich gegen den Schmerz, wappnete mich gegen die Ermahnungen und Bitten meines Vaters und meiner Schwiegereltern, es um unseres Sohnes willen noch einmal zu versuchen. Aber ich hatte mich entschieden. Ich musste weiterziehen, musste das Leben leben, das zu leben ich entschlossen war, wollte mich nicht länger anbinden lassen.

Wir kamen überein, uns zu trennen, jedoch weiterhin im selben Haus zu wohnen, bis es verkauft war. Ich zog in das Gästezimmer.

Ich konnte nicht schlafen. Jede Nacht quälten mich mehr Sorgen, Ängste und Zwangsgedanken über all die Fehler, die ich im Leben gemacht, all die gemeinen und schlechten Dinge, die ich getan hatte. Ich aß nichts mehr und verlor erschreckend schnell viel Gewicht. Ich wurde nervös und konnte keinem Gedankengang länger als ein paar Sekunden folgen, bevor ich völlig verwirrt war.

Die finanzielle Lage unseres Unternehmens verschlechterte sich dramatisch, und wir investierten in dem Versuch, es zu retten, unser eigenes Geld. Unsere Banken erhöhten den Druck, die Dispositionskredite zurückzuzahlen und die Darlehen abzulösen, aber wir hatten nicht die Mittel dazu.

Eine Freundin der Familie machte uns das großzügige Angebot, in unser Unternehmen zu investieren, doch inzwischen hatte ich keine Energie und keinen glaubwürdigen Plan mehr, es zu retten. Es würde nichts nützen, sagte ich ihr, wir würden das Geld nie zurückzahlen können, weil die Firma trotzdem bankrott gehen würde. Wir trafen uns mit unseren Bankern und baten um die Einsetzung von Konkursverwaltern; und unser Familienunternehmen, die heilige Kuh, von der wir nie geglaubt hätten, dass sie je zugrunde gehen könnte, wurde aufgelöst.

Ich war offiziell arbeitslos und pleite. Meine Schwester war arbeitslos und ebenfalls pleite. Mein Vater, der nun Mitte sechzig war, war arbeitslos und beinah pleite, ja, er hatte keine Rente, von der er würde leben können. Mein Versagen lastete schwer auf mir, doch die Tatsache, dass ich meine Familie so vollkommen im Stich gelassen hatte, war noch viel schlimmer.

Als ich nach dem Meeting zu meinem Auto ging, konnte ich mich kaum noch gerade halten. Meine Beine zitterten, mir war übel, und ich fühlte mich benommen, leicht weggetreten. Irgendwie kam ich nach Hause und saß dann da und starrte während der nächsten Stunden auf die gestreifte Tapete.

Ich rief meinen Arzt an und versuchte, ihm in groben Zügen zu erklären, was ich durchmachte. Ich redete ziemlich wirres Zeug, doch er verstand mich. Er wusste, dass ich eine große Abneigung gegen Medikamente hatte, und sagte: »Sie müssen einen Spezialisten aufsuchen. Ich kenne einen Psychiater, der Medikamente nur als letzten Ausweg verschreibt. Ich denke, er kann Ihnen helfen. Ich werde für Sie einen Termin bei ihm vereinbaren.«

Der Psychiater fragte, was mein Problem sei. Ich konnte es nicht artikulieren, brachte kaum einen sinnvollen Satz heraus.

Er versuchte es mit einer anderen Vorgehensweise, fragte nach meinen Symptomen und führte mindestens zwanzig auf, eins nach dem anderen. »Haben Sie dies …? Das …?« Und bei jedem von ihnen antwortete ich mit einem Nicken oder einem fast unhörbaren »Ja«.

»Sie leiden unter einer Depression«, befand er schließlich.

Was du nicht sagst!, dachte ich. Und ich bezahle siebzig Pfund pro Stunde für diese Weisheit!

»Sie haben eine endogene Depression«, fuhr er fort. »Das heißt, dass es ein chemisches Ungleichgewicht in Ihrem Gehirn gibt, das die Depression verursacht. Wir müssen uns um Ihren Serotoninspiegel kümmern. Ich verschreibe Ihnen ein paar Medikamente.«

So viel zur medikamentenfreien Methode, Depressionen zu behandeln, dachte ich.

Er verschrieb mir Diazepam, Temazepam und Prozac, also eine Mischung von »Beruhigungsmitteln« und »Glücklichmachern«. Benommen erklärte ich mich einverstanden, mich an seine Verordnung zu halten.

Ich war völlig am Ende, hatte endlich akzeptiert, dass ich unter einer Depression litt, und fühlte mich so hilflos, dass ich nichts anderes tun konnte, als den Rat eines Mediziners anzunehmen. Ich hatte nicht länger die Kraft zu kämpfen. Meine Bewältigungsstrategien waren durch die Kombination von Tod, Scheidung, Unternehmenspleite und vor allem dem Wissen, dass ich meine Familie auf katastrophale Weise im Stich gelassen hatte, so stark überstrapaziert, dass ich zusammenbrach. Ich fiel kopfüber in das schwarze Loch der Depression, als ich mit der Medikamenteneinnahme begann.

Ich dachte, ich hätte den Tiefpunkt erreicht, doch der sollte erst noch kommen. Er wurde ausgelöst durch die Nebenwirkungen des Medikamentencocktails, den ich mir nun einverleibte. Ich hoffte ängstlich, dass die Medikamente mir helfen würden, wieder normal zu funktionieren, dass sie mich retten würden, doch bis zu meiner Rettung sollten noch einige Monate verstreichen.

Als der Sommer in den Herbst überging, hatte ich absolut keine Ahnung, dass mein Kampf mit der Depression innerhalb weniger Wochen vorbei sein und ich mich ein für alle Mal aus ihren Fängen befreit haben würde.

Ein paar Freunde überredeten mich, zusammen mit ihnen an einem Wochenendseminar zum Persönlichkeitswachstum teilzunehmen, das auf Studien basierte, die ich kannte, und ich erklärte mich zögernd bereit, als Trainer mitzukommen, als jemand, der anderen helfen würde, das System zu erlernen und in die Praxis umzusetzen. Die Vorstellung, dass *ich* in meinem derzeitigen Zustand jemand anderem helfen könnte, *seine* Lebenssituation zu verbessern, kam mir lächerlich vor, doch ich ließ mich breitschlagen.

Während wir am Ende des Kurses die Geräte und Arbeitsmittel wegpackten, kam Neil, ein enger Freund, zu mir. »Da waren noch ein paar Einzelsitzungen frei bei den Kursleitern. Ich habe eine für dich und eine für mich gebucht. Ich weiß, dass mir das nicht schaden könnte, und ich denke, dir auch nicht. Es wird dich 200 Pfund kosten. Du kannst sie am Tag der Sitzung bezahlen, nächsten Donnerstag.«

Ich sah ihn verdutzt an. »Okay. Du wirst dann fahren müssen. Ich fühle mich nicht in der Lage dazu.«

Ich erwartete nicht, dass die geplante Sitzung mir in irgendeiner Weise helfen könnte oder würde. Ich stimmte dem Plan einfach nur geistesabwesend zu.

Neil und ich kreuzten in einem vornehmen Boutique-Hotel in Chelsea, London, auf und lernten unsere Prozessbegleiter kennen. Nach einer kurzen Einleitung führte mich einer von ihnen namens Bill in einen Privatraum und lud mich ein, auf dem Sofa Platz zu nehmen. Er zog einen Stuhl heran.

»Was ist dein Ziel, das gewünschte Ergebnis dieser Sitzung? Was willst du?«

Es kam mir nicht einmal in den Sinn, meine Depression zu erwähnen und mir das Ziel zu setzen, daran zu arbeiten. »Stilles Selbstvertrauen: Das hätte ich gern.«

»Okay«, erwiderte Bill. »Was ist in diesem Moment hier? Was fühlst du?«

Ich horchte in mich hinein. »Ein bisschen Ängstlichkeit, als gehe tief in meinem Inneren etwas Schlechtes vor sich, wobei ich aber nicht weiß, was es ist, ich komme nicht ran, und es verunsichert mich und macht mich nervös.«

»Wunderbar«, erwiderte er. »Dann schließ einfach die Augen und erlaube all dem, hier zu sein. Heiße es wirklich willkommen und spüre es.«

Obwohl ich an dem, was ich fühlte, nicht viel »Wunderbares« entdecken konnte, schloss ich die Augen. Ich stellte fest, dass seine Einladung mich auch überrascht hatte. Ich hatte in letzter Zeit viele Therapiestunden und zahlreiche Selbstbeobachtungen hinter mich gebracht, doch zum ersten Mal hatte nun jemand keine professionelle Besorgnis über meine schmerzlichen Gefühle gezeigt.

Bill schien vielmehr enthusiastisch oder ermutigt zu sein, dass ich sie spürte! Und dies war zweifellos das erste Mal, dass jemand mich aufgefordert hatte, bei dem zu verweilen, was ich bereits fühlte. Normalerweise wollte man, dass ich etwas anderes empfand. Also konzentrierte ich mich jetzt auf die Emotionen in mir.

»Entspann dich einfach«, fügte Bill hinzu, »und lass aufsteigen, was immer du fühlst. Lass diese Emotionen wachsen, so viel sie wollen.«

Er hielt inne und fragte dann: »Welches von diesen Gefühlen ist das stärkste?«

»Traurigkeit«, antwortete ich. »Sie haben sich in tiefe Traurigkeit verwandelt. Das ist es, was jetzt hier ist.« Ich ließ die Traurigkeit kommen und wachsen.

»Wunderbar«, fuhr er fort. »Und wenn da noch etwas Tieferes wäre als die Traurigkeit ... Wenn es darunter noch ein Gefühl gäbe, welches könnte es dann sein? Bleib einfach offen, und lass zu, dass es sich zeigt.«

Wieder überraschte mich die Einladung, traf mich unvorbereitet. Bill schien mich zu bitten, einfach zu fühlen, was immer ich fühlte, und diese Einladung war entwaffnend. Sie bewirkte, dass ich mich fast automatisch entspannte und mich nicht länger so wie gewöhnlich gegen meine Gefühle stemmte oder sie unterdrückte.

Damals war mir dies nicht bewusst, doch zum zweiten Mal in meinem Leben wurde ich eingeladen, mich zu öffnen und durch die emotionalen Schichten zu dringen. Und diese Erfahrung sollte noch tiefgreifender werden als die erste.

»Verloren«, antwortete ich. »Ich habe das Gefühl, völlig verloren zu sein, dass ich weder weiß, wo ich bin, noch, wer ich bin.«

»Okay. Bleib jetzt offen und spüre es und forsche dann noch tiefer ... Was kommt als Nächstes? Welches Gefühl liegt unter dem des Verlorenseins?«

Ich erlaubte es mir, mich einfach in das hineinfallen zu lassen, was als Nächstes hochkam, immer und immer wieder. Ich war kein besonders guter Klient, und mitunter konnte ich etwas in Bildern schildern, aber das Gefühl, das ich spürte, nicht identifizieren, und zeitweise kämpfte ich und widersetzte mich dem Prozess, doch schließlich tauchte auf jeder Ebene eine deutliche Emotion auf, und ich spürte sie. Und von jeder Ebene aus gingen wir tiefer, gingen die Gefühlskette weiter hinunter.

Verlorensein verwandelte sich in Verletztsein, Verletztsein in Verzweiflung, Verzweiflung in Wut, Wut in Angst und Angst in Hoffnungslosigkeit. Aus Hoffnungslosigkeit wurde Erdrücktsein, und als ich es schließlich dem Erdrücktsein erlaubt hatte, ganz und gar erdrückend zu sein, erreichte ich einen Ort, der mir wie ein Haltepunkt erschien, wie das Ende.

»Was ist jetzt hier?«, fragte Bill.

»Es ist das Ende«, erwiderte ich. »Der Tod. Es fühlt sich an, als würde ich sterben, wenn ich dorthin gehe.«

»Das ist großartig«, sagte er. »Also geh dorthin. Bleib einfach wach, sei ganz präsent in dieser Erfahrung, und öffne dich, um es dem Tod zu erlauben, hier zu sein. Hör auf, dich ihm zu widersetzen. Heiße ihn willkommen.«

Ich brachte keine Widerstandskraft mehr auf und beschloss zu kapitulieren. Wenn der Tod mich wollte, dann sollte der Tod mich haben. Ich konnte nicht mehr. Ich ließ mich darauf ein.

Ich hatte das Gefühl, als würde sich alles auflösen, als würde die Realität zerbröckeln, das Leben verebben. Es fühlte sich endgültig an, als habe alles ein Ende erreicht und zerfalle, sterbe.

Ein paar Minuten vergingen, dann griff Bill mit leiser Stimme ein: »Und wenn der Tod alles zerstört hat, alles genommen hat, was bleibt dann? Was ist da im Herzen des Todes, in seinem Kern?«

Die Frage ergab keinen Sinn – ich konnte nichts mit ihr anfangen. Ich war nicht religiös oder spirituell: Nach dem Tod kam das Nichts. Ende der Geschichte.

»Nichts«, erwiderte ich, fast unhörbar, aber ungehalten. »Absolut nichts.«

»Fantastisch«, antwortete Bill. »Heiße einfach dieses absolute Nichts willkommen; heiße es wirklich willkommen.«

Er hielt einen Moment lang inne und fuhr dann fort: »Und wenn es etwas im Herzen all dieses Nichts gäbe, etwas direkt hier in seinem Kern – was könnte es sein? Was ist es?«

Die Vorstellung, dass es »etwas« im Herzen des »Nichts«

geben könnte, erschien meinem denkenden Geist unsinnig, doch ich forschte zögernd nach und richtete meine Wahrnehmung auf das Herz dieses Nichts. Seine grenzenlose Düsterkeit wurde langsam heller, zuerst wie ein schwacher Fackelschein, kaum in der Lage, den dichten Nebel zu durchdringen. Dann nahm die Helligkeit immer mehr zu, bis sich die Fackel im Laufe der Zeit in eine goldgelbe Sonne verwandelte, die durch die Wolken brannte, sie verdrängte und meine Augen blendete.

»Licht!«, sagte ich erstaunt. »Hier ist Licht. Alles ist hell – das Licht ist überall!«

»Ausgezeichnet«, erwiderte Bill. »Du machst das großartig … Lass nun einfach zu, dass sich alles in dieses Licht hinein öffnet. Was ist seine Essenz? Was ist seine wahre Natur? Wenn du es dir einfach gestattest, ins Herz dieses Lichts befördert zu werden, was ist dann hier? Was wird aufgedeckt?«

Meine Erfahrung entfaltete sich mit seinen Worten. Es schien, als ziehe das Leben die Vorhänge zurück, die seine wahre Pracht verdeckt hatten, und seine – *meine* – wahre Natur wurde enthüllt.

»Liebe«, sagte ich. »Es ist Liebe! Und sie ist überall. Sie ist göttlich, makellos, absolut … Sie ist allwissend, weltumfassend. Sie hat keinen Anfang und kein Ende. Mir fehlen die Worte dafür, ich kann sie nicht richtig beschreiben. Sie ist still, unermesslich und wunderschön. Da ist kein ›Ich‹, da ist nur ›Dies‹ … Es *ist* einfach …«

Die Erfahrung überwältigte mich. Die Erkenntnis, dass sich im Kern meines Seins der Diamant befand, nach dem ich seit Jahren gesucht hatte, überstieg das Fassungsvermögen meines denkenden Geistes. Der Diamant, den ich freilegte, sah nicht so aus, wie ich es erwartet hatte, ja, er sah eigentlich gar nicht wie ein Diamant aus. Dieses herrliche Juwel war viel, viel fantastischer als alles, was sich mein Geist je hätte vorstellen können.

Der Diamant war nicht endlich, sondern unendlich, und ich erkannte, dass er meine wahre Essenz war, dass er ich war und ich er. Ich saß von Ehrfurcht ergriffen da, während Bill mit der Sitzung fortfuhr.

Er lud mich ein, mir ein Lagerfeuer der Wahrheit vorzustellen, eines, bei dem alle, die mit meinen tiefsten Qualen, meinen stärksten vergangenen Problemen verbunden waren, willkommen wären. Vor meinem geistigen Auge sah ich den orangefarbenen Schein des Feuers und gewann das Gefühl, dass meine Eltern da sein sollten. Ich hieß Bilder von ihnen willkommen. Sie sahen, als sie dann auftauchten, viel jünger aus, als seien sie in den Dreißigern. Ich ließ Bill wissen, dass sie da waren.

»Gut«, antwortete er. »Lade nun eine jüngere Version deines Ichs ein, anwesend zu sein. Dabei könnte es sich um eine Version deines Ichs in einem ganz bestimmten früheren Alter handeln oder um eine Version deines Ichs, die einen bestimmten Altersbereich umfasst. Beides ist in Ordnung. Und dann ist da natürlich auch dein heutiges Ich an diesem Lagerfeuer.«

Ich hieß beide willkommen. Es schien, als habe mein jüngeres Ich ein flexibles Alter, irgendwo zwischen sieben und vierzehn. Es war ein seltsames und entblößendes Gefühl, die Jugend, die Naivität, die Wünsche, Erwartungen und Enttäuschungen meines jüngeren Ichs zu spüren. Erinnerungen stiegen auf; in allen ging es darum, wie ich mich als Kind kontrolliert und machtlos gefühlt hatte, als habe man mir alle Wahlmöglichkeiten genommen, und ich würde durch die Vorschriften meiner Eltern erstickt, durch ihre Willensstärke. Ich spürte Wut in mir aufsteigen.

»Heiße nun einen Mentor an diesem Lagerfeuer willkommen«, fuhr Bill fort. »Es kann jemand sein, den du kennst oder von dem du gehört hast, oder jemand, der deiner eigenen Vorstellung entspringt. Er ist ein sehr weises Wesen, vielleicht ein

Weiser oder ein Heiliger, in dessen Gegenwart du ruhen und dem du vertrauen kannst.«

Ich stellte mir einen alten chinesischen Weisen mit langem, fließenden weißen Haar und Bart vor. Er ähnelte ein wenig David Carradines Kung-Fu-Mentor aus der Fernsehserie der Siebzigerjahre. Seine Gegenwart schien eine kluge Entscheidung zu sein; ich fühlte mich geschützt und geborgen.

Ich erhielt die nächsten Anweisungen: »Und jetzt, wo alle in der schützenden Gegenwart dieses Lagerfeuers der Wahrheit sitzen, in der liebevollen und weisen Umarmung des Mentors, und wo alle sich sicher fühlen und bereit sind, die Wahrheit auszusprechen über das, was in der Vergangenheit erfahren und gefühlt wurde … Wenn dein jüngeres Ich aus seinem Herzen heraus über einen alten Schmerz, eine alte Verletzung sprechen könnte … mit wem würde es gern als Erstes sprechen?«

»Mit Dad«, sagte ich mit Nachdruck.

Der Zorn, der in mir aufgestiegen war, verwandelte sich in Rage. Sie ließ sich nicht kontrollieren, und ich legte los. Leise, aber mit großer Intensität sprudelten die Worte hervor, die ich als Kind unterdrückt und hinuntergeschluckt hatte: Worte voll wütenden Schmerzes über die Gefühle, kontrolliert zu werden, keine Wahl zu haben, machtlos und gefangen zu sein und als Person negiert zu werden. Die Macht der Energie hinter diesen Worten schockierte mich, doch es gab kein Halten mehr. Ich machte immer weiter, nannte Zeiten, gab Beispiele dafür, wie und wann ich mich ungerecht behandelt und unfair beurteilt und bestraft gefühlt hatte, willkürlich kontrolliert und abgewiesen worden war und wann man mir das Gefühl vermittelt hatte, unbedeutend zu sein. Dad saß einfach da und hörte zu, während ich jedes anklagende Wort aus mir freiließ, das ich finden konnte, um zu beschreiben, wie es sich anfühlte, ihn als Vater zu haben.

Schließlich ließ der Redefluss nach, und es schien nichts mehr zu sagen zu geben. Ich fühlte mich noch immer stark energetisch aufgeladen, doch die Energie schien stumm zu sein. Ich sagte Bill, dass ich fertig sei.

»So«, fragte Bill. »Wenn dein Vater, nachdem er diese Worte von seinem jungen Sohn gehört hat, antworten könnte, nicht aus seinem Ego, sondern aus seinem Herzen heraus, was würde er wohl sagen? Wenn er aus seinem tiefsten Inneren antwortete, von der Ebene der Seele aus, was würde er dein jüngeres Ich wissen lassen wollen? Was würde er *wirklich* sagen?«

Ich wartete. Dad hatte ein rotes Gesicht, schien den Tränen nahe zu sein. Er nickte, so, als würde er das, was gesagt worden war, zumindest anerkennen. Er formte die Worte: »Es tut mir leid.« Dann wandte er sich nach rechts, wo wie aus dem Nichts mein Großvater väterlicherseits auftauchte. Mein Vater deutete auf Gramps, als wolle er ihm die Schuld zuschreiben. So wie ich meinen Vater für meinen Schmerz zur Verantwortung zog, schien er seinen Vater verantwortlich zu machen.

Gramps wandte sich nach links, und auch sein Vater tauchte auf. Gramps deutete vorwurfsvoll auf ihn. Und plötzlich tauchte eine riesige Prozession von Männern auf, Generationen, die Äonen weit zurückreichten. Jeder Mann deutete vorwurfsvoll auf seinen Vater. Die Kette schien endlos zu sein: Vorwürfe, Vorwürfe, Vorwürfe, die weiter in der Zeit zurückreichten, als meine Augen sehen und mein Geist erfassen konnten.

Na und?, dachte ich bei mir. Wir alle geben unseren Eltern die Schuld. Jeder, der je existiert hat, gibt denen die Schuld, die ihm vorausgingen. Wo endet das? Wie weit geht das wirklich zurück? Geht es unsere gesamte Evolutionskette entlang? Wer ist letztlich schuld? Wo hatte dieser Fehler seinen Ursprung? Bei einem Affen? Einem Fisch? Bei etwas, was wir kaum als Lebewesen erkennen würden? Die Fragen purzelten durch meinen Geist.

Aber das ist lächerlich, dachte ich. Ich brach in Lachen aus. »Das ist verrückt!«, rief ich aus. »Das ist Schwachsinn!«

Nach und nach verschwanden all unsere männlichen Vorfahren, und mein Vater und ich sahen einander in die Augen. »Es tut mir leid, dass ich dir die Schuld gegeben habe, Dad«, sagte ich. »Meine Urteile, mein Dichtmachen, mein Widerstand tun mir leid. Es tut mir leid, dass ich eine solche Nervensäge bin.«

»Ich vergebe dir«, antwortete er. »Wir alle tun dies, auf die eine oder andere Weise. Würdest du mir bitte all das vergeben, womit ich dich verletzt habe? Du sollst wissen, dass ich immer nur wollte, dass du sicher und glücklich im Leben bist.«

»Aber ja!«, antwortete ich. »Natürlich vergebe ich dir.«

Jeder noch in mir verbliebene Widerstand schien aufzubrechen, und es fühlte sich an, als flösse die Energie der Vergebung von mir zu ihm und von ihm zu mir. Wir umarmten uns still. Ich fühlte mich vollständig.

Ich wandte mich Mum zu, die noch immer still am Lagerfeuer saß. Dieses Mal schienen die Worte von meinem jetzigen Ich zu kommen, und ich redete viel ruhiger mit ihr, als ich es zu Beginn mit meinem Vater getan hatte. Von einem viel verletzlicheren Ort aus, eher bereit, alte Traumata mitzuteilen, als die Notwenigkeit zu verspüren, Schuld zuzuweisen.

»Du weißt, dass ich mich wegen einigem, was du mir angetan hast, als ich noch ein Kind war, verletzt fühlte und wütend auf dich war?«, fragte ich. Erinnerungen an ihr sprödes Wesen und ihre abweisende Haltung stiegen auf.

»Ja«, antwortete sie. »Das weiß ich.«

»Ich wollte nur, dass du es weißt«, sagte ich. »Wollte nur, dass du weißt, wie ich mich gefühlt habe, wenn du einen Wutanfall bekommen und verletzende Dinge gesagt hast. Das ist alles.«

»Es tut mir so leid, Kev«, fügte sie hinzu. »Ich hatte auch zu kämpfen. Ich litt Schmerzen. Ich wusste nicht, wie ich eine bessere Mutter sein konnte, wusste nicht, wie ich es besser machen konnte, als ich es getan habe, und es tut mir wirklich, wirklich leid.«

»Danke«, erwiderte ich. »Ich glaube, das musste ich hören. Ich möchte mich auch bei dir entschuldigen. Ich verstehe, dass meine Ungezogenheit und mein Ungehorsam etwas in dir ausgelöst haben müssen. Ich weiß, dass es schwierig gewesen sein muss, mich großzuziehen. Jedweder Schmerz, den ich dir zugefügt habe, tut mir leid. Das wollte ich nicht.«

»Danke«, antwortete sie. »Ich auch ... ich vergebe dir, meine ich. Natürlich vergebe ich dir, aus ganzem Herzen.«

Wieder floss die Energie der Vergebung in beide Richtungen. Als der Prozess abgeschlossen war, kam es mir so vor, als sei etwas – vielleicht eine alte Geschichte, vielleicht eine alte Projektion der Schuld, definitiv ein alter Schmerz – vorbei. Etwas Schmerzliches hörte einfach auf, schmerzlich zu sein. In allen war ein tiefer Frieden zu spüren.

Meine Eltern, mein jüngeres und mein gegenwärtiges Ich standen auf und umarmten sich. Wir wurden in bedingungsloser Liebe gebadet.

Dann sprach der Mentor: »Wenn du dein Herz von all den alten feststeckenden, mit lange vergangenen Traumata und Schmerzen verbundenen Worten befreist, wenn du alles gesagt hast, was du sagen musst, all die Dinge, die du zu jener Zeit hättest sagen können oder sollen, wenn du offen und zutiefst wahrhaftig gewesen bist und es zu dieser Sache nichts mehr zu sagen gibt, ist Vergebung das natürliche Resultat. Du hast dies direkt an diesem Lagerfeuer miterlebt. Und Vergebung macht den Weg frei für bedingungslose Liebe. Gemeinsam sind Vergebung und Liebe die heilsamsten Kräfte auf diesem Planeten.«

Bill lud meine Eltern ein, mit dem Licht des Lagerfeuers zu verschmelzen, und bat mich, alle ungesunden Bande, die mit ihnen noch existieren könnten, zu durchtrennen und ihnen Liebe und Segenswünsche zu schicken, während sie dies taten.

Dann bat er mich, mein jüngeres Ich zu umarmen, und während wir miteinander sprachen, einander beruhigten und vergaben, bat er darum, das jüngere Ich mit dem Körper meines gegenwärtigen Ichs verschmelzen und in mir mit der bereits vorhandenen Vergebung, Liebe und Erfüllung wachsen zu lassen.

Als dies geschah, hatte ich das Gefühl, als werde die »Realität« meiner Vergangenheit umgewandelt, als würden alte Erinnerungen an Verletzungen gelindert und als würde alter Kummer verschwinden. Es fühlte sich an, als würden meine Zellen heilen, mein ganzer Körper in einer höheren Frequenz schwingen. Auf der tiefsten Ebene fühlte es sich so an, als habe sich etwas positiv in meiner DNA verändert, als würden meine Gene sich darauf vorbereiten, »mich« auf neue und gesündere Art auszuprägen.

Schließlich brachte Bill mich in die Gegenwart zurück, in den Raum, in dem wir uns befanden, und ich öffnete die Augen. Schockiert stellte ich fest, dass zwei Stunden und zwanzig Minuten vergangen waren. Es war mir nur wie eine Viertelstunde oder zwanzig Minuten vorgekommen.

Es gab nichts zu sagen. Es war nicht möglich zu erklären, was ich durchgemacht hatte oder gerade erlebte. Ich nickte Bill stumm zu, und er führte mich sanft aus dem Sprechzimmer in einen Gemeinschaftsbereich, wo Neil mit seinem Prozessbegleiter wartete.

Alles, was ich zu sagen schaffte, war: »Danke.«

Ich war absolut ruhig, vollkommen präsent im Hier und Jetzt. Zum ersten Mal in meinem Leben fühlte ich mich ganz, vollständig. Mein Körper und mein Geist fühlten sich an, als habe man sie einem Frühjahrsputz unterzogen. Ich fühlte mich rein, makellos, als seien alle Schmutzflecken völlig aus mir herausgewaschen worden. Ich war mit mir selbst im Reinen und zitterte vor Glück.

Ich wusste ohne jeden Zweifel, dass mein Kampf mit der Depression vorbei war. Ich wusste mit absoluter Sicherheit, dass sich die Dunkelheit, die ich seit fast dreißig Jahren erfuhr, nicht nur gelichtet hatte, sondern für immer verschwunden war. Ich wusste, dass nicht nur ich mit ihr fertig war, sondern dass *sie* auch mit *mir* fertig war.

Auf der Fahrt nach Hause dachte ich an die Medikamente, die in meinem Badezimmerschrank auf mich warteten, und wusste, dass ich sie nicht mehr brauchte, dass mein Körper und mein Geist sie weder benötigten noch wollten.

Ich wusste unwiderlegbar, dass die Depression nicht länger ein Teil von mir war, nicht länger gegenwärtig war in meinem Leben, es nie wieder sein würde. Es war ein Neuanfang, und obwohl sich die Umstände nicht geändert hatten, war alles anders.

Ich wusste, dass ich frei war.

Seit dieser Sitzung sind nun mehr als zwanzig Jahre vergangen, und in diesen beiden Jahrzehnten bin ich vollständig frei von Depressionen geblieben. Mehr noch: Mein Leben ist von einem Grundgefühl der Ganzheit, Erfüllung und Positivität bestimmt.

In diesen Jahren lief nicht alles reibungslos, und sie waren auch nicht so »ideal« oder »perfekt«, wie mein Geist sich das vielleicht vorgestellt hatte. Sie waren oft turbulent. Es gab Zeiten der Aufregung und des Abenteuers, der Liebe und des Glücks, der Inspiration und Erbauung. Und es gab Zeiten der tiefen Verstimmung, der Spannungen, Streitigkeiten und des Schmerzes, sogar des extremen Stresses.

Doch Depressionen waren nicht dabei.

Seit zwanzig Jahren wissen mein Körper, mein Geist, mein

Selbst, meine Seele zwei Dinge ganz genau. Erstens, dass ich nun die Möglichkeit habe, mich für oder gegen die Depression zu entscheiden. Ich kann mich entscheiden, emotional offen zu bleiben und authentisch zu fühlen, was immer das Leben mit sich bringt. Ich kann mich entscheiden, die Geschichten loszulassen, die irgendeine meiner emotionalen Reaktionen überdecken sollen, und einfach die reinen Emotionen zu spüren. Wann immer ich dies tue, können die Gefühle aufsteigen, ganz gefühlt werden und schnell durch meinen Körper strömen, sodass ich mich erfrischt, weit und im Reinen mit mir fühle.

Alternativ könnte ich mich entscheiden, dichtzumachen, meine Gefühle zuzudecken oder mich gegen sie zu stemmen und diesen Prozess vielleicht zu unterstützen, indem ich mich an die Geschichte klammere, die meine Gefühle zu verdrängen hilft. Es ist ein Muster, an das ich mich nur allzu gut erinnere, aber das Dichtmachen wäre letztlich zu schmerzlich, zu dauerhaft, ja, es wäre kontraproduktiv.

Also wähle ich die Offenheit. Ich entscheide mich, das Leben ganz zu spüren, jeden einzelnen Teil von ihm zu leben und zu erfahren.

Die zweite Erkenntnis, mit der ich lebe, ist noch grundlegender und lebensverändernder: Es ist die Erkenntnis, wer ich bin. Ich bin zutiefst dankbar dafür, dass mir ein Weg gezeigt wurde, mir der Wahrheit bewusst zu werden, nach der ich lange gesucht hatte. Ich bin dankbar für die absolute Erkenntnis, dass in meinem Innersten keine Persönlichkeit, keine Rolle oder irgendein »Ding« weilt, mit dem man sich identifizieren kann. In meinem Innersten, meiner Essenz weilt unendliche Ganzheit, allumfassende Liebe, eine so große Weiträumigkeit, dass sie alles und nichts einschließt. Diese Erkenntnis gründet weder auf einer Glaubens- noch einer spirituellen oder irgendeiner anderen Überzeugung. Sie ist einfach und selbstevident. Sie braucht nichts, ist bereits erfüllt. Sie ist allumfassend.

Jeden Morgen, wenn ich erwache, zeigt sich diese Wahrheit von Neuem. Und im Rahmen dieser Erkenntnis führe ich nun ein reiches, erfülltes Leben.

Ich bin das, wonach ich gesucht hatte.

Jetzt sind Sie an der Reihe. Dies ist Ihre Einladung, ein für alle Mal Freiheit von der Depression zu erfahren. Im nächsten Kapitel werden Sie Prozesse finden, die entwickelt wurden, um an die Wurzel Ihrer Depression heranzukommen, und die Ihnen helfen sollen, Klarheit, Frieden und Gelassenheit zu finden – welches Wort auch immer das Leben repräsentiert, das Sie führen würden, wenn die Depression nicht länger ein Teil davon wäre. Bitte leisten Sie die Arbeit: Auf der anderen Seite liegt die Freiheit.

KAPITEL 9

KURZANLEITUNG: DIE JOURNEY-PROZESSARBEIT

Es wird Zeit für ein wenig Selbstbeobachtung und Aufräumungsarbeit. Wir werden die Dinge Schritt für Schritt angehen, um die Sache so unkompliziert wie möglich zu machen.

Womit auch immer sonst Sie sich aufgrund der Lektüre dieses Buches beschäftigen, bitte erledigen Sie diese Arbeit! Sie kann für Sie das tun, was sie für mich getan hat – sie kann direkt zu den Hauptursachen der Depression durchdringen und sie mit der Wurzel ausreißen (siehe neben den bisherigen Übungen auch das Kapitel »Die Prozesse« am Ende des Buches).

Wir beginnen mit einigen Aktivitäten, in etwa vergleichbar mit denen, die wir schon früher in diesem Buch aufgezeigt hatten. Wir nennen sie »Selbstbeobachtungen«. Diese sind im Verlauf von über zwei Jahrzehnten entwickelt und verfeinert worden. Sie werden von Hunderttausenden von Menschen auf der ganzen Welt erfolgreich angewandt, häufig mit ungewöhnlichen Heilungs- und Transformationsergebnissen. Diese Arbeit gründet nicht auf der Theorie, sondern auf unserer direkten Erfahrung, und sie führt zu tief greifenden, lebensnahen Ergebnissen, wenn Sie bereit sind, die Ärmel hochzukrempeln, sich einigen Ihrer Gefühle gegenüber zu öffnen und sie aufzunehmen, und wenn Sie sich gestatten, den Widerstand dagegen aufzugeben, sich zu entspannen und sie vollkommen zu fühlen.

Einige der Prozesse, die Sie durchlaufen, sind nicht oder nur leicht emotional. Andere können intensiv emotional sein, und bei diesen sollten Sie daran denken, dass jede Emotion schnell vorbeigeht – gewöhnlich innerhalb von wenigen Augenblicken bis maximal ein paar Minuten –, wenn Sie erlauben, dass jede gefühlt wird. Lassen Sie sie einfach durch sich hindurchströmen.

Und vergessen Sie nicht, dass keine Emotion, egal, wie intensiv sie sein mag, Ihnen schaden kann. Wenn Sie völlig bereit sind, jede Emotion zu fühlen, fühlt sich dies letztlich reinigend an, es wird Sie läutern und bewirken, dass Sie sich frei fühlen und mit sich selbst im Reinen sind. Nur die Geschichten, die wir mit den Emotionen verknüpfen, die Spiele, die wir mit ihnen spielen, verursachen uns Probleme, indem sie diese Emotion in eine Gemütslage oder einen Gemütszustand verwandeln.

Sie müssen sich durch jede Selbstbeobachtung getrennt durcharbeiten, in der Reihenfolge, in der wir sie präsentiert haben. Wenn Sie alle hinter sich gebracht haben, können Sie jederzeit zurückgehen und jede davon wiederholen. Am Anfang ist es wichtig, dass Sie sie in dieser Reihenfolge durchgehen, sich durch die Prozesse arbeiten, die Sie in die Lage versetzen, die Wurzel Ihrer Depression zu bekämpfen.

Am besten geht man sie alle mit Demut und echter Neugier an, wie ein zutiefst persönliches Experiment, eine echte Erforschung Ihrer eigenen Essenz und der Essenz der Wahrheit selbst. Sie benötigen zwischen jeder Selbstbeobachtung eine Pause. Es empfiehlt sich, sie an verschiedenen Tagen durchzuführen, damit Ihr Körper und Ihr Geist Zeit haben, die Veränderungen aufzunehmen. Aber wenn Sie weitermachen wollen, haben wir Ihnen die Pausen zwischen den einzelnen Selbstbeobachtungen vorgegeben.

Einige der Selbstbeobachtungen sind länger als andere. Die spezielle Anweisung für jede einzelne erklärt Ihnen, wie viel Zeit sie in Anspruch nehmen kann.

Sie brauchen einen sauberen und einladenden Arbeitsplatz, wo Sie gemütlich sitzen können. Und Sie müssen sich von Ablenkungen befreien. Also teilen Sie den Menschen in Ihrem Umfeld mit, dass Sie nicht gestört werden möchten. Schalten Sie sämtliche Telefone ab, und richten Sie Ihren inneren Fokus voll und ganz auf die bevorstehende Arbeit, und zwar so lange, wie sie andauert.

Sie haben gelesen, dass ein Mann namens Bill mich durch meine erste lebensverändernde Erfahrung dieses Prozesses führte. Sie werden auch jemanden brauchen, der bei Ihnen ist. Sie haben hier zwei Methoden zur Auswahl, die beide gut sind, also wählen Sie die aus, die sich richtig für Sie anfühlt:

1. Wir haben alle Selbstbeobachtungen auf der diesem Buch beigefügten MP3-CD aufgezeichnet. Also können wir, wenn Sie es wünschen, an Ihrer Seite sein.
2. Wenn Sie diese Arbeit lieber mit einer realen Person im Raum ausführen wollen, dann wählen Sie jemanden, dem Sie vertrauen und der bereit ist, Sie emotional zu unterstützen. Diese Person benötigt keine besonderen Qualifikationen; sie braucht lediglich die Anweisungen zu lesen und das Skript in einem Tempo vorzulesen, das Ihnen angenehm ist. Die Selbstbeobachtungen sind auf eine Weise verfasst worden, die Sie unseres Wissens sicher durch den Prozess leiten werden. Die Skripte, die benötigt werden, befinden sich im letzten Teil dieses Buches. Wann immer Sie in den Skripten drei Auslassungspunkte sehen, so bedeutet dies, dass Sie eine kleine Pause einlegen sollten.

Sofern Sie die CD einsetzen, ist es nützlich, wenn auch nicht unerlässlich, dass Sie Kopfhörer benutzen und ein Gerät verwenden, das es Ihnen erlaubt, von Zeit zu Zeit zu unterbrechen. Dies bedeutet, dass Sie sich Zeit für den Prozess lassen oder einige der gestellten Fragen laut beantworten können. Vielleicht müssen Sie auch einiges aufschreiben, also sorgen Sie dafür, dass Sie einen Stift und Papier zur Verfügung haben.

Wenn Sie mit einer anderen Person arbeiten, benötigt diese ebenfalls einen Stift und Papier.

Wir wollen, dass Sie sich bereit fühlen, die Arbeit in Angriff zu nehmen; deswegen hat jede Selbstbeobachtung eine Überschrift und eine kurze Beschreibung, woher sie kommt und was sie bezweckt. Wir haben auch die Zeit angegeben, die sie erfordern wird, und machen Sie darauf aufmerksam, wie emotional es werden könnte und wie viel Zeit Sie brauchen, sich danach zu erholen.

Genießen Sie jetzt die Reise ... und später können Sie die Ergebnisse feiern!

KAPITEL 10

HILFREICHE LEBENSSTIL-ENTSCHEIDUNGEN

Nachdem Sie nun die tief greifende Prozessarbeit des Buches beendet haben, sind Sie bereit, zu diesem nächsten Teil überzugehen. Sie haben die Arbeit abgeschlossen, nicht wahr? Wenn nicht, dann unterbrechen Sie bitte Ihre Lektüre, gehen Sie zurück und führen Sie die befreienden und transformativen Selbstbeobachtungen aus. Wenn Sie die Depression loswerden wollen, ist es *unerlässlich*, dass Sie diese Arbeit erledigen, bevor Sie im Buch weitermachen.

Ich hoffe, dass Sie jetzt, nachdem Sie die Aufräumarbeiten hinter sich gebracht haben, unbefangener in sich selbst ruhen, sich frei, ganz und emotional im Frieden fühlen.

In diesem Kapitel werde ich ein paar Lebensstil-Entscheidungen behandeln, die Sie treffen können und die Sie emotional, physisch und mental dabei unterstützen werden, gesund in Ihrer neu gefundenen Freiheit zu leben. Einige Bereiche werden erfordern, dass Sie erkennen, wo Probleme existieren, und ehrlich damit umgehen. Einige Bereiche werden erfordern, dass Sie aktiv werden. Lesen Sie dieses Kapitel also bitte von Anfang bis Ende durch, und fangen Sie dann noch einmal von vorn an, mit einem Stift und einem Notizblock, damit Sie ein paar persönliche Notizen machen können, wenn Ihnen Ihre eigenen Umstände einfallen und Sie ein paar Entscheidungen treffen, sie zu verändern. Sie können dann Ihre Notizen als Checkliste verwenden, um den Überblick zu behalten.

Erstens, völlige Offenlegung: Ich bin kein Experte auf diesem Gebiet. Die nachfolgenden Ausführungen dienen nur als Orientierung, und ich lade Sie ein, Ihre eigene Recherche durchzuführen und Ihre eigenen Schlussfolgerungen zu ziehen. Im Endeffekt sind dies wichtige Bereiche, die in Betracht gezogen werden müssen, wenn man einen gesunden und erfüllenden Weg im Leben beschreiten möchte.

Samen aussäen

Eine Möglichkeit, sich an die fünf Lebensstil-Kategorien zu erinnern, die wir ansprechen müssen, besteht darin, SAMEN zu säen: jegliche nicht unterstützenden Muster in puncto Schlafverhalten, körperliche Bewegung, Umfeld, Ernährung und Sonnenscheinaufnahme zu verändern.

Schlaf

Neueste Forschungen haben ergeben, dass wir rund sieben bis acht Stunden qualitätsvollen Schlaf pro Nacht brauchen, aber viele von uns bekommen ihn nicht. Schlafmangel und Schlafstörungen haben einen direkten Einfluss auf unsere Stimmung. Was können wir also tun, um unsere Schlafdauer und -qualität zu verbessern?

- *Vermeiden Sie spätes Essen.* Vor allem schwere, reichhaltige, gekochte Mahlzeiten zu verdauen erfordert viel Energie, und dieser Verdauungsprozess kann uns wach halten. Mindestens zwei oder drei Stunden vor dem Zubettgehen sollten wir auf Essen verzichten, um unserem Körper die Chance zu geben, den Prozess zumindest zu beginnen, damit schon ein Teil des Mahls vom Magen verdaut wird und sich weiter nach unten bewegt.

- *Vermeiden Sie übermäßigen Alkoholkonsum.* Kleine Mengen Alkohol können uns entspannen und schläfrig machen, doch größere Mengen verursachen Ruhelosigkeit und eine schlechte Schlafqualität. Trinken Sie, wenn überhaupt, nur in Maßen.
- *Vermeiden Sie ab dem Mittagessen Koffein und koffeinhaltige Getränke,* einschließlich Kaffee, Schwarztee und Energydrinks.
- *Vermeiden Sie vor dem Schlafengehen dramatische, aufregende oder brutale Programme.* Dazu zählen Computerspiele, Fernsehdramen, Kinofilme und vor allem Nachrichtensendungen.
- *Vermeiden Sie PCs im Bett.* Das Licht, das sie ausstrahlen, kann unserem Körper signalisieren, wach zu bleiben, nicht einzuschlafen. Wenn Sie im Bett ein E-Book lesen, dann wählen Sie eines, das ein dunkles Display mit weißer Schrift hat; das Licht ist gedämpfter und dem Schlaf viel förderlicher. Oder verwenden Sie die kleinste Helligkeitseinstellung für das Display.
- *Sorgen Sie für ein möglichst dunkles Schlafzimmer.* Selbst kleine Mengen an Licht während der Nacht können uns stören und wach halten. Bringen Sie verdunkelnde Vorhänge an, um das Licht auszusperren, und entfernen Sie alle überflüssigen Geräte aus dem Schlafzimmer; viele von ihnen haben grüne, blaue oder rote Lichter, die immer brennen und unser Schlafmuster stören können.
- *Achten Sie darauf, dass Ihre Matratze bequem und Ihrer Größe und Ihrem Gewicht angepasst ist.* Durchgelegene, zu harte oder zu weiche Matratzen halten uns wach. Sorgen Sie dafür, dass Ihre Kissen und Bettlaken sauber und bequem sind.

- *Lassen Sie frische Luft in Ihr Schlafzimmer.* Falls es ungefährlich ist, dies zu tun, lassen Sie ein Fenster halb geöffnet, um frische Luft in Ihr Schlafzimmer strömen zu lassen. Es hilft.
- *Schlafen Sie kühl.* Wenn die Temperatur im Schlafzimmer zu hoch ist, stört dies den Schlaf. Für die meisten Menschen empfiehlt sich eine Schlaftemperatur zwischen 18 und 21 Grad Celsius. Temperaturen darüber machen uns überhitzt und unruhig.
- *Bewegen Sie sich regelmäßig.* Körperliche Bewegung trägt dazu bei, Schlaf zu finden ... und genau das ist unser nächstes Thema.

Körperliche Bewegung

Je mehr ich mich über die Gesundheit kundig mache, desto mehr werde ich auf die Bedeutung regelmäßiger körperlicher Bewegung aufmerksam gemacht. Sie beeinflusst jeden Teil unseres Körpers und unseres Geistes, und mangelnde Bewegung kann sich sehr schädlich auf unser Wohlbefinden auswirken. Gewöhnen Sie sich an, sich tagsüber regelmäßig zu bewegen. Beginnen Sie mit einem einfachen Training. Wenn Ihre Kraft zunimmt, werden Sie feststellen, dass auch Ihre Begeisterung zunehmen wird.

- *Bewegen Sie sich möglichst oft.* Bewegen Sie sich auf jede erdenkliche Weise. Jede Bewegung ist besser als keine. Selbst wenn Sie zu Hause sitzen, stehen Sie regelmäßig auf, und strecken Sie einfach die Beine ein wenig, bevor Sie wieder Platz nehmen.
- *Gehen.* Gehen ist eine großartige Übung, also sorgen Sie dafür, dass Sie dies jeden Tag mindestens 45 Minuten bis zu einer Stunde tun. Es ist erstaunlich, wie schnell diese Zeit zusammenkommt, sofern Sie ein paar grundlegende Ge-

wohnheiten ändern. Wenn Sie mit dem Auto fahren, parken Sie es etwas weiter entfernt von Ihrem Bestimmungsort als üblich, und gehen Sie den Rest zu Fuß. Wenn Sie sich in einem Laden oder in einem Hotel befinden, wählen Sie die Treppe statt des Aufzugs. Betrachten Sie Ihre Treppe zu Hause als »Sportgerät«. Einige Menschen kaufen sich kleine Pedometer, die sie an ihrem Gürtel befestigen, und legen im Durchschnitt 10 000 Schritte pro Tag zurück. Gehen Sie möglichst oft zu Fuß.

- *Gehen Sie ins Fitnessstudio.* Ja, das Fitnessstudio – es funktioniert! Ob Sie sich für Aerobic oder Ausdauertraining entscheiden, alles ist nützlich. Also erneuern Sie Ihre Mitgliedschaft, und trainieren Sie. Danach fühlen Sie sich besser. Wenn Sie keine Mitgliedsgebühren zahlen wollen, besorgen Sie sich einige elastische Trainingsbänder. Sie sind billig, transportabel und beweglich – und funktionieren.
- *Schwimmen.* Schwimmen ist eine fantastische Form der Bewegung, die fast den gesamten Körper beansprucht, ohne die Gelenke oder sensible Bereiche zu sehr zu strapazieren. Gehen Sie ins Schwimmbad, und schwimmen Sie ein paar Bahnen – oder nehmen Sie Schwimmunterricht.
- *Yoga.* Ich kann kaum glauben, dass ich das hier schreibe, denn ich habe eine echte Abneigung gegen Yoga. Ich muss jedoch zugeben, dass es gut für unsere Gelenkigkeit, unsere Kondition und die Gesundheit überhaupt ist. Also schreiben Sie sich für einen Kurs ein, egal, welcher Art, denn die Hauptsache ist, dass Sie Spaß daran haben.
- *Sport treiben.* Was immer Sie mögen, Hauptsache, Sie tun es.
- *Sex.* Eine großartige Methode der Bewegung! Hinzu kommt der Vorteil der Endorphine, der Wirkung der Glückshormone in unserem Körper.

- *Bewegen Sie sich strukturiert.* Tun Sie's in der Gruppe, wenn Sie das vorziehen, oder allein, aber bewegen Sie sich!

Umfeld

Ein gesundes und unterstützendes Umfeld ist von tiefer Bedeutung für unser emotionales Wohlbefinden. Schmutz, Gerümpel und Unordnung können ein Spiegelbild unserer alten mentalen und emotionalen Verfassung sein. Die Verbesserung unseres Lebensumfelds kann eine starke Metapher für die Verbesserung unseres eigenen Empfindens von Wohlbefinden sein und unser Leben verändern.

- *Häusliches Umfeld.* Chaos, Unordnung und Schmutz in unserem Zuhause können sich mit der Zeit an uns anschleichen und uns heimtückisch herunterziehen. Öffnen Sie die Augen, und betrachten Sie aufmerksam Ihr heimisches Umfeld. Lenken Sie den Blick auf Bereiche, die schmutzig geworden sind, und reinigen Sie diese. Überprüfen Sie Ihre Küchenschränke, und werfen Sie verdorbene Lebensmittel und Dosen weg, deren Verbrauchsdatum längst abgelaufen ist, alles, was Sie gekauft haben und eigentlich nicht mochten, woran Sie aber festhalten. In den Müll damit! Überprüfen Sie auch die Badezimmerschränke, und entsorgen Sie Toilettenartikel, die Sie nicht länger verwenden, irgendwelche Reste oder halb verbrauchte Tuben mit Zahnpasta, deren Geschmack Sie nicht mochten, und Make-up, das nicht zu Ihrem Teint passte. Werfen Sie all das weg.
- *Ausmisten.* Wenden Sie sich dann Ihren Kleiderschränken zu, und sortieren Sie die Kleidungsstücke aus, die Ihnen nicht mehr passen, auch solche, die Sie über ein Jahr lang nicht mehr getragen haben, und geben Sie sie der Caritas, oder verkaufen Sie sie online. Seien Sie unsentimental und erbarmungslos realistisch. Wenn Sie ein Kleidungsstück

nicht wirklich mögen, wenn es nicht Ihre Farbe oder Ihr Stil ist oder Sie denken, dass Sie es in nächster Zeit bestimmt nicht tragen werden, sortieren Sie es aus. Es ist erstaunlich, wie viel Frische, Leichtigkeit und Auftrieb aus dem bloßen Entsorgen von Gegenständen erwachsen kann, die man nicht will oder braucht.

- *Arbeitsumfeld.* Überprüfen Sie Ihr Arbeitsumfeld, und folgen Sie denselben Anweisungen wie oben. Räumen Sie Schubladen, Schränke und Schreibtische auf. Verkaufen, verschenken oder werfen Sie alles weg, was unmodern, unnötig oder überholt ist. Hängen Sie Poster oder sonstige Kunstwerke ab, die nicht länger positiv auf Sie wirken. Entsorgen Sie alte Terminkalender und Terminpläne. Schaffen Sie etwas Platz, damit Sie leichter atmen können, weniger abgelenkt und entspannter und kreativer bei der Arbeit sind.
- *Auto.* Wenden Sie auf Ihr Auto dieselben Prinzipien an wie auf Ihr Heim oder Ihren Arbeitsplatz. Bringen Sie es zumindest in die Waschanlage, und putzen Sie den Innenraum, auch die Innenseite der Scheiben, damit Sie eine klarere Sicht haben. Es ist verblüffend, welche Wirkung eine schmutzige Windschutzscheibe auf unsere Wahrnehmung des Lebens haben kann. Werfen Sie jegliches Gerümpel weg, auch das im Kofferraum, und pumpen Sie die Reifen auf, damit sie den richtigen Druck haben. Machen Sie einen Ölcheck, überprüfen Sie die Scheibenwaschanlage, und lassen Sie das Auto, wenn nötig, in der Werkstatt warten.
- *Beziehungen.* Beziehungen, die förderlich und unterstützend sind, gehören zu den wertvollsten und aufbauendsten Geschenken im Leben. Solche aber, die die besten Tage hinter sich haben, zehren an unseren emotionalen Ressourcen. Betrachten Sie die Beziehungen in Ihrem Leben mit ehrlichem Blick. Wirken sie alle hilfreich und aufbauend auf Sie, oder gibt es einige, die Ihnen eher Energie rauben, statt Sie

damit zu erfüllen? Betrachten Sie alle wichtigen Beziehungen in Ihrem Leben, und gestehen Sie sich die Wahrheit ein. Gibt es einige, denen Sie mehr Zeit widmen und die Sie stärker pflegen sollten? Und gibt es welche, in die Sie weniger Zeit investieren sollten? Und gibt es solche, die Sie ganz aufgeben sollten?

- *Loslassen.* Wenn Sie erkennen, dass Sie einige ganz aufgeben sollten, dann treffen Sie diese Entscheidung, lassen Sie los, und ziehen Sie weiter. Wenn das Loslassen eine emotionale Auswirkung hat, gehen Sie zu den Selbstbeobachtungen der Emotional Journey, der Physical Journey oder der Worst-Best Journey (siehe das Kapitel »Die Prozesse« am Ende des Buches), um besser damit fertigwerden zu können; gehen Sie hindurch, und gehen Sie weiter. Wenn es Beziehungen gibt (und ich bin überzeugt davon, dass es einige gibt), die nicht hilfreich sind, aber nicht geändert werden können, dann könnten Sie sich dafür entscheiden, ehrlich zu sein und sich die emotionale Folge einzugestehen, mit dieser Beziehung zurechtzukommen. Und Sie könnten erneut die drei wichtigsten, oben erwähnten Selbstbeobachtungen anwenden, um sich mit diesen emotionalen Folgen zu konfrontieren und hindurchzugehen.

Ernährung

Viele Menschen nutzen Lebensmittel, um ihre Stimmung zu verändern. Wir greifen zum Beispiel zu Zucker und Schokolade, um uns aufzuheitern. Wir essen stärkehaltige Lebensmittel oder trinken Alkohol, um Emotionen, die wir nicht fühlen wollen, zu kaschieren oder zu unterdrücken. Frustessen aller Art ermöglicht uns eine kurzfristige Veränderung unserer Gefühle, fordert aber langfristig seinen Preis – Gewichtszunahme, Müdigkeit und viele andere Gesundheitsprobleme, die der Depression Vorschub leisten können.

Wenn wir erkannt haben, was unsere Depressionssymptome verstärkt, und einige dieser Übeltäter beseitigt haben, können wir häufig feststellen, dass unsere Körper automatisch reagieren, indem sie das Verlangen nach ungesunden Lebensmitteln aufgeben und ganz von selbst gesündere Nahrungsmittel aufnehmen wollen. Natürlich hilft es, wenn man weiß, was gesund ist und was nicht. Hier sind ein paar grundlegende Orientierungshilfen:

- *Vermeiden Sie Zucker.* Vor allem Raffinadezucker ist extrem ungesund. Leider ist er in fast allen verpackten oder industriell verarbeiteten Lebensmitteln enthalten, einschließlich nahezu aller verpackten Getreidearten, Fertiggerichte, Fast Food und kohlensäurehaltigen Getränke. Neueste Forschungen haben aufgezeigt, dass Raffinadezucker zu den schädlichsten Lebensmitteln gehört, die wir zu uns nehmen können. Er beansprucht dieselben Nervenbahnen wie Drogen, zum Beispiel Kokain, und macht süchtig. Er ist die Hauptursache für das weltweit explosionsartige Ansteigen von Diabetes und dem metabolischen Syndrom. Untersuchen Sie den Zuckergehalt aller verpackten Lebensmittel, und Sie werden vermutlich geschockt sein. Begrenzen Sie Ihren täglichen Zuckerkonsum auf 15 Gramm.
- *Schränken Sie den Verzehr verarbeiteter Kohlenhydrate ein.* Verarbeitete Kohlenhydrate wie zum Beispiel Brot, Kekse und Pasta besitzen wenige oder überhaupt keine Nährstoffe und werden im Körper schnell in Zucker umgewandelt.
- *Vermeiden Sie Transfette.* Transfette bringen Ihren Cholesterinspiegel durcheinander und verursachen Arterienverhärtung und Arteriosklerose. Sie kommen in Pommes frites, in gebratenem Hähnchen, Mikrowellen-Popcorn und vielen industriell hergestellten Gebäckarten vor. Meiden Sie sie so gut wie möglich.

- *Schränken Sie den Koffeinkonsum ein.* Zu viel Koffein, hauptsächlich durch Kaffeetrinken oder koffeinhaltige Energydrinks, kann Dehydrierung, Angst, Schlaflosigkeit und eine Reihe weiterer körperlicher Symptome hervorrufen. Drosseln Sie den Konsum.
- *Essen Sie mehr frisches Biogemüse.* Die meisten frischen Gemüsesorten sind kalorienarm und nahrhaft und enthalten Mineralien, Vitamine, sekundäre Pflanzenstoffe, Enzyme und Antioxidanzien, die dazu beitragen, bei guter Gesundheit zu bleiben.
- *Essen Sie mehr frisches Bioobst.* Früchte aus biologischem Anbau wirken sich auf die Gesundheit genauso positiv aus wie Gemüse, aber achten Sie auf versteckten Zucker. Die Fruktose (Fruchtzucker) im Obst metabolisiert gesünder als Raffinadezucker, aber vergessen Sie nicht, dass einige Obstsorten einen hohen Zuckergehalt haben.
- *Essen Sie Nüsse, Samen und Hülsenfrüchte.* Rohe Nüsse, Samen und Hülsenfrüchte enthalten gesunde Fette, Vitamine und Antioxidanzien. Nüsse und Samen können kalorienhaltig sein, also nehmen Sie regelmäßig kleine Portionen zu sich. Gekochte Hülsenfrüchte können im Allgemeinen uneingeschränkt gegessen werden.
- *Verwenden Sie mehr gesundes Öl.* Vielfach wird Olivenöl empfohlen und auf Studien über die Ernährung in den Mittelmeerländern hingewiesen. Vor Kurzem wurde das Kokosöl wegen seiner gesundheitsfördernden Eigenschaften in der Presse gelobt. Es wird auch fürs Kochen und Frittieren empfohlen. Denken Sie jedoch daran, dass Omega-6-Öle und Pflanzenöle wie Sonnenblumen- und Rapsöl nicht zur selben Kategorie zählen und nicht unbedingt als gesund angesehen werden.
- *Trinken Sie mehr sauberes Wasser.* Es ist wichtig für Ihre Verdauung, gesunde Organfunktion und Ihre Gesundheit

im Allgemeinen, dass Sie in ausreichender Menge sauberes Wasser trinken, vorzugsweise gefiltertes. Trinken Sie täglich ungefähr 1,5 bis 2,5 Liter.

Sonneneinwirkung

In den letzten Jahrzehnten entwickelte sich ein Trend, vor den Gefahren der Sonneneinwirkung zu warnen. Die Sonne kann Hautkrebs verursachen, wird uns gesagt, also sollten wir unseren Körper bedecken, unsere Haut mit einem Sonnenschutzmittel einreiben oder bei sonnigem Wetter nicht ins Freie gehen. Doch obwohl es Belege für einen Zusammenhang von zu viel Sonnenbestrahlung und Hautkrebs gibt, sollte man einen wichtigen Aspekt nicht vergessen: Die Sonne lässt unsere Haut Vitamin D bilden, dessen Wirkung alle Organe betrifft. Vitamin D, eigentlich mehr ein Hormon als ein Vitamin, ist unerlässlich für die Gesundheit praktisch jedes Körperteils. Neuere Untersuchungen zeigen sogar auf, dass es sich auf die Expression von rund 3000 Genen in unserer DNA auswirkt. Weitere Studien haben ergeben, dass ein Vitamin-D-Mangel unmittelbar zu einer breiten Palette von Krebsarten beitragen kann. Wir brauchen dieses Vitamin zum Überleben, doch in den meisten westlichen Ländern ist zurzeit ein dramatisches Absinken des Vitamin-D-Spiegels festzustellen. Und ein niedriger Vitamin-D-Spiegel kann sich stark auf unsere Gesundheit und unser Glück auswirken.

Neueste Empfehlungen (die mir sinnvoll erscheinen) besagen, dass unsere Haut so weit wie möglich täglich 15 bis 20 Minuten der Sonne ausgesetzt sein sollte, damit sich unser Vitamin-D-Spiegel wieder normalisiert. Lassen Sie Ihren Vitamin-D-Spiegel überprüfen. Und gehen Sie hinaus in die Sonne, und verzichten Sie auf die synthetischen Sonnenschutzmittel, die krebserregende Bestandteile enthalten können. Bitte achten Sie darauf, dass Ihre Haut nicht zu viel Sonne abbekommt und verbrennt.

- *Gehen Sie ins Freie* und setzen Sie mindestens 40 Prozent Ihrer Haut direkt der Sonne aus – Shorts und ein kurzärmeliges Hemd wären ideal. Ihre Gesichtshaut ist dünner als die Haut anderer Körperteile und benötigt mehr Schutz. Also tragen Sie eine Kopfbedeckung, die Ihnen ausreichend Schatten spendet, oder verwenden Sie ein biologisches Sonnenschutzmittel.
- Wenn Sie so wie ich in einem Teil der Welt leben, in dem die Sonne sich rarmacht, abhängig von den Jahreszeiten ist, *können Sie Vitamin-D3-Ergänzungsmittel einnehmen, kombiniert mit Vitamin K2 und Magnesium.* Informieren Sie sich über die derzeit empfohlene Dosierung – vielleicht ist sie höher, als Sie erwarten. Sie beläuft sich gewöhnlich auf 5000 IE bis 10 000 IE täglich.

Schließlich: *Tun Sie Dinge, die Ihnen Spaß machen!* Tun Sie alles, was Ihnen Freude bereitet – tanzen, singen, spielen, schreiben, ein Instrument spielen, Rezepte ausprobieren, kreative Gartenarbeit leisten, Witze erzählen, albern sein, den Menschen erklären, dass Sie sie mögen. Tun Sie alles, was Sie in gute Stimmung bringt, Ihren Adrenalinspiegel erhöht und Ihnen erlaubt, sich intensiver mit sich selbst, mit geliebten Menschen und mit der Natur zu verbinden.

Treffen Sie gesündere Entscheidungen

Denken Sie daran, dieses Kapitel noch einmal zu rekapitulieren, sich einige persönliche Notizen zu machen, einige Entscheidungen zu treffen und Ihre Pläne niederzuschreiben. Gesund zu bleiben und positiv eingestellt sowie frei von Depressionen zu sein steht häufig in einem engen Zusammenhang. Verbessern Sie also Ihre Gesundheit, und erhöhen Sie Ihren Energiespiegel.

Wenn Sie an einem gewissen Punkt unmotiviert sind oder wieder in alte Verhaltensmuster verfallen, halten Sie inne, öffnen Sie sich, und spüren Sie, was Sie emotional empfinden. Dann gehen Sie zu den geleiteten Selbstbeobachtungen, und durchlaufen Sie erneut einen der Haupt-Aufräumungsprozesse – entweder den Worst-Best- oder den Emotional-Journey-Prozess. Dies wird Ihnen helfen, zu den Emotionen durchzudringen und Probleme aus dem Weg zu räumen. Dann werden Sie feststellen, dass Ihre natürliche Motivation, Energie und Willensstärke, gesund und unabhängig im Leben voranzukommen, sprunghaft zunehmen werden.

Sobald Sie die nötigen Lebensstil- und Gesundheitsentscheidungen getroffen und einen Plan umgesetzt haben, sind Sie bereit, zum nächsten Kapitel überzugehen. Dort werden wir einige Methoden erforschen, die wir anwenden können, um ein zielgerichtetes und zweckgeleitetes, sinnvolles und erfülltes Leben zu führen.

KAPITEL 11

DIE ENTDECKUNG IHRES LEBENSSINNS

Als ich heranwuchs, kam das Thema »Lebenssinn« nie zur Sprache, es wurde in meiner Familie nie diskutiert. Die Vorstellung, dass das Leben einen Sinn haben könnte, war etwas, worüber wir uns keine Gedanken machten. Ich vermute, dass unsere Lebensauffassung eine allzu einfache war. Es erschien vernünftig und pragmatisch zu sein, wenn man wusste, dass man sich nicht beklagen sollte über das, was das Schicksal einem gegeben oder nicht gegeben hatte. Man führte einfach sein Leben, arbeitete hart an dem, wozu man sich entschieden hatte oder wofür man bestimmt war, erledigte seine Aufgabe gut, verdiente Geld, sparte und kletterte die Erfolgsleiter hinauf, um schließlich in den Genuss der Mittel zu gelangen, mit denen sich der Lebensstil finanzieren ließ, der einen glücklich machte und erfüllte.

In den vorherigen Kapiteln habe ich bereits beschrieben, dass sich diese Philosophie als erfolglos und letztlich desillusionierend erwiesen hat. Doch abgesehen davon, dass sie als Glücksplan nicht funktionierte, erzeugte die Strategie des »Tu, was immer du tun musst, um genug Geld zu verdienen, um glücklich zu sein« zudem einen subtilen unterminierenden Nebeneffekt: Sie nährte die unterschwelligen Gefühle der Sinnleere, die ich bereits im Leben verspürte, und führte im Laufe der

Zeit dazu, dass sie sich zu einem erkennbaren und häufig empfundenen Gefühl der Sinnlosigkeit auswuchsen.

Sogar (vielleicht besonders) in den Zeiten meines Erwachsenenlebens, in denen ich finanziell sehr erfolgreich war, hatte ich das Gefühl, dass das, was ich beruflich tat – ein Einzel- und Großhandelsschmuckunternehmen leiten –, keinen wirklichen Wert als solchen hatte und im Grunde genommen sinnlos war.

Von Zeit zu Zeit machte es Spaß, Paaren dabei zu helfen, den idealen Verlobungs- oder Ehering zu finden, oder jemanden dabei zu unterstützen, ein Geschenk zu wählen, das Freude bereiten würde. Bis zu einem gewissen Grad konnte ich mich mitfreuen. Doch das beherrschende Gefühl war, dass ich einen Beruf gewählt hatte, bei dem das vorrangige, wichtigste Ziel darin bestand, Geld zu verdienen. Und meine Arbeit fühlte sich häufig sinnfrei und leer an.

Manchmal sann ich darüber nach, ob ich beruflich etwas tun könnte, was von echtem Wert wäre, und gelangte zu der Schlussfolgerung, dass es etwas sein müsste, was im Leben anderer Menschen einen positiven Wandel herbeiführte – doch ich unternahm nichts dafür. Und dann geriet mein Leben, wie Sie wissen, aus dem Ruder, bis ich mich meinem ersten Journey-Prozess unterzog und fast jeden Aspekt meines Lebens völlig heilte.

Als ich diese erste Sitzung mit Bill absolvierte, hatte ich keinen Job, wenig Geld und keine eigene Wohnung; ich war zu meinem Vater gezogen. In der darauffolgenden Woche erhielt ich einen Anruf von Ron und Bob, zwei Freunden und Kollegen. Sie luden mich ein, in Vollzeit bei einer Beratungsfirma einzusteigen, bei der ich schon vorher von Fall zu Fall gearbeitet hatte. Das erschien mir wie ein finanzieller Rettungsanker.

Ich wusste, dass ich das Geld dringend benötigte, da ich Unterhalt für Ehefrau und Kind bezahlen musste und demnächst eine eigene Bleibe benötigte, zudem für die Miete und meine Lebenshaltungskosten aufkommen musste. Aber ein Teil von mir schreckte davor zurück, mich in Vollzeit an diese Beratungsfirma zu binden. Ich fühlte mich klar und gesund in meinem Sein, doch irgendwie verkrampfte sich mein Magen bei dem Gedanken an diese Stelle. Das Gefühl war mir unbekannt, aber ich hörte darauf.

Ein Teil von mir wollte mehr Flexibilität, ein Teil, der nicht durch regelmäßige Arbeit eingezwängt werden wollte. Ich hatte keine speziellen Pläne, was ich mit meiner Freizeit anstellen würde, aber intuitiv wollte ich mir diese Freiheit in meinem Leben schaffen.

Also rief ich Ron und Bob an, ohne genau zu verstehen, weshalb ich es tat, und verhandelte mit ihnen: Wenn sie mir ein gesichertes Einkommen sowie eine Gewinnbeteiligung garantierten, würde ich mindestens drei Tage in der Woche dort arbeiten. Sie waren einverstanden. Ich trennte mich von meinem Psychiater, setzte die Medikamente ab und arbeitete in Teilzeit.

Innerhalb kürzester Zeit wurde deutlich, warum ich mich geweigert hatte, mich für einen Vollzeitjob zu verpflichten. Brandons neue Arbeit »The Journey« war in Großbritannien bereits auf begeisterte Resonanz gestoßen, und sie beschloss, Wochenend-Workshops anzubieten. Ich wusste, dass sie schon einen Promoter hatte, sodass diese Aufgabe erledigt wurde. Aber ich verspürte das starke Verlangen, meinen Beitrag zu leisten und zu helfen. Da ich so reichlich von der Journey-Arbeit profitiert hatte, war es mir ein tiefes Bedürfnis, anderen davon zu berichten, damit auch sie Nutzen daraus ziehen konnten.

Als wir das nächste Mal miteinander sprachen, machte ich ihr ein Angebot, das keiner Überlegung bedurfte: »Brandon, ich werde mein Möglichstes tun, um dazu beizutragen, diese Arbeit bekannt zu machen. Sag mir einfach, was du willst, und ich werde mein Bestes geben. Ich arbeite nur drei Tage pro

Woche, habe also genug Freizeit. Ich habe Erfahrung im Geschäftsleben aufzuweisen, also könnte ich bei der Organisation helfen; ich besitze ein Auto und kann dich zu deinen Terminen chauffieren oder auch als Handlanger fungieren. Bei deinen bevorstehenden Veranstaltungen werde ich vom hinteren Teil des Raums aus alles organisieren und die Lautstärke regulieren. Ich werde als Trainer fungieren und die Teilnehmer unterstützen. Ich werde alles, worum du mich bittest, entsprechend meinen Fähigkeiten ausführen. Dafür verlange ich keine Bezahlung ... nur, verlang nicht von mir, dass ich vor Publikum stehe und eine Rede halte!«

Die Worte sprudelten nur so aus mir heraus, noch bevor mir bewusst wurde, was ich da offerierte, aber das Angebot und die Verbindlichkeit fühlten sich für mich sinnvoller an als jede andere berufliche Verpflichtung, die ich je eingegangen war. Ich war so dankbar für das, was ich erhalten hatte, dass ich eine Gegenleistung erbringen musste. Nicht unbedingt indem ich Brandon persönlich etwas anbot, sondern indem ich anderen Menschen etwas von potenziellem Wert gab. Menschen, die Hilfe benötigten, weil sie Probleme hatten, wie ich selbst sie durchlebt hatte, und die noch nichts von dieser neuen Prozessarbeit wussten.

Brandon nahm mein Angebot an, und ich stürzte mich in die neue und unbekannte Arena der Seminarorganisation. Ich liebte jeden einzelnen Augenblick, den ich damit verbrachte, war von Ehrfurcht ergriffen angesichts der Arbeit und der radikalen, tief greifenden Heilungseffekte, die sie auf das Leben vieler Menschen hatte. Zum ersten Mal überhaupt wusste ich, dass mein Leben einen Sinn hatte, einen wahren Zweck. Daran wurde ich jedes Mal erinnert, wenn ich in die Augen eines Menschen blickte, der so wie ich einen Durchbruch erlebt hatte. Ich verspürte es jedes Mal, wenn jemand berichtete, er habe ein emotionales oder gesundheitliches Problem gelöst, dessen

Heilung er nie für möglich gehalten hätte. Und ich wusste es unbestritten jedes Mal, wenn ich mich einem weiteren Journey-Prozess unterzog und mein Leben von endlosen Schichten des Schmerzes und der Kränkung befreite.

Zum ersten Mal in meinem Leben hatte ich etwas gefunden, was echten Wert besaß, und es schien einfach natürlich zu sein, dass ich es mit anderen teilen wollte: nicht durch Predigen oder Bekehren, sondern indem ich meinen Worten Taten folgen ließ, jegliche noch wahrgenommenen Probleme in meinem Leben beseitigte, als Beispiel für die Möglichkeit diente, dass Menschen einen Wandel vollziehen können, und ich jedem diese Möglichkeit anbot, der den Mut besaß, innezuhalten, sich zu öffnen und zu fühlen.

Ich spürte, dass ich nicht über die Möglichkeiten reden, sondern sie *sein* wollte. Ich hatte das unbändige Verlangen, die Grenzen in meinem eigenen Leben so tief und so weit wie möglich zu verschieben, herauszufinden, wie viel Wandel möglich war, wie viel Freiheit. Und ich wünschte mir, dass jegliche Veränderung, die sich in mir vollzog, als Inspiration, als Einladung für die anderen diente.

Als meine eigenen Selbstbeobachtungen und Klärungsprozesse ihre Wirkung zeigten, fing ich an, mich leichter zu fühlen, noch stärker verhaftet in der Stille und dem immanenten Bewusstsein, ich fühlte mich erfüllter, als ich es je für möglich gehalten hätte, und verliebte mich immer mehr in den Journey-Prozess und seine tief greifenden Vorteile.

Und im Laufe der nächsten achtzehn Monate verliebte ich mich auch in Brandon. Zaghaft erforschten wir unsere Beziehung, zuerst als Freundschaft, dann als Liebesbeziehung. Wir verliebten uns unsterblich ineinander. Und als unsere persönliche Beziehung sich entwickelte, arbeiteten wir weiterhin zusammen, um gemeinsam die Möglichkeiten zu erkunden, die die Journey-Arbeit der Welt zu bieten hatte.

Eines Abends brachte ich beim Essen etwas zur Sprache, das seit ein paar Wochen in mir schwelte. »Ich will dein Manager sein«, sagte ich. »The Journey ist die außergewöhnlichste Methode der persönlichen Transformation, die ich mir vorstellen kann, und ich will mit dir in Vollzeit zusammenarbeiten, die Arbeit fördern und weltweit bekannt machen. Ich will mit dir reisen und in alles eingebunden werden. Ich werde ungefähr zwölf bis achtzehn Monate benötigen, um mich ganz aus der Beraterfirma zurückzuziehen. Es wird also eine Übergangszeit geben, in der wir überlegen können, wie es funktionieren kann. Ich glaube, ich bewerbe mich gerade um einen Job.«

»Oh«, rief Brandon. »Das kommt etwas plötzlich. Lass mich eine Nacht darüber schlafen. Ich komme morgen darauf zurück.«

Am nächsten Tag sprach sie mich beim Mittagessen darauf an. »Ich habe mich deiner Bitte gegenüber geöffnet«, sagte sie, »und bin damit einverstanden. Doch ich habe eine Bedingung: Du musst schon morgen anfangen!«

Ich war hin- und hergerissen zwischen Angst und Begeisterung. Die Notwendigkeit, von einem Tag auf den anderen einen Weg aus meiner geschäftlichen Partnerschaft zu finden, beunruhigte mich. Andererseits begeisterte mich die Möglichkeit, mich voll und ganz der Aufgabe zu widmen, die ich so sehr mochte. Also arbeitete ich mit Brandon in Vollzeit, und gemeinsam nahmen wir die Gründung der Firmen in Angriff, die die Basis der The-Journey-Organisation bilden würden.

Seit damals spüre ich die Gnade in meinem Leben, die mich leitet und vorwärtstreibt. Manchmal fühlte es sich beängstigend an, so, als verlange das Leben mir zu viel ab, reiße mich zu schnell aus meinen Komfortzonen und dränge mich, unbekanntes Terrain zu betreten. Manchmal war es eine wilde Abenteuerreise, faszinierend und erhebend. Und an jedem einzelnen Tag in den letzten zwanzig Jahren war die Arbeit, die

Brandon und ich zusammen mit unseren außergewöhnlichen Teammitgliedern verrichten – die eher Familienmitglieder als Kollegen zu sein scheinen –, viel bereichernder und erfüllender, als ich es mir je hätte vorstellen können. Jeder Tag fühlt sich an, als habe er einen tiefen Sinn.

Öffnen Sie sich dem Sinn Ihres Lebens

Ich wiederhole mich hier, weil dies äußerst wichtig ist: Sie müssen alle beschriebenen Klärungsprozesse voll und ganz erledigt haben und Ihren lebensverändernden Plan von Kapitel 10 konzipiert und umgesetzt haben, *bevor* Sie die nächste Selbstbeobachtung angehen. *Bitte,* vergewissern Sie sich, dass Sie all dies erledigt haben, bevor Sie zum kommenden Abschnitt übergehen.

Der letzte Schritt besteht darin zu erforschen, welche Voraussetzungen Sie erfüllen müssten, um ein sinnvolles, wirklich wertvolles und zweckbestimmtes Leben zu führen. Wir gehen die Frage auf eine einfache, pragmatische Weise an. Also greifen Sie zu Stift und Notizblock, und machen Sie sich an die Arbeit! Sie müssen sich einen ruhigen Platz suchen, wo Sie nicht gestört werden. Planen Sie ungefähr 45 Minuten ein, um die Übung zu absolvieren, die aus einer Selbstbeobachtung mit geöffneten und geschlossenen Augen besteht.

Übung: Entdecken Sie Ihren Lebenssinn

CD 12

Wähle einen bequemen Stuhl, nimm Platz, und gönn dir ein paar Augenblicke, um abzuschalten ... Atme nun tief ein ... und langsam wieder aus ... bis du keinen Atem mehr hast ... Und atme noch einmal tief ein ... Und wenn du jetzt ausatmest, lass jegliche Anspannung los, alles, was du zurückhältst ... Blas sie einfach aus ... und erlaube dir, dich intensiv zu entspannen ...

Atme weiterhin auf diese Weise ... intensiv und langsam ein ... intensiv und noch langsamer aus ... Lass zu, dass jeder Atemzug dich nach innen zieht und dich entspannen lässt, wenn du offen für die reine Präsenz wirst, das Bewusstsein, das immer gegenwärtig ist ... weit und geräumig ...

Erlaube jetzt deinen Augen, sich zu schließen und zu öffnen oder erneut zu schließen, wenn erforderlich .... und beginne nachzuforschen. Wofür bist du am dankbarsten im Leben? Fang mit den kleinen Dingen an, auch wenn sie dir unbedeutend erscheinen ... Lass dich deine Worte ohne Zensur ihren Weg auf eine neue Seite auf deinem Notizblock finden ... Wofür bist du am meisten dankbar? Wenn du für irgendwelche Dinge im Leben dankbar wärest, welche sind das?

Kannst du dich zum Beispiel selbstständig ankleiden? Kannst du ohne fremde Hilfe essen, gehen, sehen, hören und fühlen? Es gibt viele Menschen, die es nicht können ... Besitzt du eine Unterkunft, um es warm zu haben, genug zu essen, um gesund zu bleiben? Es gibt viele Menschen, die es nicht haben ... Bist du in Freundschaft oder Liebe mit Menschen verbunden, an denen dir etwas liegt? ... Fang an zu schreiben, ohne großartig darüber nachzudenken. Lass alles aus dem Herzen des weiträumigen Bewusstseins hochkommen ... aus sich selbst heraus.

Wurdest du im Leben vom Glück verwöhnt? In welcher Hinsicht bist du privilegiert? Schreib es nieder.

Mit welchen Objekten, materiellen Gaben, hat dich das Leben überschüttet? ... Wo bist du gewesen, was hast du erlebt, um dankbar dafür zu sein? ... Wem bist du in irgendeinem Bereich deines Lebens dankbar? ... Schreib all dies nieder ... Und hör nicht auf, bis du spürst, dass eine natürliche Pause eintritt oder auf selbstverständliche Weise das Ende dieses Flusses erreicht ist ... Nimm dir mindestens zehn Minuten Zeit, um diesen Teil der Übung abzuschließen.

Nimm dir jetzt weitere zwei bis drei Minuten Zeit, um deine Notizen noch einmal durchzugehen, all die Dinge, für die du dankbar bist, und wähle mindestens fünf, die dir besonders am Herzen liegen ... Versieh diese mit einem Sternchen ... Du wirst feststellen, dass sich dabei möglicherweise eine weitere Inspiration herauskristallisiert. Wenn ja, notiere dir einige weitere Objekte oder Umstände, für die du dankbar bist ... und sauge die Erfahrung der Dankbarkeit in dir auf ... lass diese dein Sein voll durchdringen.

Nachdem du jetzt einen Moment lang das Gefühl der Dankbarkeit umarmt hast, schließ die Augen ... und forsche auf eine andere Weise nach: Was waren Höhepunkte in deinem Leben? Einige der größten Erfahrungen, die du gemacht hast? Wann hast du dich am besten gefühlt, wann waren deine Aufregung, deine Begeisterung am größten? Wann wurdest du am meisten geliebt, warst du am liebevollsten, zufriedensten und am meisten erfüllt und spürtest einen Sinn im Leben? Lass die Antworten automatisch aus der Tiefe deines Seins »hochblubbern«, von der Stelle, die viel tiefer liegt als dein denkender Geist ... Welches sind die Höhepunkte deines Lebens, deiner Erfahrung? ...

Lass dir so wie zuvor ein paar Augenblicke Zeit, und erlaube es dann den Worten, sich auf eine neue Seite deines Notizblocks zu ergießen ... Denk über die Worte nicht nach, überprüf sie nicht, sondern schreib sie nieder, ohne zu denken ... Lass zu, dass deine einprägsamsten Erfahrungen, die besten Erfahrungen, den Weg auf diese Seite finden ... Wenn du willst, kannst du die Augen schließen, um die Erinnerungen heraufzubeschwören. Dann öffne sie wieder, um zu schreiben ... Fass die besonderen Erfahrungen in Worte, genau so viele, wie nötig sind, um die Gefühle, die du damals verspürtest, wieder heraufzubeschwören ... Lass dir mindestens zehn Minuten Zeit dafür ... Mach weiter, bis du das Gefühl hast, es sei eine Pause angebracht.

Gut ... Stell jetzt auf dieselbe Weise deine Nachforschung an. Wann hast du dich am wohlsten gefühlt? ... Wann warst du am zufriedensten, hast dich am erfülltesten, am vollkommensten und glücklichsten gefühlt? ... Wann hattest du das Gefühl, wirklich auf dem richtigen Weg zu sein, wirklich zielgerichtet? ... Wann hattest du das Gefühl, dass das Leben selbst dir dazu verhalf, deine Fähigkeiten optimal zu nutzen, deine Inspiration anregte und dich leitete? ... Wann hast du die einfache, reine »Richtigkeit« der Handlungen gespürt, die du automatisch ausführtest? ... Schreib all dies nieder ... Lass dir wieder zehn Minuten Zeit, und schreib so viel über die besondere Erfahrung nieder, dass die positiven Gefühle, die du damals empfandest, wieder hochkommen ... Schreib, bis sich eine natürliche Pause anbietet ...

Großartig ... Und jetzt überflieg erneut diese beiden letzten Abschnitte deiner Notizen über die Erfahrungen, die in deinem Leben von größter Bedeutung waren ... Saug diese ein ... und versieh die wichtigsten davon mit einem Sternchen ...

Überflieg jetzt noch einmal alle mit einem Sternchen versehenen Punkte auf deiner Liste ... und fang dann mit dem Abschnitt über die Dankbarkeit an, arbeite dich Punkt für Punkt voran, und öffne dich mit jedem Punkt ... und verinnerliche ihn ... Verweile bei jedem Sternchen, und öffne dich diesem Ereignis, dieser Angelegenheit oder Person gegenüber ... und entwickle ein Gespür dafür, wie das emotional auf dich wirkt ... Frag dich, wie sich dies für dich anfühlt ... Welche Gefühle kommen hoch?

Schreib neben jedem Sternchen die Emotionen auf, die du verspürst, wenn du diese Facette deines Lebens betrachtest ... Lass dir etwa fünf Minuten Zeit dafür ... und öffne mit jeder Emotion, die du aufschreibst, deinen Körper der physischen und intuitiven Erfahrung.

Ausgezeichnet! ... Und fühle jetzt diese positiven Emotionen, und erlaube ihnen, durch deinen Körper zu fluten ... Genieß ihre Fülle ... Und denk daran: Wenn das Leben dich mit Wohltaten überschüttet, ist dies ein Wegweiser, dass du auf der richtigen Spur bist ... am richtigen Ort zur richtigen Zeit ...

Und stell dir jetzt folgende Frage: Wenn das Leben, die Gnade, das Universum dich leitete oder vorwärtstrieb ... was würden sie dann von dir verlangen? .... Wenn es nicht an dir läge ... wenn es am Leben selbst läge, die Dinge zu klären ... die Entscheidung für dich zu treffen ... in welche Richtung würde es dich ziehen? ... Was solltest du seiner Meinung nach tun? ... Wie solltest du seinem Wunsch entsprechend deinen Beitrag leisten? ...

Was würde sich sinnvoll und richtig anfühlen? ... Was wäre am erfüllendsten? ...

In dem Wissen, dass du ein integraler Bestandteil des Lebens, ein wesentlicher und unschätzbarer Teil des Ganzen bist ... und in dem Wissen, dass das Leben, das sich selbst trägt, gleichzeitig dich trägt ... als Teil dieses Ganzen – was will das Leben von dir? ... Wie sollst du seiner Meinung nach dienen, dich revanchieren und Dank und Nutzen anbieten? ...

Schließ ein paar Minuten lang die Augen, und erlaube es jedem Impuls, der aus der Tiefe deines Seins hochkommen und gefühlt werden möchte, dies zu tun ... Richte deine Wahrnehmung ganz auf das Innere deines Körpers ... Lass deinen Verstand ganz in den Hintergrund treten ... Lass die Offenbarung aus der Tiefe deines Herzens, deines Bauchs ... ja, aus der Tiefe deiner Essenz hochkommen ... Welche Gaben wünscht sich das Leben von dir? ... Welche Aufgabe, sei sie auch noch so klein, sollst du dem Wunsch des Lebens entsprechend erfüllen?

Wenn du bereit bist, kannst du die Augen öffnen und niederschreiben, was hochkommt ... Schreib ungehindert, automatisch ... Lass das Geschriebene nicht deine Angelegenheit sein ... Du kannst lediglich verfolgen, wie die Worte die Seite füllen ...

Schreib so lange, bis du dich leer fühlst. Lass die Worte mühelos aus dir herausfließen ... Auch wenn diese im Augenblick des Schreibens keinen Sinn ergeben, lass sie fließen, bis sie von sich aus innehalten ...

Ausgezeichnet! ... Und nun lies diesen letzten Abschnitt noch einmal durch ... öffne dich bei jedem Satz, und fühle dessen emotionale Wirkung ... Wie würdest du dich fühlen, wenn du losließest, dich ergäbest, es dem Leben überließest, dich zu diesem Handeln und zu dieser

Aufgabe zu befähigen? ... Wie würde sich all dies wirklich anfühlen? ... Schreib die Emotionen nieder, die nach oben kommen.

Schließ nun die Augen ein letztes Mal, und stell die Frage: Wenn du dich verpflichten solltest, innerhalb der nächsten 24 Stunden einige kleine Handlungen auszuführen, um diese neue Methode des Voranschreitens zu konkretisieren ... um dem Universum kundzutun, dass du bereit bist und deine Rolle bei dem Geheimnis, das sich entfalten wird, spielen wirst ... welche Zusagen würdest du dann machen? Was wirst du tun?

Schreib die Zusagen auf, die du dir selbst und dem Leben gegenüber machen möchtest ...

Wenn du fertig bist, atme tief und intensiv ein ... und ganz tief wieder aus ...

Gut gemacht!

Ihr Körper und Ihr Sein sollten von diesem Ziel erfüllt und inspiriert sein. Von nun an kann Ihr Leben eine kontinuierliche Lektion darstellen, auf Ihr Herz und Ihren Körper zu hören und von ihnen geleitet zu werden.

SCHLUSSBEMERKUNGEN

LEBEN IN FREIHEIT

Wenn Sie sich beim Lesen dieses Buches wirklich geöffnet haben, werden Sie eine große Anzahl von Einsichten in den Zustand der Depression und des Menschseins gewonnen haben. Brandon und ich hoffen, dass diese Einsichten dazu beigetragen haben, etwas Klarheit in den Bereichen Ihres Lebens zu schaffen, in denen vorher Verwirrung und Missverständnisse herrschten.

Und wir sind sicher, dass in Ihrem Inneren einige bedeutsame Veränderungen vollzogen wurden, wenn Sie sich ganz auf die gesamte Prozessarbeit eingelassen haben, die hier erläutert wurde. Sie erkennen jetzt, dass das Leben mehr Optionen und mehr Freiheit bereithält, als Sie zuvor wahrgenommen hatten. Sie fühlen sich jetzt gesünder und vollständiger, Ihr Gemütszustand hat sich verbessert, und Sie sind sich gesünderer Optionen bewusst, die Sie wählen können, während Sie im Leben voranschreiten.

Es gibt noch ein paar zusätzliche Techniken und Einsichten, die Ihnen auf Ihrem weiteren Weg helfen werden.

Der Kernpunkt dieser Arbeit

Der Kernpunkt der in diesem Buch dargelegten Arbeit ist sehr einfach: Er kann zu tief greifender Heilung und umfassender Selbstverwirklichung führen und ist nicht schwierig. Zwar mögen einigen Personen unsere Techniken und Empfehlungen auf den ersten Blick etwas ungewöhnlich erscheinen, doch sie können sehr leicht wie folgt zusammengefasst werden:

- *Halten Sie inne* – zumindest gelegentlich. Schalten Sie alle Ablenkungen aus. Legen Sie jegliche Aktivität nieder. Hören Sie auf damit, sich die gewohnten Geschichten zu erzählen. Verharren Sie eine Weile in diesem gegenwärtigen Augenblick ohne das Gefühl, etwas tun, eine Rolle spielen oder etwas erreichen zu müssen. Seien Sie sich des Lebens mit all seinen Gegebenheiten bewusst, und genießen Sie einfach dessen Präsenz.
- *Öffnen Sie sich.* Nehmen Sie Platz, und schließen Sie die Augen. Entspannen Sie von Kopf bis Fuß. Lassen Sie Ihren Geist, Ihren Körper, ja, Ihr ganzes Sein weich werden und sich öffnen.
- *Fühlen Sie.* Gestatten Sie es Ihren Gefühlen, hochzukommen, voll und ganz empfunden zu werden und völlig natürlich entsprechend ihrem eigenen Rhythmus wieder abzuklingen. Dies ist keine Einladung zur Läuterung oder zum Handeln aus Emotionen heraus. Es ist eine schlichte Bitte, die Emotionen zumindest gelegentlich in aller Stille willkommen zu heißen, sie anzunehmen und sie wirklich und authentisch zu fühlen.
- *Tauchen Sie ein.* Wenn Sie bereit sind, voll und ganz in das Innerste jeglicher Emotion einzutauchen, egal, wie stark sie ist oder wie »negativ« Sie sie wahrnehmen, wird sie sich selbst als eine Öffnung zur reinen Energie, Lebenskraft,

Freiheit, zu dem Unendlichen, ja, der Quelle selbst offenbaren. Sich auf diese Weise der Quelle zu öffnen bedeutet, dass Sie Zugang zu der außerordentlichen Führung erlangen, die aus der angeborenen Genialität und der Weisheit Ihrer Seele erwächst. Jede Antwort, nach der Sie je gesucht haben, ist Ihnen zugänglich. Alles, wonach Sie je gestrebt haben, wovon Sie geträumt, wozu Sie Zugang haben wollten und was Sie sich zu fühlen wünschten, offenbart sich als bereits präsent, in Ihrem Inneren, als Sie selbst!

- *Lassen Sie los.* Seien Sie bereit, laut zu sprechen, damit Ihre Ohren die Worte hören können, die sich auf alte Verletzungen beziehen, die Sie nicht loslassen konnten. Erlauben Sie sich, aus den Zellen Ihres Körpers all den alten Schmerz und die Verletzungen, die sich vielleicht jahrelang dort festgesetzt haben, freizulassen. Der beste Platz dafür ist vermutlich das Lagerfeuer in einem Journey-Prozess, wo ein vollständiges Heilungsgespräch stattfinden kann. Sie könnten sich aber auch einfach ein ruhiges Plätzchen suchen und sich gegenüber der Wand aussprechen.
- *Vergeben Sie.* Vergebung ist die wirksamste Heilungskommunikation zwischen uns und anderen Menschen. Wenn wir verzeihen, müssen wir nicht zwangsläufig die vergangenen Handlungen anderer Menschen billigen oder gutheißen, wir öffnen uns nicht für Missbrauch. Wenn wir aufrichtig vergeben, lassen wir los, öffnen uns tiefem Frieden und der Auflösung in unserem Sein. Nelson Mandela sagte, an unserer Verbitterung festzuhalten sei so, als würden wir Gift trinken und den Tod unseres Feindes abwarten. Entscheiden Sie sich für die Vergebung als Lebensart, damit Ihre Verbitterung heilen, sich verabschieden und Ihr ganzes Sein Frieden finden kann.
- *Seien Sie ehrlich.* Sobald Sie die Wahrheit der Ihnen innewohnenden Schönheit erfahren haben, Ihre eigene innere

Größe, äußern Sie sich ehrlich darüber. Öffnen Sie sich, und tauschen Sie diese Wahrheit auf der Basis der Unschuld und Dankbarkeit mit anderen aus. Wer Sie wirklich sind, bedarf keines Zusatzes, muss nicht in einem bestimmten Licht gesehen werden, bedarf weder der Schmeichelei noch der Zustimmung – es ist einfach. Sie sind nicht vom Leben abgetrennt, Sie symbolisieren die Gesamtheit des Lebens. Und Sie können in innerem Frieden ruhen.

Das Gegenteil der Depression

In unseren Seminaren erhebt sich manchmal die Frage: »Was ist das Gegenteil der Depression?« Die Teilnehmer nennen oft »Freude«, »Glück«, »positive Einstellung« und so weiter und zählen Emotionen auf, die sie schätzen oder nach denen sie streben.

Unsere Antwort darauf lautet anders. Wenn wir erkennen, dass die Depression eindeutig ein Muster des emotionalen Sichverschließens ist, das zur Gewohnheit wird und sich in einen Zustand verwandelt, können wir leicht erkennen, dass das Gegenteil der Depression die Fähigkeit und Gewohnheit ist, *jede* klare, saubere Emotion zu fühlen! Jede Emotion, die Sie beim Namen nennen können, ist das Gegenteil der Depression, wenn sie in aller Offenheit gefühlt wird und ohne hinzugefügte Geschichte hochkommen und wieder verschwinden darf. Sogar die Emotionen, die Sie in der Vergangenheit vielleicht gemieden oder gefürchtet haben, können das Gegenteil der Depression bedeuten: Wut, Zorn, Verzweiflung und die Angst selbst, wenn man voll in sie eintaucht und sie in aller Fülle durchlebt, stellen das »Antonym« des Dichtmachens dar. Sie können das Gegenteil der Depression sein und sind es.

Wenn Sie sich also je wieder die Frage stellen: »Wie kann ich herausfinden, ob ich unter einer Depression leide oder nicht?«, dann gibt es eine einfache Möglichkeit, dies festzustellen, indem Sie Folgendes überprüfen: »Was fühle ich wirklich in diesem Augenblick?« Wenn Sie eine bestimmte Emotion nennen können und bereit sind, sie willkommen zu heißen – egal, um was für ein Gefühl es sich handelt – und sie voll und ganz fühlen, dann halten Sie das Muster der Depression nicht länger aufrecht. Sie haben es durchbrochen und sind gesund und frei.

Inneres Zuhören

Die beste Methode, vernünftige Entscheidungen im Leben zu treffen, ist die, sorgfältig auf Ihren Körper zu hören und nicht auf Ihre Gedanken. Unser Verstand kann sehr raffiniert und bemüht sein, uns davon zu überzeugen, dass er es am besten weiß, dass er immer gesunde Entscheidungen für uns trifft, obwohl er uns tatsächlich einfach in dem Versuch manipuliert, einige gefürchtete Emotionen verschlossen zu halten. Der Körper ist ein weitaus verlässlicheres und hilfreicheres Werkzeug bei der Entscheidungsfindung.

Vor mehreren Jahren berichtete das Max-Planck-Institut, dass es genau die Neuronen, die im Gehirn existieren, auch im menschlichen Verdauungstrakt gefunden habe, das »zweite Gehirn«. Ihr Bauchgefühl ist häufig gesund, und es gibt eine gute Technik, um sehr schnell Zugang zum hervorragenden inneren Wissen des Körpers zu erlangen. Dieser Technik bedienen wir uns beide.

Wenn Sie zum Beispiel mit einer Entweder-oder-Entscheidung konfrontiert werden, dann halten Sie einfach inne, öffnen und entspannen Sie sich, und laden Sie den denkenden Geist dazu ein, sanft zur Ruhe zu kommen. Spüren Sie dann mit geschlossenen Augen in Ihr Inneres hinein, in das geräumige Bewusstsein, das immer dort präsent ist. Heißen Sie nun in diesem neutralen, offenen Raum die erste Wahl willkommen – vielleicht wiederholen Sie die damit verbundenen Worte, oder erlauben es der Wahrnehmung davon, an die Oberfläche zu kommen – und *Sie werden feststellen, wie Ihr Körper automatisch intuitiv auf diese Option reagiert.* Verkrampft er sich, oder zieht er sich zusammen? Achten Sie genau auf das Gefühl, das hochkommt. Kehren Sie dann zur neutralen offenen Wahrnehmung zurück, und heißen Sie die zweite Option willkommen, damit sie von Ihrem Körper auf dieselbe Weise gefühlt wird. Erneut *werden Sie feststellen, wie Ihr Körper, nicht Ihr denkender Geist, instinktiv auf diese Möglichkeit reagiert.*

Vergleichen Sie dann einfach Ihre physischen Reaktionen auf die entsprechenden Alternativen. Wenn Ihr Körper offen und entspannt bleibt, wenn er weit bleibt oder es sich innerlich wie frische Luft anfühlt, völlig luftig, dann signalisiert der Körper, dass es sicher, vernünftig oder nützlich ist, diese Wahl zu treffen und zuversichtlich voranzuschreiten.

Wenn sich Ihr Körper jedoch verkrampft oder eine Art von körperlichem Verschließen oder Rückzug festzustellen ist oder wenn Ihr Körper Widerwillen oder Schmerz empfindet, dann nehmen Sie sich in Acht. In diesem Fall signalisiert Ihr Körper entweder ein »Nein« oder ein »Nicht jetzt« und bittet Sie, zumindest für den Augenblick eine andere Wahl zu treffen oder nichts zu tun.

Über viele Jahre hinweg haben wir es der Weisheit des Körpers überlassen, unsere Entscheidungen zu treffen, und wir halten oft inne, um etwas auf genau diese Weise zu bewerten. Wenn wir dem Rat unseres Körpers folgen, scheinen sich die Tore des Lebens vor uns zu öffnen, und wir gehen leichtfüßig, mühelos und kreativ weiter. Sofern wir jedoch unsere innere Führung ignorieren, uns mit irgendeiner egoistischen Vorstellung von dem, was »wir benötigen« oder »was passieren sollte«, über sie hinwegsetzen, dann haben wir in der Regel das Nachsehen. Denn dann können wir sicher sein, dass wir, zumindest für eine Weile, damit zu tun haben werden, die Sache wieder in den Griff zu bekommen, und wir wissen *genau*, was wir getan haben, um das jeweilige Drama oder das nutzlose Ergebnis mitzugestalten, das sich daraus fatalerweise ergeben hat.

Deswegen lautet der kluge Ratschlag: *Hören Sie auf Ihren Körper!*

Frieden schließen mit den Lebensumständen

An früherer Stelle in diesem Buch haben wir gesehen, dass widrige Umstände allein keine Depression hervorrufen. Vielmehr formt die Art, wie wir auf schwierige Situationen ansprechen – innerlich, indem wir sie deuten und ihnen einen bestimmten Sinn beimessen, und äußerlich durch unsere Reaktionen oder Handlungen –, unsere emotionale Antwort auf unser Umfeld und die Ereignisse in unserem Leben.

Wir haben Menschen erlebt, die von sehr ernsten, ja, lebensbedrohenden Herausforderungen heimgesucht wurden und dann lange genug innehielten, um sich mit ihrer Situation auseinanderzusetzen und schließlich den Mut zu finden, eine Kehrtwende zu vollziehen und sich wirklich mit der Realität ihrer Lage zu konfrontieren. Dies waren Menschen, die innige Gebete sprachen, um die höchste Wahrheit ihrer Existenz zu entdecken, und sich dann ergaben: Sie ergaben sich den tiefsten Emotionen, die ihre Lebensumstände in ihnen auslösten, und sie gaben sich dem Kern jener häufig zerstörerischen oder überwältigenden Emotionen hin; dann ergaben sie sich dem Willen des Lebens, der Gnade selbst – sie überantworteten die Kontrolle einer Macht, die größer war als sie selbst und der sie vertrauten. Es waren außerordentliche Menschen, die inmitten der quälendsten Lebensereignisse Frieden fanden.

Wenn wir mit ernsten Herausforderungen des Daseins konfrontiert sind, können wir praktisch gesehen eins von zwei Dingen tun. Wir können uns den emotionalen Folgen dieser Situation öffnen und uns ihr ergeben. Wir können loslassen und vertrauen, dass das Höchste und das Beste eintreten werden, und mit dem Leben zusammenarbeiten, indem wir bereit sind, alles Nötige zu tun, um Heilung zu erfahren. Wir haben oft erlebt, was als »Wunder«-Heilung, als Wunder der Transformation und der Auflösung beschrieben werden kann, Wunder, die erfolgen, wenn die starken Gebete mit bewusster Hingabe kombiniert werden. Uns stockt der Atem, wenn wir den Mut der anderen beobachten, und es erfüllt uns mit Ehrfurcht, wenn wir erleben, was das Leben alles offenbaren kann, wenn es sich frei entfalten darf.

Die zweite Wahl, die wir treffen können, ist zu erkennen, dass einige Umstände nicht zu ändern sind. Es gibt diverse Abmachungen, die nicht geändert werden können, einige Faktoren, die sich offensichtlich unserer Kontrolle oder unserem Einfluss entziehen. Dann können wir uns aktiv dafür entscheiden, uns der emotionalen Konsequenz hinzugeben, die Dinge so anzunehmen, wie sie sind.

Unsere liebe Freundin und spirituelle Lehrerin Gangaji schrieb uns einmal »Wahrlich, was sein soll, *ist*. Der Friede liegt immer genau darin.« Mit anderen Worten: Lediglich unser Ankämpfen gegen das, was ist, verfälscht es und verursacht uns Schmerz. Wenn wir uns entscheiden, die Wirklichkeit so anzunehmen, wie sie ist, ist die Chance auf Frieden immer präsent.

Und unser spiritueller Lehrer H. W. L. Poonja (Papaji) sagte: »Das, was kommt, und das, was geht, sind *nicht real*. Fokussiert euch auf das, was nicht kommt und nicht geht, denn das ist euer wahres Selbst.« Emotionen kommen, und Emotionen gehen: Lassen Sie sie gehen, denn sie sind nicht real. Umstände kommen, und Umstände gehen: Lassen Sie sie gewähren, denn sie sind ebenfalls nicht real. Die Depression kommt, und die Depression geht: Lassen Sie sie geschehen, denn sie gehörte noch nie wirklich zu Ihnen, war nie die höchste Wahrheit. Richten Sie Ihre Aufmerksamkeit auf das, was viel tiefer ist, viel tiefgründiger. Konzentrieren Sie sich voll und ganz auf das, was weder kommt noch geht – die tiefste Wahrheit unseres essenziellen Seins.

Wenden Sie die Journey-Arbeit regelmäßig an

Wir empfinden es beide als großes Glück, seit mehr als zwei Jahrzehnten Zugang zu dieser Heilarbeit zu haben. Es ist wirklich die wirksamste Transformationsarbeit, die wir auf diesem Planeten kennen. Wir wenden sie regelmäßig an, um gesund und frei zu bleiben, um sicher zu sein, dass wir das Leben als ein Spiegelbild unseres wahren Potenzials als menschliche Wesen leben, und um sicherzustellen, dass wir offen sind, damit das Leben voll und ganz durch uns hindurchfließen kann. Dabei beten wir darum, dass das Leben uns für seine eigenen Zwecke zu niedrigsten und zu höchsten Diensten einsetzt.

Wir wissen, dass wir beide im Lauf der Jahre zahlreiche negative Einstellungen übernommen haben und von Traumata geprägt wurden, ja, dass wir durch sie konditioniert wurden. Wir haben es uns zu einer unserer Lebensaufgaben gemacht, uns weiterhin innerlich zu öffnen, uns weiterhin zu ergeben, den Schmutz wegzuräumen: Wir haben aus Ehrfurcht vor und zu Ehren unseres tiefsten Selbst beschlossen, unseren inneren Diamanten weiterhin zu reinigen und zu polieren, solange wir atmen können.

Wir empfehlen Ihnen also allen dringend, etwas Ähnliches zu tun. Sich die Journey-Arbeit zur Gewohnheit zu machen – vielleicht anfangs einmal pro Woche, dann einmal pro Monat – wird nicht nur Ihr Leben zum Positiven verändern, sondern dafür sorgen, dass Sie auf dem Weg der Offenheit, der Eigenliebe und der Wahrheit bleiben. Sie könnten einfach einen Freund mit einem ähnlichen Gebet finden – indem Sie sich vielleicht über das vorliegende Buch mit ihm austauschen – und mit ihm vereinbaren, dass Sie sich regelmäßig gegenseitig bei Ihrer Prozessarbeit unterstützen. Sie könnten immer wieder die CD zu diesem Buch anhören und daran arbeiten, alte Probleme zu klären. Es kann nur besser werden!

Wenn Ihr Gebet um Freiheit stark ist, könnten Sie auch beschließen, an einer Live-Journey-Session teilzunehmen, wie zum Beispiel am Goodbye-Depression- oder dem Journey-Intensive-Workshop. Geübte und erfahrene Helfer werden Sie bei der Arbeit unterstützen, und Sie werden fähig sein, diese auf einer tieferen Stufe durchzuführen. Außerdem können Sie einige der fortgeschritteneren Journey-Fertigkeiten erlernen, um Ihr Verständnis und Ihre Fähigkeit zu erhöhen, die Arbeit umzusetzen. Natürlich können wir Ihnen während dieser Workshops viele weitere Einsichten und Heilungstechniken sowie zusätzliche und umfassendere Journey-Prozessarbeit vermitteln, als dies in diesem Buch möglich war. Außerdem können wir Sie viel direkter dabei unterstützen, mit bestimmten Herausforderungen fertigzuwerden, denen Sie sich stellen müssen.

Wir haben einen ausführlichen Lehrplan, der ein Journey Practitioner Program mit einschließt und bei der Erfahrung von Freiheit blitzschnell Wirkung zeigt. Es ist ein aus vier Modulen bestehender Kurs, der so wirkungsvoll ist, dass er jeden einzelnen Aspekt Ihres Lebens heilen, umwandeln und befreien wird. Es ist ein Persönlichkeitswachstums-Schnellverfahren, das Sie in ein Leben katapultieren wird, das Sie sich nicht einmal im Traum vorstellen können.

Auf unserer Website www.journeyseminare.de finden Sie die vielen Optionen und verfügbaren Kurse, Workshops und lebensverändernden Retreats in deutscher Sprache.

Doch ob wir uns nun persönlich kennenlernen oder durch die Lektüre dieses Buches: Unser Gebet für Sie ist dasselbe. Möge das Universum Sie fördern; möge es jedes Ihrer Talente, Ihre Genialität und jeden Partikel Ihres Seins finden, aufdecken und nutzen, im Dienste der Totalität allen Lebens. Möge die Liebe, die Sie sind, so stark glühen, dass ihre Hitze alles durchdringt, was sich von ihr unterscheidet, und Sie als *reine, grenzenlose Liebe zurücklassen*. Und mögen Sie sich auf tiefster Ebene an jedem Augenblick dieser bedeutsamen Reise namens Leben erfreuen, sich daran ergötzen und sich davon erfüllen und nähren lassen.

Brandon und Kevin

DIE PROZESSE

IHR WEG IN EINE ZUKUNFT FREI VON DEPRESSIONEN

Anleitungen für den Prozess bewusster Entscheidungen

Intention: dass Sie die Entscheidung treffen, einen Aspekt Ihres Lebens positiv zu verändern
Zeit: 40 bis 45 Minuten
Grad an Emotionalität: leicht bis mäßig emotional
Was Sie brauchen: Stift/Papier
Am Ende: kurze Pause von rund 30 Minuten

Dieser Prozess basiert auf einer NLP-(Neurolinguistisches-Programmieren-)Intervention, die seit vielen Jahren durchgeführt wird. Wir haben sie hier für unsere spezifischen Zwecke adaptiert, und sie bildet einen guten Ausgangspunkt.

Der Prozess wird es Ihnen ermöglichen, sich darüber klarzuwerden, welche Folgen es haben wird und welche Gefühle Sie vielleicht empfinden werden, wenn Sie Ihr Leben weiterleben, ohne Ihre Herangehensweise grundsätzlich zu ändern – wenn Sie so weitermachen wie bisher oder die Dinge laufen lassen, ohne die feste Entscheidung zu treffen, etwas zu verändern.

Diese mögliche Erfahrung wird dann mit der Zukunft kontrastiert, die Sie erwartet, wenn Sie sich emotional öffnen und einige Änderungen in Ihrem Leben vornehmen – selbst wenn Sie noch nicht wissen, wie diese Veränderungen möglich sein könnten.

Es ist nicht nötig, bei diesem Prozess alles klar zu »sehen«. Er funktioniert ebenso gut, wenn Sie einfach nur ein Gespür oder ein inneres Wissen als Antwort auf einige der Fragen bekommen. Dieses Gespür oder innere Wissen wird mehr als ausreichen, um die Entscheidung zu treffen, einen Aspekt Ihres Lebens positiv zu verändern.

Übung: Der Prozess bewusster Entscheidungen

CD 7

Mach es dir bequem, schließ dann die Augen, und beginne, dich zu entspannen. Atme ganz tief ein ... und langsam wieder aus ... und noch einmal tief ein ... und langsam aus ... komm zur Ruhe ... und öffne dich in dein Sein hinein ... lass deinen Körper weich werden ... lass los ... Richte nun deine ganze Aufmerksamkeit nach innen ... entspann dich mithilfe deiner langen, tiefen Atemzüge noch mehr ... und gestatte es deiner Wahrnehmung, in deinem weiträumigen Inneren zu ruhen.

Und nun erlaube es deinem denkenden Geist, sich zu entspannen ... Lass alle Gedanken ... und Bilder ... und Worte ... langsam verblassen, sich auflösen ... und lass den Geist zur Ruhe kommen, wie ein Deckenventilator, den man gerade abgestellt hat ...

Während du dich weiter entspannst und öffnest ... siehst du vielleicht in deiner Vorstellung oder bekommst ein Gefühl dafür oder weißt, dass sich vor dir eine nach unten führende Treppe befindet … und diese glänzende Treppe hat fünf Stufen … Betritt nun in dem Wissen, dass diese Stufen dich tief in deine Essenz hineinführen werden … in den tiefsten, von Natur aus weisen und alles enthüllenden Teil von dir, die oberste Stufe, Nummer fünf …

Während jeder Schritt dich tiefer in dein wahres Selbst hineinführt … du Stufe vier betrittst … dann Stufe drei … Stufe zwei … und bevor du die letzte betrittst, Stufe eins … erlaube deinem Bewusstsein, sich grenzenlos vor dir auszudehnen … und hinter dir … Und gestatte es ihm, sich unendlich weit zu jeder Seite hin auszudehnen … und nach oben hin … und nach unten hin wie ein tiefer Ozean … Tritt dann in den Kern deines tiefsten Bewusstseins … während du nun Stufe eins betrittst … und ruhe einfach als dieses Bewusstsein …

Jetzt bemerkst du vielleicht, dass sich auf einer Seite von dir eine Tür befindet … Und in dem Wissen, dass jenseits dieser Tür das Licht deiner Seele ist … und dass dort ein Mentor der Freiheit wartet … einer, in dessen Göttlichkeit und Weisheit du ruhen und dem du vertrauen kannst … geh einfach durch die Tür, ins Licht … und begrüße deinen Mentor … danke ihm dafür, dass er hier ist, um dir zu helfen … Wunderbar.

Und nun erlaube es deinem Mentor, dich beiseitezuführen, wo es einen besonderen Bereich gibt mit der Wahl zwischen zwei Pfaden … sie repräsentieren unterschiedliche Lebenswege mit unterschiedlichen Folgen für die Zukunft, abhängig von unterschiedlichen Entscheidungen im gegenwärtigen Augenblick … Gestatte es den beiden Pfaden – einem zu deiner Linken und einem zu deiner Rechten –, ganz in dein Bewusstsein zu dringen … Großartig.

Der Pfad zu deiner Linken ist der Lebensweg, bei dem du keinerlei Veränderungen deiner derzeitigen Strategien,

Entscheidungen und Gewohnheiten vornimmst … Er zeigt das, was die Zukunft bereithält, wenn du weiterhin in gleichem Maße dichtmachst und dich dem Leben widersetzt … wenn du den Status quo aufrechterhältst oder die Dinge schleifen lässt und nach wie vor wichtigen persönlichen Problemen ausweichst, das Leben den Weg nehmen lässt, den es bereits eingeschlagen hat … Auf diesem Pfad treten deutlich die Folgen hervor, die es hat, wenn du weiterhin dahindämmerst oder in überkommenen Mustern und Verhaltensweisen stecken bleibst.

Lass dich also von dem Mentor führen, und spaziere einfach den Pfad zu deiner Linken entlang … und geh eine Woche in die Zukunft … und einen Monat … und nun ein ganzes Jahr … und *sieh, höre* und *fühle,* wie sich das Leben entwickelt, wenn du es nicht schaffst, einige deiner grundlegenden Lebensprobleme in Angriff zu nehmen oder dir ihrer bewusst zu werden … wenn du nichts in dir veränderst und das Leben seinen Lauf nehmen lässt.

Spüre voll und ganz, wie es ist, dein Leben zu leben … während du diesen Pfad entlanggehst … Schau dich um … Was tut sich da? … Was geschieht? … Wie spielt sich das Leben ab? …

Und wie *fühlt* sich das an, ein Jahr später? … [Warten Sie als Begleiter auf die Antwort.] Okay.

Und geh nun zwei Jahre in die Zukunft … lass einfach zu, dass sich die Zeitachse ausdehnt … und *sieh, höre* und *fühle,* wie das Leben weiterhin verläuft als Folge dessen, dass du es nicht geschafft hast, einige wichtige Änderungen vorzunehmen … *Öffne dich ganz dafür, welche Folgen es hat, wenn du in einigen wichtigen Bereichen des Lebens begrenzt bleibst* … Sieh dich genau um … Nimm wahr, wie andere auf dich reagieren … wie sich die Umstände entfalten … und spüre, wie es sich anfühlt, auf diese Weise zu leben ... Wie also fühlt es sich an? ... [Warten Sie auf die Antwort.] Okay. Danke.

Lass nun zu, dass sich die Zeitachse noch weiter ausdehnt und dich fünf Jahre in die Zukunft trägt ... Die Ergebnisse des Vermeidens und der Tatenlosigkeit haben fünf weitere Jahre lang dein Leben beeinflusst ... Und so *sieh, höre* und *fühle,* wie das Leben nun aussieht ... *Tritt ein in die Realität dessen, wie das Leben gelebt wird,* wenn du es in der Vergangenheit versäumt hast, eine gesunde Entscheidung zu treffen ... und gewinne ein umfassendes Gespür dafür, wie dein Leben aussieht, wie es sich anfühlt ... Wie fühlt sich das an? ... [Geben Sie Zeit zum Antworten.] Okay.

Bitte nun den Mentor, dich ein ganzes Jahrzehnt in die Zukunft zu bringen ... und geh zehn Jahre in die Zukunft ... Lass das Leben sich so entfalten, wie es dies täte, wenn du es versäumtest, einige wichtige Entscheidungen zu treffen ... wenn du einfach so weitermachtest wie bisher ... und *sieh, höre* und *fühle* wieder, wie es ist, dieses Leben zu leben, zu diesem Zeitpunkt ... Ist es erfüllend? ... *Fühlt es sich richtig und wahr und sinnvoll an? ... Ist es bereichernd und befreiend? ... Oder nicht?* ... Wie ist es, das Leben zu diesem Zeitpunkt zu leben? ... Wie fühlt es sich an? ... [Warten Sie auf die Antwort.] Okay. Danke.

Bitte nun den Mentor, dich sanft durch die Zeit zurückzubringen ... zurück zum gegenwärtigen Moment, in dem du mit der Wahl zwischen zwei Lebenswegen konfrontiert bist ... Du hast erlebt, was der Pfad zu deiner Linken bereithält ... Und du kannst nun beginnen, darüber nachzudenken, was der Pfad zu deiner Rechten dir bietet ... der Pfad der gesunden Entscheidung ... der Weg, den du beschreitest, wenn du einigen Kernproblemen ins Auge siehst und dich mehr und mehr befreist ...

Während du also nun darüber nachdenkst, die Entscheidungen zu treffen, die in deinem Leben notwendig wären, um den Pfad zu deiner Rechten zu nehmen, den Pfad der Befreiung ... nimm dir einen Moment Zeit, und bitte darum, dass das reine Bewusstsein die Entscheidungen enthüllt, die hier getroffen werden müssen ... Was muss im Leben angenommen werden? ... Was sollst du dir gemäß dem Wunsch des Lebens eingestehen, womit dich konfrontieren? ... Zu welchen klaren Erkenntnissen lädt das Leben dich ein? ... Und zur Befreiung von welchen Schleiern, Beschränkungen oder Begrenzungen, welchen alten Mustern oder Verhaltensweisen lädt das Leben dich ein? ... Wie wünscht sich das Leben dein Wachstum, deine Entwicklung? ... [Geben Sie Zeit, und warten Sie die Antwort ab. Seien Sie behutsam ermutigend.] Großartig.

Wende dich nun dem Mentor zu, und bitte ihn, dass er dir dabei hilft, dir über etwas klar zu werden: Welche emotionalen Ressourcen würdest du brauchen? ... Welche Fähigkeiten könntest du einsetzen, um voller Zuversicht eine Entscheidung zu treffen und dich zu einem gesunden Wandel zu verpflichten ... aufzuwachen und die Fülle des Lebens zu umarmen? ... Welche Ressourcen würdest du wählen?

Du könntest Selbstvertrauen oder Sicherheit wählen, Selbstliebe oder Selbstwert ... du könntest Vertrauen, innere Stärke oder Willenskraft wählen ... Vielleicht wünschst du dir ein Gefühl der Leichtigkeit, Humor oder kindliche Neugier ... Oder die Fähigkeit, klar und effektiv zu kommunizieren ... Du könntest das Wissen wählen, dass du unendlich, göttlich bist ... Wenn du alles und jedes wählen könntest, was würdest du wählen? ... [Geben Sie Zeit, und warten Sie die Antwort ab. Seien Sie kreativ und ermutigend. Schreiben Sie jede erhaltene Antwort auf.] Wunderbar.

Und lass dir nun von dem Mentor einen großen, bunten Strauß Luftballons reichen ... von denen jeder eine der ermächtigenden Ressourcen enthält, die du gewählt hast ... Atme jede Fähigkeit ein, eine nach der anderen ... spüre, wie sie durch jede Zelle deines Seins strömt ... direkt hinab bis auf die zelluläre Ebene ... hindurchdringt bis zu deiner DNA und deinen Genen ... und schließlich die Zwischenräume zwischen den Zwischenräumen ausfüllt ... [Nennen Sie jede Ressource, und geben Sie Ihrem Partner Zeit, sie einzuatmen.] Bis dein Sein alles hat, was es braucht, um die gesündesten Entscheidungen zu treffen und Verpflichtungen einzugehen.

Und sprich dann die Entscheidungen und Verpflichtungen aus, zu denen du nun ermächtigt bist ... die gesunden Entscheidungen, die du jetzt in deinem Leben willkommen heißt ... [Lassen Sie Ihren Partner sie aussprechen.] Und erlaube es dem Mentor, dich zu führen, während du den Pfad zu deiner Rechten entlanggehst ... den Pfad der Freiheit, der authentischen Selbstentfaltung und der Lebensfülle ... Und geh eine Woche, einen Monat und ein Jahr in die Zukunft ... und *sieh, höre* und *fühle,* wie das Leben sich nun entwickelt ... jetzt, da gesunde Entscheidungen dich unterstützen und sich natürlich entfalten ... *Bekomm ein umfassendes und lebhaftes Gespür dafür, wie anders du das Leben nun erfährst* ... Was also geschieht? ... Wie zeigt sich das Leben? ... [Warten Sie die Antwort ab.] Gut.

Geh nun zwei Jahre in die Zukunft ... und gestatte es dem Leben, seinen natürlichen Lauf zu nehmen, basierend auf gesunder Wahrnehmung und gesunden Entscheidungen ... Lass zu, dass es sich so entwickelt und wächst, wie es dies tut, wenn ein ermächtigender Wandel vollzogen wird ... und *sieh, höre* und *fühle,* wie es ist, du zu sein ... auf diese Weise zu leben ... das Leben zu umarmen und vom Leben umarmt zu werden ... Wie fühlt es sich an, so zu leben ... zwei Jahre in der Zukunft? ... [Geben Sie Zeit für die Antwort.] Wunderbar.

Und geh nun fünf Jahre in die Zukunft ... Du hast fünf Jahre des Sichvertiefens und des Wachstums erlebt ... und das, weil du einige gesunde Entscheidungen getroffen hattest, als das Leben dies von dir forderte ... Und das Leben hat sich auf ganz bestimmte Weise abgespielt ... Vielleicht auch auf unerwartete, wunderbare Weise – wegen der Entscheidungen, die du vor all diesen Jahren getroffen hattest ... *Und sieh, höre und fühle, wie großartig es ist, ein Leben der Ermächtigung und Freiheit zu leben ... wie unglaublich es sich anfühlt, wach und ganz lebendig zu sein.*

Nimm wahr, wie deine Beziehungen gewachsen sind und sich vertieft haben ... mit denen, die dir wirklich am Herzen liegen ... mit dir selbst ... Nimm wahr, wie anders du kommunizierst, mit dir selbst und mit anderen ... Sieh, wie anders du handelst und das Leben angehst ... Und spüre, wie sich dein Gefühl zu dir selbst verändert hat ... zum Leben ... Wie also fühlt sich all dies an? ... [Geben Sie Zeit zum Antworten.] Wunderbar.

Bitte jetzt den Mentor, dich ein ganzes Jahrzehnt auf diesem Pfad nach vorn zu bringen ... und geh zehn Jahre in die Zukunft ... nachdem du ein ungewöhnliches und bewusstes Leben geführt hast ... ehrlich und authentisch gewesen bist ... einem Weg gefolgt bist, der wahr und richtig ist ... und zutiefst erfüllend ... Und *sieh, höre* und *fühle,* wie gut es ist, lebendig zu sein ... wie wohltuend es sich anfühlt, das Bewusstsein zu *sein,* die Gnade, die die gesamte Existenz beseelt … Öffne dich vollständig in die Wahrheit dessen, wie es ist, in Freiheit zu leben … Was geschieht? … Was enthüllt das Leben? … Und wie fühlt es sich an, du zu sein, wirklich *du,* und auf diese Weise zu leben? … [Warten Sie die Antwort ab.] Ausgezeichnet.

Und während du zulässt, dass die Realität dieser Existenz jede Faser deines Seins durchdringt … kannst du es deinem Mentor gestatten, dich zum gegenwärtigen Moment zurückzubringen … in dem Wissen, dass die Zeit nur eine Illusion und jegliche Erkenntnis im gegenwärtigen Moment verfügbar ist …

Frag nun den Mentor, ob er irgendwelche Ratschläge oder Lebensweisheiten für dich hat … Wenn der Mentor noch etwas anzubieten hätte, was würde er dann sagen? … [Warten Sie die Antwort ab.] Großartig … Danke dem Mentor nun für die Worte und dafür, dass er heute auf deinem Pfad der Erforschung ein von Gnade erfüllter Führer gewesen ist … [Geben Sie Zeit.] Und geh dann zurück durch die Tür und hinüber zum Fuß der Treppe, die du hinuntergestiegen bist …

Und nun steig die Stufen wieder nach oben … *eins* … in dem Gefühl, bereichert und energetisiert zu sein … *zwei* … erfrischt und erneuert … *drei* … Streck dich, und werde dir deines Körpers bewusst … *vier* … und halte hier auf der vierten Stufe einen Moment lang inne … Wisse, dass du, wenn du schließlich Stufe fünf betrittst, nur dann die Augen öffnen kannst, wenn alle Teile von dir vollständig integriert sind und zustimmen, dass Freiheit das ist, wer und was du bist, und dass alles, was du brauchst, um gesunde und bewusste Entscheidungen im Leben zu treffen, immer hier ist, bereits gegenwärtig und in dir verfügbar; dass du immer die reinste göttliche Präsenz gewesen bist und sein wirst … Und wenn alle Teile von dir miteinander übereinstimmen, kannst du nun auf die fünfte Stufe steigen … Hol ganz tief Luft … und atme tief wieder aus … Und öffne nun die Augen, wenn du bereit bist …

Herzlichen Glückwunsch! Du warst großartig.

[Bitte geben Sie Ihrem Partner ein paar Minuten Zeit, zu sich zu kommen, und bitten Sie ihn dann aufzuschreiben, welche Entscheidungen er trifft und welche Verpflichtungen er eingeht.]

Anleitungen für die Physical Journey

Intention: dass Sie die »Zellerinnerung«, die mit einer alten Kränkung, einer Erschütterung oder einem Trauma verbunden ist, aufdecken und auflösen, davon genesen
Zeit: 60 bis 90 Minuten
Grad an Emotionalität: mäßig bis stark emotional
Was Sie brauchen: Stift/Papier, Taschentücher
Am Ende: kurze Pause von rund 30 Minuten

Der Physical-Journey-Prozess ist ein Journey-Klassiker. Er wird seit Beginn der Journey-Arbeit genutzt, um Menschen dabei zu helfen, sich von den Nachwirkungen alter Traumata, Kränkungen und Erschütterungen zu befreien – denjenigen, die sich in unseren Zellen eingenistet und uns langfristig emotionale oder physische Probleme bereitet haben. Es ist eine zutiefst klärende Selbstbeobachtung, die bei einer großen Anzahl von Menschen zu fantastischen Ergebnissen geführt hat – in Hinblick auf ihre Heilung und ihren Wandel. Sie ist ein wichtiger Schritt auf unserer Reise, die Grundursachen der Depression zu beseitigen, sie wurde hier speziell zur Anwendung bei Depressionen adaptiert – und sie ist leicht!

Die Physical Journey ist eine innere Erkundung, und Sie können sie einfach als Abenteuerspiel betrachten. Viele Kinder auf der Welt haben diesen Prozess (oder eine etwas einfachere Version speziell für Kinder) mit anderen Kindern geteilt. Wenn die es also können, dann können Sie es auch!

Die Selbstbeobachtung wird ein bis eineinhalb Stunden in Anspruch nehmen, und es ist ratsam, sich anschließend ein wenig Ruhe zu gönnen. Räumen Sie sich also genügend Zeit ein. Sorgen Sie wie immer dafür, dass Sie ein ruhiges Plätzchen haben und nicht gestört werden.

Übung: Der Physical-Journey-Prozess

CD 8

Mach es dir bequem, und wenn du bereit bist, schließ einfach die Augen ... Und während du fühlst, wie du hier auf deinem Stuhl sitzt ... während du die Geräusche im Raum hörst ... und während du deinen Atem ganz sanft ein- und ausströmen fühlst, merkst du vielleicht, wie du beginnst, dich zu *entspannen* ... Und während du den Klang meiner Stimme hörst und fühlst, wie dein Rücken sich am Stuhl anlehnt ... bemerkst du, wie jeder Atemzug dafür *sorgt,* dass du dich *entspannst* ... tiefer und tiefer ... dich immer mehr entspannst und dich in dein Innerstes hinein öffnest ... in deine eigene Quelle ...

Stell dir vor, du stehst vor einer nach unten führenden Treppe ... mit zehn Stufen ... Kannst du sie sehen oder ein Gefühl für sie bekommen? ... [Warten Sie auf die Antwort.] Gut ... Dies ist eine außergewöhnliche Treppe, denn sie kann dich immer tiefer in die unendliche Freiheit führen, die deine eigene wahre Natur ist. Und das Gute daran ist, dass du überhaupt nichts tun musst ... betritt einfach jede Stufe, und die Treppe wird dich mühelos tiefer tragen.

Bevor du die oberste Stufe betrittst, nimm einfach vier bunte Luftballons, und atme, während du dies tust, die Fähigkeiten dieser Ballons ein … Offenheit … atme sie ein … Und Bereitschaft … atme sie ein … Und Vertrauen … atme das Vertrauen ein … Und schließlich kindliche Neugier … atme die Neugier ein … Großartig.

Und wenn du nun bereit bist, geh los und betritt Stufe Nummer zehn, die oberste Stufe … Betritt nun die nächste Stufe, Stufe Nummer neun … nun Nummer acht. Mit jeder Stufe, die du betrittst, wirst du tiefer und tiefer gebracht in das grenzenlose Bewusstsein, die Präsenz der Quelle … Betritt nun Stufe Nummer sieben … sechs … fünf … Erlaube dir, mit jeder Stufe immer tiefer zu entspannen … vier … drei … Du dehnst dich aus und erlaubst dir, tiefer und tiefer zu gehen … zwei … und während du dich nun bereitmachst, die unterste Stufe zu betreten, Stufe Nummer eins, und es deinem Bewusstsein gestattest, dich vor dir auszudehnen … und spürst, wie eine grenzenlose Präsenz sich hinter dir ausdehnt … eine unendliche Weite zu beiden Seiten von dir entsteht … sich unter dir eine Weiträumigkeit öffnet … und eine unermessliche Weite über dir … Ruhe einfach in der Erfahrung dieser sich mehr und mehr vertiefenden Weiträumigkeit … und gestatte es deinem Selbst, ruhig und still in der sich mehr und mehr vertiefenden Weite zu wachsen … eins … Und ruhe in dem Bewusstsein von dir selbst als Quelle …

Fahrt in der Raumfähre und Entdeckungsprozess

Stell dir nun ein Thermometer im Boden vor mit einer Skala von eins bis zehn … Eins ist die tiefste Stelle, zu der du hinabgehen kannst, und zehn ist ein erfrischtes, lebendiges Wachbewusstsein. Wenn du das Thermometer nicht genau sehen kannst, ist das vollkommen in Ordnung … Bekomm einfach ein Gespür oder Wissen davon, dass es hier ist … Wenn eins die tiefste Stelle in der Quelle ist, zu der du hinabgehen kannst, und zehn ein lebendiges Wachbewusstsein, bekommst du dann ein Gespür dafür, wo du dich auf dem Thermometer befindest? … Vielleicht hörst du eine Zahl oder siehst, wie das Thermometer bis zu einem bestimmten Grad steigt, oder du bekommst einfach nur eine Ahnung oder ein Wissen davon, wo du dich auf der Skala befindest … Wo also befindest du dich auf dem Thermometer? … [Warten Sie auf die Antwort.] Kannst du das Thermometer um ein halbes Grad steigen lassen? … [Warten Sie auf die Antwort.] Gut … Kannst du es um ein Grad fallen lassen? … [Warten Sie auf die Antwort.] Gut … Jetzt, da du genau weißt, wer die Kontrolle darüber hat, bei welcher Zahl möchtest du bleiben? … [Warten Sie auf die Antwort.] Großartig … Du kannst dies ganz natürlich, aus sich selbst heraus geschehen lassen, indem du es demjenigen Teil von dir, der für deinen Herzschlag verantwortlich ist, der deine Augen glänzen und deine Haare wachsen lässt, gestattest, dich immer tiefer in dein tiefstes Selbst hineinzuziehen, in die unermessliche, grenzenlose Präsenz im Kern deines Seins.

Stell dir nun eine Tür vor, die sich direkt vor dir befindet … Hinter dieser Tür ist ein flammendes Licht … das Licht deines eigenen Seins, deiner eigenen Quelle … und die Natur dieses Lichts ist grenzenlose Liebe, unendliche Freiheit … Hinter dieser Tür befindet sich auch dein Mentor der Freiheit, der Befreiung … einer, in dessen Weisheit du vertrauen und in dessen Gegenwart du dich sicher und geborgen fühlen kannst … Es kann jemand sein, von dem du gehört hast, oder jemand, den du dir vorstellst ... ein Heiliger, ein Weiser, ein erleuchtetes Wesen oder eine göttliche Präsenz ... Es ist jemand, in dessen umfassender Erkenntnis und Weisheit du ruhen kannst ... Wenn du also bereit bist, dann geh durch die Tür in dein eigenes Licht und begrüße deinen Mentor ... Und nicke mit dem Kopf, um mich wissen zu lassen, wenn dies geschehen ist ... [Geben Sie Zeit.] Wunderbar.

Stell dir nun eine Raumfähre vor ... Diese Raumfähre ist ein ganz spezielles Gefährt ... Es kann dich zu jedem Teil deines Körpers bringen, egal, wie klein oder groß ... und es weiß genau, wohin es fahren muss ... Es kann in deine Organe, deine Venen, deine Muskeln oder dein Gewebe fahren, und das auf sehr elegante, sichere und schonende Art und Weise ... Nun geh los und steig zusammen mit deinem Mentor ein ... Bist du drinnen? ... Gut ... Wenn du bereit bist, drück den blauen Knopf auf dem Armaturenbrett, denjenigen, der bereits mit »Hauptursache der Depression« gekennzeichnet ist ... und lass dich von der Raumfähre zum ersten Haltepunkt bringen ... Es mag nicht der Ort sein, den du erwartest ... gestatte es also einfach deinem Fahrzeug, dich zu führen. Es wird von deiner eigenen Körperweisheit gesteuert ... lass dich von deiner angeborenen Weisheit dorthin bringen, wohin sie gehen möchte; und wenn du angekommen bist, stell sicher, dass du die Raumfähre anhältst. Zieh die Handbremse und lass es mich wissen ... [Warten Sie auf die Antwort. Ermutigen Sie Ihren Partner, wenn nötig.] Gut.

Weißt du schon ungefähr, wo du angekommen bist? ... [Warten Sie auf die Antwort.] Wunderbar ... Dann steig mit deinem Mentor aus der Raumfähre; ihr habt große Taschenlampen in den Händen ... Wie fühlt es sich unter deinen Füßen an? ... Wie sieht es hier aus? ...

Kannst du die Gegend beschreiben? ... Hast du eine Ahnung, ob du dich innerhalb oder außerhalb eines Organs befindest oder an dem Ort, an dem du deiner Meinung nach sein solltest? ...

[Falls Ihr Partner außerhalb ist und gern nach innen gelangen würde, dann sagen Sie: »Stell dir eine schmale Tür vor, und lass dich und deinen Mentor direkt in das Innerste dieses Organs/Muskels/Gewebes treten.« Wenn Sie Zweifel haben, bitten Sie den Mentor um Rat.]

Herauslocken von Erinnerungen

Nun lasst eure Taschenlampen noch heller werden und schaut euch genau um ... Wie ist es dort? ... Erkunde die ganze Gegend ... Verschaffe dir einen Eindruck davon, wie sie ist, und beschreib sie mir ... [Warten Sie auf die Antwort.] Gibt es irgendwelche Bereiche, die dir besonders auffallen oder anders aussehen als der Rest der Gegend? ... Nimm dir Zeit ... Geh weiter herum, und schau dir genau an, wie es dort ist ... Du musst es nicht deutlich sehen ... Bekomm einfach ein Gefühl oder ein inneres Wissen davon ... [Geben Sie Zeit.] Geh nun hinüber zu dem Bereich, der irgendwie anders erscheint als der Rest ... Lass dich von deinem Mentor dorthin führen ... Wie sieht dieser Bereich aus? ... Du kannst dich zusammen mit deinem Mentor direkt danebenstellen ... Wenn ein Gefühl aus ihm herausströmte und dich durchtränkte, welches Gefühl wäre es dann wohl? ... Wenn sich ein emotionales Gefühl genau über dir ergösse und du diesem Gefühl einen Namen geben müsstest, welcher könnte das sein? ... [Warten Sie auf die Antwort.] Erlaube dir, das Gefühl voll und ganz zu spüren ... Lass es durch dein ganzes Sein fluten.

Frag dich dann: »Wann habe ich mich schon einmal so gefühlt?«, und schau als Antwort auf diese Frage mit deinem inneren Auge hinab auf deine Füße, und sieh, welche Schuhe du trägst, wenn überhaupt ... »Wann habe ich mich schon einmal so gefühlt?« Und schau weiter mit deinem inneren Auge hinab auf deine Füße und sieh, was du trägst oder nicht trägst ... Betrachte deine Beine und deine Kleidung ... Bekomm ein Gespür dafür, wie alt du dich fühlst und wo du sein könntest ... Wer ist sonst noch da? ... Ruft die Person oder rufen die Personen eine bestimmte Erinnerung oder eine Reihe von Erinnerungen hervor? ... [Geben Sie ausreichend Zeit zum Antworten. Seien Sie ermutigend.] Großartig.

Stell dir nun vor, diese Erinnerung oder diese Erinnerungen auf einen Fernsehbildschirm an einer Wand zu projizieren, und lass dann den Bildschirm für den Moment schwarz werden.

[Wenn keine Erinnerung auftaucht, wiederholen Sie den letzten Absatz. »Frag dich: ›Wann habe ich mich schon einmal so gefühlt?‹« und so weiter, bis eine Erinnerung auftaucht. Fahren Sie dann fort. Wenn nach mehrmaligem Fragen keine Erinnerung auftaucht, machen Sie mit dem nächsten Abschnitt weiter und lassen Sie – sofern keine Erinnerung am Lagerfeuer hochkommt – den Abschnitt zur Veränderung der Erinnerung aus.]

Lagerfeuer

Stell dir nun vor, dass du mit deinem Mentor genau hier an einem Lagerfeuer sitzt ... genau da, wo du bist, in diesem Organ oder Gewebe. Die Natur des Lagerfeuers ist bedingungslose Liebe, Offenheit, reines Sein ... die Quelle selbst ... Und du und dein Mentor seid von reiner Freiheit erfüllt, während ihr an diesem Feuer sitzt ... Und jetzt kannst du all die Menschen zum Feuer bringen, die mit deinen alten Problemen im Zusammenhang mit den Mustern der Depression zu tun haben ... All jene, die mit deinen alten Reaktionen zu tun haben ... Wer muss bei diesem Lagerfeuer dabei sein? ... Wer sollte hier sein? ... [Warten Sie die Antwort ab.] Okay, großartig ... Gibt es noch weitere Personen, die bei diesem Lagerfeuer dabei sein sollten? ... [Lassen Sie Ihren Partner antworten.] Wunderbar.

Nun ... kannst du das Lagerfeuer sehen? ... Kannst du dein jüngeres Ich sehen? ... Dein gegenwärtiges Ich? ... Den Mentor? ... Wer ist sonst noch da? ... [Warten Sie auf die Antwort. Schreiben Sie die Namen auf.]

Mit wem von den Menschen, die mit diesem Problem zu tun haben, möchtest du in dem Wissen, dass alle anderen Anwesenden hören werden, was gehört werden muss, zuerst sprechen? ... [Lassen Sie Ihren Partner antworten.]

[Gehen Sie *alle* Punkte von 1 bis 11 für *jede* Person durch, mit der gesprochen wird; das heißt, wiederholen Sie die Punkte 1 bis 11, wenn eine zweite Person angesprochen wird.]

1. Nun sitzen also alle in der schützenden Gegenwart dieses Feuers bedingungsloser Liebe und Akzeptanz. Dein jüngeres Ich mag in der Vergangenheit sehr viel Schmerz erfahren haben. Lass dein jüngeres Ich nun aus diesem früheren Schmerz heraus sprechen und sagen, was gesagt werden muss, und lass ______ [Name der angesprochenen Person] hören, was gehört werden muss ... [Warten Sie die Antwort ab.]

2. Lass ______ [Name] nun in dem Wissen antworten, dass er/sie zum damaligen Zeitpunkt vermutlich das Beste getan hat, wozu er/sie ausgehend von seinen/ihren Ressourcen fähig war … [Warten Sie die Antwort ab.]
3. Was hat das jüngere Ich darauf zu sagen? … [Warten Sie die Antwort ab.]
4. Wenn ______ [Name] nun nicht aus seiner/ihrer Persönlichkeit, sondern aus seiner/ihrer Seele heraus antwortete, was würde er/sie dann sagen? … [Warten Sie die Antwort ab.]
5. Was würde dein jüngeres Ich darauf erwidern? … [Lassen Sie das Gespräch sich fortsetzen, bis beide alles gesagt haben.]
6. Welchen Rat hat der Mentor vielleicht noch hinzuzufügen? … [Warten Sie die Antwort ab.]
7. Was hat das gegenwärtige Ich zu ______ [Name] zu sagen? … [Warten Sie die Antwort ab.]
8. Was würde ______ [Name] aus der Seele heraus antworten? … [Warten Sie die Antwort ab.]
9. Hat irgendjemand noch etwas hinzuzufügen? … [Lassen Sie das Gespräch sich fortsetzen, bis alles gesagt ist.]
10. Wenn das jüngere Ich bereit ist, dann frag: »Auch wenn sein/ihr früheres Verhalten auf keinen Fall akzeptabel gewesen sein mag … und du sein/ihr Verhalten in keiner Weise gutheißt, bist du bereit, ihm/ihr aus vollem Herzen ganz und gar zu vergeben? … [Warten Sie die Antwort ab.] Dann vergib ihm/ihr nun … [Lassen Sie die Vergebung geschehen.]
11. Wenn das gegenwärtige Ich bereit ist, dann frag: »Auch wenn sein/ihr früheres Verhalten auf keinen Fall akzeptabel gewesen sein mag und du sein/ihr Verhal-

ten in keiner Weise gutheißt, bist du bereit, ihm/ihr aus vollem Herzen ganz und gar zu vergeben? ... [Warten Sie die Antwort ab.] Dann vergib ihm/ihr nun ... [Lassen Sie die Vergebung geschehen.] Wunderbar.

Änderung der Überzeugungen

Wende dich nun dem Mentor zu und beginne zu erforschen, welche ungesunden Überzeugungen in der Vergangenheit hier gewesen sind. Welche nicht unterstützenden und unangemessenen Überzeugungen hast du übernommen oder dir zu eigen gemacht? ... Vor allem Überzeugungen im Zusammenhang mit Mustern der Depression und des emotionalen Dichtmachens, des Zusammenbruchs oder des Widerstands ... Alle alten Überzeugungen davon, wer oder wie du sein musst, um zu überleben, dich sicher zu fühlen oder es vermeiden zu können, verletzt zu werden ... Oder alte Überzeugungen von den Kämpfen und Schmerzen des Lebens ... Welche nicht unterstützenden Überzeugungen hast du übernommen oder dir im Lauf der Zeit zu eigen gemacht? Befrei dich einfach von allen ... [Warten Sie die Antwort ab. Geben Sie Ihrem Partner Zeit, und ermutigen Sie ihn. Schreiben Sie die alten Überzeugungen auf.]

Bitte nun den Mentor, deinen Körper und dein Sein von *all* diesen alten Überzeugungen reinzuwaschen ... Und während ich sie alle vorlese ... erlaube es dem Mentor, alle möglichen Hilfsmittel zu benutzen, um sie aus deinem Bewusstsein hinauszufegen, sie wegzuwaschen, zu beseitigen ... [Lesen Sie die alten Überzeugungen vor.] Lass den Mentor dieses alte Bewusstsein aus jedem Teil deines Seins herauswaschen und -fegen und -schrubben ... dich säubern und reinigen ... dieses alte Zeug vollständig entfernen ... aus deinen Zellen ... aus deinen Molekülen ... aus deiner DNA ... aus den Zwischenräumen zwischen den Zwischenräumen ... direkt bis hinab zur Ebene des Bewusstseins selbst ... Lass zu, dass alles gesäubert und gereinigt wird ... Und stell sicher, dass der Mentor all die Stellen erreicht, wo sich etwas festgesetzt hat ... und die dunklen Stellen ... und die geheimen Stellen ... bis die Arbeit vollständig erledigt ist ... Und lass mich wissen, wenn dies der Fall ist ... Nimm dir einfach so viel Zeit wie nötig, um diesen Prozess vollständig abzuschließen ... [Geben Sie genügend Zeit.]

Fantastisch! ... Frag nun den Mentor der Freiheit: »Welche ist die tiefste Wahrheit, die eigentliche Wahrheit? Welches tiefste Verständnis vom Leben und davon, es gesund und in vollen Zügen zu leben, kann gewonnen werden? Und wenn es Worte der Wahrheit gäbe, der tiefsten Erkenntnis, die anstelle der alten Überzeugungen installiert werden könnten ... Welche Überzeugungen wären das dann?« ... Lass die Worte einfach fließen ... [Warten Sie auf die Antwort. Geben Sie Zeit. Seien Sie ermutigend.] Wunderbar.

Und lass nun den Mentor diese Wahrheiten, diese Erkenntnisse in jeden Partikel deines Seins installieren ... in jede Faser deiner Existenz ... Lass den Mentor diese Gewissheit, dieses tiefste Verständnis in jede Zelle hochladen ... jedes Molekül ... in deine DNA ... in die Zwischenräume zwischen den Zwischenräumen ... lass ihn dein ganzes Bewusstsein mit dieser tiefsten Erkenntnis fluten ... dieser tiefsten Wahrheit ... Nimm dir so viel Zeit wie nötig, um dies vollständig abzuschließen ... Lass mich einfach wissen, wenn es so weit ist ... [Geben Sie ausreichend Zeit.] Fantastisch!

Und ruhe und sonne dich nun im Bewusstsein dieser neuen Erkenntnisse ... Fühle, wie heilsam und befreiend es ist, mit deiner eigenen tiefsten Erkenntnis neu programmiert zu werden … während wir mit dem Prozess fortfahren.

Veränderung der Erinnerung

Stell dir nun wieder den Fernsehbildschirm vor, auf den du vor einer Weile die Erinnerung oder die Erinnerungen projiziert hast … Kannst du den Bildschirm sehen oder einfach nur ein Gespür oder ein Wissen davon bekommen, dass er da ist? … Großartig.

[Wenn keine Erinnerung herausgelockt wurde, lassen Sie den Abschnitt zur Veränderung der Erinnerung aus, und gehen Sie gleich zur Selbstvergebung über.]

Nun, da du am Lagerfeuer sitzt, in der schützenden Gegenwart des Mentors der Freiheit, und dich bereitmachst, dir die Szene oder die Szenen auf dem Bildschirm anzusehen … lass die Szene, wenn du bereit bist, abspielen. Und lass den Bildschirm, wenn die Szene vorbei ist, schwarz werden und es mich wissen … [Geben Sie ausreichend Zeit.] Bitte beschreib mir, was in der Szene geschehen ist … [Warten Sie auf die Antwort.] Lass nun das jüngere Ich von dem Bildschirm herunter und hinüber zum Lagerfeuer kommen und sich zu deinem gegenwärtigen Ich und dem Mentor gesellen.

Jetzt, da ihr alle friedlich an diesem Feuer sitzt, frag das gegenwärtige Ich oder deinen Mentor, welche kraftvollen Fähigkeiten/Ressourcen in dieser Szene nützlich gewesen *wären* … [Geben Sie genügend Zeit zum Nachdenken. Seien Sie ermutigend. Lassen Sie Ihren Partner die Fähigkeiten/Ressourcen nennen. Schreiben Sie sie auf.]

Lass nun dem jüngeren Ich in der Szene einen riesigen Strauß mit Ballons überreichen, die all diese kraftvollen Fähigkeiten oder Emotionen enthalten. Während du jeden Ballon erhältst, atme die in ihm enthaltene Fähigkeit oder Ressource ein. Projiziere die Szene nun auf den Bildschirm, und schau, was geschehen wäre, wenn du Zugang zu all diesen Fähigkeiten gehabt hättest ... Wenn die Szene abgelaufen ist, lass den Bildschirm schwarz werden, und lass es mich wissen ... [Geben Sie ausreichend Zeit.] Wie hat sich die Szene abgespielt? ... Beschreib es mir bitte kurz ... [Warten Sie auf die Antwort.] Gut.

Lass nun das jüngere Ich und die anderen Personen in der Szene vom Bildschirm herunter und zurück zum Lagerfeuer kommen ... und wende dich den am Feuer Versammelten zu und vergib ihnen allen ... sende ihnen Segenswünsche ... Lass sie jetzt mit dem Feuer verschmelzen, das die Quelle allen Lebens ist ...

Selbstvergebung

Wende dich nun dem jüngeren Ich zu und sag: »Ich vergebe dir allen vergangenen Schmerz, der erzeugt wurde; du hattest keinen Zugang zu den Ressourcen, die mir nun zur Verfügung stehen, und jetzt kannst du auf sie zugreifen, wann immer du möchtest. Ich verspreche, dass du nie wieder diesen alten Schmerz erleben musst, weil ich dich liebe und dich immer beschützen werde.«

Dann umarme das jüngere Ich, verschmilz mit ihm, und erlaube es ihm, mit dieser Vergebung und diesen Ressourcen in deinem Inneren zu wachsen.

Und jetzt kannst du oder auch der Mentor alle ungesunden energetischen Bande, Nabelschnüre oder Fesseln, die dich mit den Menschen verbinden, denen du vergeben hast, durchtrennen ... achte darauf, dass die

Quelle oder das Licht an beiden Enden jedes Bandes hinabgeschickt wird, wenn es durchtrennt wird ... und lass mich wissen, wenn dies geschehen ist ... [Geben Sie genügend Zeit.] Wunderbar.

Rückkehr zum gegenwärtigen Bewusstsein

Lass das Lagerfeuer nun verschwinden ... Nur du und dein Mentor sind noch da ... Nehmt eure hellen Taschenlampen heraus und leuchtet die Gegend ab ... Was siehst du? ... Wie verändern sich die Dinge? ... [Warten Sie auf die Antwort.] Großartig ... Gibt es noch etwas Abschließendes, was das Organ oder Gewebe sagen möchte? ... [Geben Sie Zeit.] Großartig.

Und in dem Wissen, dass der Körper und das Sein weiterhin auf vollkommene Weise von ganz allein heilen und dass diese Vergebung und diese Erkenntnis sich im Lauf der Zeit noch weiter vertiefen werden ... und in dem Wissen, dass der Teil von dir, der dafür verantwortlich ist, dass dein Herz schlägt, deine Augen glänzen und deine Zellen sich erneuern, den Heilungsprozess, ohne dass du überhaupt daran zu denken brauchst, auf vollkommene Weise fortsetzen wird, so wie er dies immer tut, ganz natürlich, während du schläfst ... können du und dein Mentor nun mit dankbarem Herzen diesen Ort verlassen.

Und nachdem du deinen Heilungsprozess für heute abgeschlossen hast, ist es Zeit, in dein Raumschiff zurückzukehren. Lass es dich und den Mentor zu der Tür zurückbringen, durch die du gekommen bist ... Steig nun aus dem Raumschiff, und danke deinem Mentor von ganzem Herzen ... Geh jetzt durch die Tür und hinüber zu der Treppe, die du zu Anfang hinabgestiegen bist.

Betritt nun die erste Stufe ... und während wir von eins bis zehn zählen, wirst du dich mehr und mehr erfrischt fühlen, lebendig und fröhlich ... zwei ... drei ... Werde dir deiner angeborenen Freiheit und Großartigkeit bewusst ... vier ... Du kannst dich strecken, und dein Körper fühlt sich voller Energie an ... fünf ... sechs ... sieben ... Du bist fokussiert, erfrischt, bereit, dir des gesamten Potenzials deiner eigenen grenzenlosen Präsenz bewusst zu werden ... bist frei in deiner Offenheit, Kraft und Schönheit ... acht ... Du fühlst dich lebendig, vollkommen erfüllt, spürst die ganze Kraft der Lebensenergie in dir ... neun ... Und du darfst die Augen *erst dann* öffnen, wenn alle Teile von dir vollständig integriert und bereit sind, den Heilungsprozess ganz natürlich und selbstständig fortzusetzen ... und zehn ... Nun kannst du die Augen öffnen, wenn du möchtest ... Gut gemacht ...

Du warst großartig!

Gönnen Sie sich nun ein wenig Ruhe, damit die Ergebnisse dieses Prozesses integriert werden können. Sie sind vielleicht vorübergehend ein wenig zittrig, benommen oder leicht desorientiert, während sich Ihr Körper auf den emotionalen und physischen Wandel einstellt, der gerade stattgefunden hat – das ist völlig normal, ja, tatsächlich ein positives Signal, dass Heilung erfolgt. Es wird von selbst wieder vergehen, normalerweise nach einer bis mehreren Stunden, sodass Sie nichts Bestimmtes unternehmen müssen. Entspannen Sie sich und warten Sie einfach ab, bis alles auf natürliche Weise wieder ins Lot kommt. Sie können sich dabei selbst unterstützen, indem Sie sich ausruhen und etwas Leichtverdauliches essen – etwas Einfaches und Wohltuendes – und vielleicht ein warmes Bad nehmen oder duschen. Dann kann sich Ihr Körper auf das konzentrieren, wovon er etwas versteht: auf die Heilung.

Und wenn diese Neueinstellung abgeschlossen ist, werden Sie das Gefühl haben, als habe sich etwas tief in Ihrem Inneren verändert, als sei eine Last von Ihnen genommen oder innerlich eine Spannung gelöst worden. Auch dies sind positive Zeichen, dass ein Wandel stattgefunden hat.

Geben Sie sich Zeit, vorzugsweise 24 Stunden, bevor Sie die nächste Selbstbeobachtung in Angriff nehmen. Fahren Sie dann bitte fort. Sie machen gute Fortschritte und haben noch ein Stück Weg vor sich.

Anleitungen für die Emotional Journey

Intention: dass Sie zulassen, dass Ihre Emotionen vollständig gefühlt werden, sich vertiefen und Sie Ihre immer stärker werdenden Emotionen in ihrer Gänze erfahren, um dann verbal alles herauszulassen, was mit einer alten Verletzung oder einem Trauma verbunden ist, zu vergeben und dieses alte Problem zu lösen
Zeit: 60 bis 90 Minuten
Grad an Emotionalität: emotional bis stark emotional
Was Sie brauchen: Stift/Papier, Taschentücher
Am Ende: kurze Pause von rund 30 Minuten

Der Emotional-Journey-Prozess ist der Grundpfeiler aller Journey-Arbeit. Wie die Physical Journey gehört er zu den ursprünglichen Journey-Selbstbeobachtungen und hat einer sehr großen Anzahl von Menschen aus Ländern überall auf der Welt geholfen, ihr Leben, ihre grundlegende Lebenserfahrung umzugestalten und ein Gefühl der Freiheit, des Friedens und der Freude zu genießen, wie es sich nur wenige hätten vorstellen können. Diese Version der Emotional Journey wurde speziell für jene adaptiert, die unter einer Depression leiden, und sie stellt eine leicht vereinfachte, gestrafftere Version der Selbstbeobachtung dar, die zuvor in anderen Journey-Büchern veröffentlicht wurde.

Der Prozess erfordert, dass wir mit einer ersten Emotion beginnen, einer starken Emotion. Um ein starkes Gefühl abrufen zu können, sollten Sie einfach innehalten, die Augen schließen, in Ihren Körper hineinschauen und sich an eine Zeit erinnern, in der Sie ein starkes Gefühl empfanden, eine Zeit, in der Sie »getriggert« wurden.

Wenn kein starkes Gefühl auftaucht oder zugänglich ist, können Sie sich dem nachstehenden Prozess des Sanften Empfangs zuwenden. Falls Sie, wenn Sie diesen Prozess beginnen, jedoch Zugang zu einem relativ starken Gefühl erhalten und dieses spüren, können Sie den Sanften Empfang überspringen und direkt zur Emotional Journey übergehen und das Gefühl, das Sie spüren, als Ausgangspunkt nehmen.

Derjenige, der den Text vorliest, sollte ein Tempo wählen, das angenehm ist für den Partner, der den Prozess durchlebt. Bestehen irgendwelche Zweifel, kann er einfach nachfragen, ob das Tempo in Ordnung ist oder verlangsamt oder beschleunigt werden muss. Der Leser kann den Prozess auch unterstützen, indem er bereit ist, sich mitfühlend zu öffnen und emotional »im Einklang« mit demjenigen zu stehen, der die Augen geschlossen hat, sodass das Vorlesen diesen Rapport widerspiegelt.

Der Text lädt uns dann ein, die hochkommenden Emotionen willkommen zu heißen und sie voll und ganz zu fühlen, während wir in immer tiefere Emotionen hineingeführt werden. Es gleicht ein wenig einer emotionalen Enthüllung der Emotionen, während wir schrittweise durch alle emotionalen Schichten »hindurchfallen« und uns schließlich in das weite Bewusstsein, in unsere Essenz, unsere Quelle hinein öffnen. Genau hier, an einem Ort tiefer als der denkende Geist, kann grundlegende Heilungsarbeit stattfinden, während wir in der ausgedehnten Präsenz ruhen.

Wenn Sie, während Sie sich öffnen und durch die verschiedenen emotionalen Schichten hinabsteigen, zu Schichten gelangen, wo es ein »Feststecken«, ein »Nichts«, eine »Leere« oder »Dunkelheit« gibt, dann behandeln Sie sie einfach so, als ginge es um eine weitere emotionale Schicht, und fragen Sie immer wieder behutsam: »Was liegt darunter?« Oder: »Was befindet sich im Herzen davon?« Und wenn Sie sich entspannen und dem Text folgen, wird alles gut laufen.

Falls Sie unsicher sind, was am Lagerfeuer stattfinden soll, fragen Sie den Mentor: »Was muss geschehen (genau hier an diesem Lagerfeuer), damit dieses Problem abgeschlossen und geheilt werden kann?« Und wenn es dann an der Zeit ist zu vergeben und das Vergeben sich als schwierig gestaltet, können Sie den Mentor fragen: »Was muss geschehen (genau hier an diesem Lagerfeuer), damit Vergebung möglich ist?«

Vergessen Sie bitte nicht, dass der Mentor eine zutiefst weise Ressource ist, fähig, jede Frage aus der tiefsten Wahrheit, der absoluten Freiheit heraus zu beantworten. Und Sie können in jedem Augenblick auf diese Weisheit zugreifen, nachdem Sie die Anwesenheit eines Mentors willkommen geheißen haben.

Wann immer der Leser die drei Auslassungspunkte sieht, sollte er, wie gesagt, innehalten und seinem Partner genügend Zeit geben, das reine, unverfälschte Gefühl voll und ganz zu spüren oder die Frage tief ins Bewusstsein dringen zu lassen, bevor er antwortet. Die Pausen können oft sehr kurz sein. Fahren Sie fort, sobald Ihr Partner die Emotion vollständig gefühlt hat. Beginnen Sie mit dem stärksten emotionalen Problem oder der stärksten emotionalen Reaktion Ihres Partners auf die gestellte Frage, und wiederholen Sie sofort den nachstehenden hervorgehobenen Abschnitt, um Ihren Partner durch die emotionalen Schichten und hinab in die Quelle zu führen.

Der Emotional-Journey-Prozess dauert normalerweise ein bis eineinhalb Stunden, und es ist zu empfehlen, sich unmittelbar danach ein wenig Zeit zum Entspannen zu gönnen. Räumen Sie sich also hierfür genügend Zeit ein, und sorgen Sie dafür, dass Sie sich weit geöffnet haben, bevor Sie fortfahren. Haben Sie eine wunderschöne Emotional Journey!

Übung: Der Prozess des sanften Empfangs

CD 9

[Der Prozess des sanften Empfangs ist optional und soll Ihnen helfen, eine starke Emotion hervorzurufen, wenn diese nicht bereits gefühlt wird. Lesen Sie so lange weiter, bis eine starke Emotion auftaucht. Überspringen Sie, sobald Sie diese fühlen, den Rest dieses Textes, und gehen Sie zum Emotional-Journey-Prozess über, der sich unmittelbar hieran anschließt.]

Manchmal haben wir alle ein wenig Schwierigkeiten, unsere Emotionen zu fühlen. Das ist natürlich. Also lass uns einen Moment lang nach innen gehen, uns öffnen und herausfinden, was hier ist. Du kannst die Augen nun sanft schließen, ein paarmal tief einatmen … und ausatmen … lass deinen Körper weich werden, sich öffnen und entspannen … Lass dein Gesicht weich werden … entspann die Mundwinkel … lockere deinen Kiefer … lass deine Kehle ganz weich werden … entspann die Schultern … deinen Brustkorb … öffne die Tür zu deinem Herzen, während du entspannst und deinen Bauch weich werden lässt … deinen Beckenbereich … deine Oberschenkel, deine Beine … lass deinen ganzen Körper sich entspannen und öffnen.

Lass dein Bewusstsein nun geräumig werden und dein Herz sich weit öffnen, so weit wie die Welt … lass es sich weit vor dir ausdehnen ... grenzenlos hinter dir ... unendlich weit zu allen Seiten ... und ruhe als ein weiter Himmel, in dem alles willkommen ist ... Und heiße in diesem weiten Himmel der Annahme all deine Emotionen willkommen ... alle Gefühle, die du je gefühlt hast ... selbst die Gefühle deiner Vorfahren ... deine Liebe ist so unermesslich, dass sie groß genug ist, sie alle willkommen zu heißen ...

Richte nun deine Aufmerksamkeit nach innen, in deinen Körper hinein. Dein Körper, dein Sein, ist wie ein Behälter, ein Gefäß, gefüllt mit allen möglichen Emotionen, allen möglichen Gefühlen, und unsere Gefühle sind wie kleine Kinder ... Einige sind laut und heischen nach Aufmerksamkeit, andere sind ruhig und schüchtern, wieder andere haben sich unter Deckeln oder hinter verschlossenen Türen versteckt ... Vielleicht vertrauen sie dir noch nicht, weil sie so oft zurückgewiesen wurden ... Vielleicht möchtest du dich also bei deinen Gefühlen entschuldigen und sie wissen lassen, dass du dich nun öffnen, zuhören und präsent sein wirst, zu fühlen, was immer sich zeigen mag.

Finde nun eine Stelle deines Körpers, die sich ein wenig verkrampft, angespannt oder irgendwie fest anfühlt ... und atme in diesen Bereich hinein, lass deine Liebe dort hineinfließen, deine Akzeptanz, und lass ihn weich werden und sich öffnen ... Und wenn es dort eine Emotion gäbe, so frage ich mich, was es sein könnte ... Einige unserer Gefühle sind sehr subtil, heiße also einfach willkommen, was immer hier ist ...

Oder vielleicht ist da gar kein Gefühl, sondern eher ein Bild, das aufsteigt. Wenn dies der Fall ist, was fühlst du, wenn du das Bild siehst? ... Oder wenn dieser Bereich sprechen könnte und Worte hätte, was würde er möglicherweise sagen? ... [Warten Sie die Antwort ab.] Was empfindest du dabei? ... [Warten Sie auf die Antwort.] Heiße einfach willkommen, was immer hier ist, ebenso, was nicht hier ist. [Lassen Sie Ihren Partner eine Emotion benennen, und fragen Sie dann:] Wo in deinem Körper macht sich das Gefühl am stärksten bemerkbar? ... Wo in deinem Körper spürst du das Gefühl am meisten? ... [Warten Sie auf die Antwort. Schreiben Sie die Emotion auf und wo sie im Körper am stärksten ist.] Erlaube dem Gefühl, noch stärker zu werden ... [Ermutigen Sie Ihren Partner dazu, es ganz zu fühlen.] Lass deinen Körper nun wieder neutral werden, und finde eine andere Stelle, die ein wenig angespannt ist, wo Stress sitzt, etwas festgehalten oder versteckt wird ... Durchflute diesen Bereich wieder mit deiner Liebe, deiner Akzeptanz ... Und wenn jetzt ein Gefühl aufsteigen würde, welches könnte es dann sein? ... [Geben Sie Zeit. Lassen Sie Ihren Partner antworten.] Oder wenn dort Worte wären, wie könnten sie lauten? ... [Warten Sie die Antwort ab.] Welches Gefühl vermitteln dir diese Worte? ... [Warten Sie die Antwort ab.] Oder wenn es ein Bild gäbe, was fühlst du, wenn du es siehst? ... Oder vielleicht ist dort ein Deckel oder eine Tür. Wenn dort ein Deckel ist, fühle, wie du diesen Deckel entfernst, und frag: »Was verberge ich? Wovor verstecke ich mich?« ... Und öffne dich einfach in das hinein, was sich da zeigt ... Was fühlst du jetzt? ... [Geben Sie Zeit zum Antworten, und schreiben Sie es auf.] ... Wo taucht dieses Gefühl am stärksten auf? ... [Warten Sie die Antwort ab, und schreiben Sie sie auf.] Und erlaube es ihm, noch stärker zu werden ... [Geben Sie Zeit, und ermutigen Sie dazu, es noch stärker zu fühlen.] Danke ... Und nun werde wieder ganz neutral ...

Finde nun eine dritte Stelle, die ein wenig verkrampft oder angespannt ist oder wo etwas festgehalten wird.

Atme in diesen Bereich … und lass ihn von deiner Akzeptanz erfüllt werden … Wenn hier eine Emotion hochkäme, welche würde es sein? … [Warten Sie die Antwort ab.] Oder wenn sie Worte hätte, was würde sie sagen? … [Warten Sie auf die Antwort.] Oder wenn dort ein Bild ist, wie fühlst du dich dann, wenn du es siehst? … [Warten Sie auf die Antwort.] Heiße einfach willkommen, was immer da ist, und auch, was nicht da ist … Vielleicht gibt es hier sogar eine Tür … Falls dem so ist, öffne die Tür … Was versteckt sich dahinter … und wie fühlst du dich damit? … [Geben Sie Zeit zum Antworten, und schreiben Sie es auf.] Wo spürst du es am stärksten? … [Warten Sie die Antwort ab, und schreiben Sie sie auf.] Du kannst es dem Gefühl sogar erlauben, sich noch mehr zu entfalten …

Nun … welche war die stärkste dieser drei Emotionen? [Geben Sie Zeit, die Emotion zu nennen.]

[Die stärkste Emotion ist der Ausgangspunkt für die Emotional Journey. Bitten Sie Ihren Partner, die Augen geschlossen zu halten und diese Emotion weiter zu fühlen. Fahren Sie dann mit dem Text zur Emotional Journey fort.]

Übung: Der Emotional-Journey-Prozess

CD 9

[Ihr Partner sollte bequem mit geschlossenen Augen dasitzen. Bitten Sie ihn dann, in seinen Körper hineinzuschauen und zu spüren, was er empfindet, damit er Zugang zu einem starken Gefühl erhält. Sobald es ihm gelungen ist, ein starkes oder halbwegs starkes Gefühl abzurufen, können Sie mit dem Lesen des nachstehenden Textes fortfahren. Stellen Sie sicher, dass Ihr Partner auf jeder Ebene das jeweilige Gefühl benennt.]

Richte deine Wahrnehmung ganz auf dieses Gefühl und lass es sich entfalten … Öffne dich und heiße es voll und ganz willkommen …

Wo in deinem Körper ist diese Emotion am stärksten? Wo fühlst du sie?

Erlaube es dem Gefühl aufzutauchen … Heiße es wirklich willkommen … Und während du spürst, wie das Gefühl stärker wird … frag dich …: »Was liegt darunter? … Was befindet sich in seinem Kern? …« Und spüre, wie du dich entspannst und direkt dort hinein öffnest … und alles willkommen heißt …

Öffne dich oder lass dich in das fallen, was darunterliegt (Es ist vielleicht nicht das, was du erwartest, also bleib offen und lass es sich offenbaren.) …

Was also fühlst du?

Großartig … danke …

[Lesen Sie immer wieder die obigen hervorgehobenen Passagen, während Sie zur nächsten Ebene und wieder zur nächsten vordringen, bis Ihr Partner sich in die Quelle, die Essenz hinein öffnet. Die nicht hervorgehobene Passage in Klammern ist optional; lesen Sie sie hin und wieder vor. Sobald sich Ihr Partner in der Quelle befindet, bestätigen Sie seine Erfahrung, und sagen Sie ihm, dass er seine Sache großartig macht. Lassen Sie ihn hier ungefähr 15 bis 30 Sekunden ausruhen, und fahren Sie dann mit dem Lagerfeuer fort. Die Quelle kann viele verschiedene Namen haben, und sie wird grenzenlos sein. Ihre Natur wird umfassend sein, und sie beinhaltet absolute Freiheit; Stille; grenzenlosen Frieden; Ewigkeit; Gott; grenzenlose Liebe; bedingungslose Liebe; Grenzenlosigkeit; alles, was ist; Bewusstsein; reines Sein; Erkenntnis; Leere; Weite. Sie wird normalerweise innerhalb und außerhalb des Körpers erfahren oder auf eine »Überall-und-nirgendwo«-Weise, die sie »unortbar«, allgegenwärtig macht.]

Lagerfeuer

Stell dir ein Lagerfeuer vor ... dessen Natur unermessliche Grenzenlosigkeit, bedingungslose Liebe und absolute Freiheit ist. Stell dir vor, dass ein *jüngeres Ich* an diesem Feuer sitzt ... Stell dir nun vor, dass dein *gegenwärtiges Ich* am Feuer sitzt ... An diesem Feuer befindet sich auch ein *Mentor,* dessen Weisheit du vertraust ... Es kann jemand sein, den du kennst oder gern kennen würdest ... ein Heiliger, ein Weiser oder jemand, der deiner Vorstellung entspringt ... jemand, in dessen heiliger Präsenz du dich sicher fühlst und dessen Auffassungen vom Leben und davon, es in seiner ganzen Fülle zu erfahren, frei, umfassend und weise sind ... Bring nun alle Menschen zum Feuer, die mit deinem Thema zu tun haben ... Wer sollte mit Blick auf irgendwelche einschränkenden Erinnerungen oder Überzeugungen im Zusammenhang mit der Depression oder mit deiner Gewohnheit, dich dem Leben zu verschließen oder sich ihm zu widersetzen, sonst noch an diesem Lagerfeuer sein? ... [Geben Sie Zeit zum Antworten.]

Kannst du das Lagerfeuer sehen? ... Kannst du das *jüngere Ich* sehen? ... Das *gegenwärtige Ich?* ... Den *Mentor?* ... Wer ist sonst noch hier? ... [Warten Sie die Antwort ab. Schreiben Sie die Namen auf, damit Sie konkret auf sie Bezug nehmen können, zum Beispiel Mutter, Vater, Nahestehender oder Lehrer.] Gibt es von den Menschen, die mit deinem Thema zu tun haben, *einen* oder *zwei,* mit denen du sprechen möchtest? Mit wem? ... [Warten Sie die Antwort ab.] Gut ... Und mit wem würdest du gern als Erstes sprechen? ...

[Gehen Sie *alle* Punkte von 1 bis 13 für *jede* Person durch, mit der gesprochen wird, das heißt, wiederholen Sie die Punkte 1 bis 13, wenn eine zweite Person angesprochen wird.]

1. Nun sitzen also alle in der schützenden Gegenwart dieses Feuers bedingungsloser Liebe und Akzeptanz und Freiheit. Dein *jüngeres Ich* mag in der Vergangenheit sehr viel Schmerz erfahren haben, der zum Dichtmachen oder zu einer Abwehrhaltung führte. Lass dein *jüngeres Ich* nun aus diesem früheren Schmerz heraus sprechen und sagen, was *wirklich* gesagt werden muss, und lass ______ [Name der angesprochenen Person] hören, was *wirklich* gehört werden muss … [Warten Sie die Antwort ab.]
2. Lass ______ [Name] nun in dem Wissen, dass er/sie zum damaligen Zeitpunkt vermutlich das Beste getan hat, wozu er/sie ausgehend von seinen/ihren Ressourcen fähig war, laut antworten … [Warten Sie die Antwort ab.]
3. Hat das *jüngere Ich* etwas darauf zu erwidern? … [Warten Sie die vollständige Antwort ab.]
4. Wenn ______ [Name] nun nicht aus seiner/ihrer Persönlichkeit, sondern von einer tieferen Ebene aus antwortete, was würde er/sie dann sagen? … [Warten Sie die Antwort ab.]
5. Möchte das *jüngere Ich* irgendetwas darauf erwidern? … [Warten Sie die Antwort ab, und lassen Sie das Gespräch sich fortsetzen, bis alles gesagt ist, was gesagt werden muss. Fahren Sie anschließend fort.]
6. Hat der *Mentor* noch etwas hinzuzufügen? … [Warten Sie die Antwort ab.]

7. Was hat das *gegenwärtige Ich* zu ________ [Name] zu sagen? ... [Warten Sie die vollständige Antwort ab.]
8. Was würde ______ [Name] von einer tieferen Ebene aus antworten? ... [Warten Sie die vollständige Antwort ab.]
9. Hat irgendjemand noch etwas hinzuzufügen? ... [Warten Sie die Antwort ab. Lassen Sie das Gespräch sich fortsetzen, bis alles gesagt ist. Fahren Sie dann mit dem Abschnitt »Veränderung der Erinnerung« fort.]

Veränderung der Erinnerung

[Locken Sie jede einzelne Erinnerung heraus.]

10. Welche Erinnerungen an Zeiten steigen auf, in denen du das Gefühl hattest, in irgendeiner Weise gegenüber dem Leben, den Umständen oder deinen Emotionen dichtgemacht zu haben ... in denen du dich versteckt oder mit einer Decke oder etwas anderem zugedeckt hast, um dich zu schützen? Gibt es Zeiten, in denen du dich zurückgehalten und dich kleingemacht oder gegenüber dem Leben selbst verschlossen hast? ... Gibt es Erinnerungen an Situationen, in denen die negative Einstellung anderer dich geschwächt oder verletzt hat? ... Oder gibt es Zeiten, in denen du deinen wahren Gefühlen ausgewichen bist, indem du sie ignoriert oder abgeblockt hast? ... Lass mich einfach wissen, welche Erinnerungen dieser Art auftauchen ...

[Seien Sie ermutigend. Lassen Sie Ihren Partner jede Erinnerung vollständig beschreiben, und notieren Sie sich dann ein Wort oder kurze Stichworte, die diese Erinnerungen beschreiben.]

Wunderbar … Danke … Lass diese Erinnerungen nun auf einem Bildschirm an der Wand erscheinen, und lass die Szenen bis zu Ende abspielen, und zwar so, wie sie sich damals zugetragen haben … Lass zu, dass jede Szene vollständig abgespielt wird, lass den Bildschirm dann dunkel werden und nicke mit dem Kopf, um mich wissen zu lassen, wenn dies geschehen ist … [Geben Sie Zeit.] Großartig …

Während du nun friedlich an diesem Feuer sitzt, frag dich selbst oder deinen Mentor, welche inneren Ressourcen du hättest verwenden *können,* die damals hilfreich gewesen wären … [Geben Sie Ihrem Partner Zeit, die kraftvollen Fähigkeiten zu nennen. Seien Sie ermutigend, und schlagen Sie, wenn nötig, ermächtigende Fähigkeiten vor.]

Geh nun und nimm einen Strauß Luftballons, füll die Ballons mit diesen Ressourcen, und reiche den Strauß dem jüngeren Ich; lass das jüngere Ich diese Fähigkeiten einatmen, lass sie den gesamten Körper durchfluten. Lass nun das jüngere Ich wieder auf den Bildschirm zurückkehren, und sieh und erfahre, wie die Szene sich abgespielt *hätte,* wenn du damals Zugang zu diesen Ressourcen gehabt hättest … [Geben Sie Zeit.]

Was also ist dieses Mal geschehen? … Inwiefern war es anders? … [Warten Sie die Antwort ab.]

[Verwenden Sie dieselben Ballons für jede Erinnerung, und lassen Sie die Szenen, eine nach der anderen, aus dieser ermächtigenden Erfahrung heraus erneut abspielen. Wenn alle Erinnerungen erneut abgespielt wurden, fahren Sie mit dem Nachstehenden fort.]

Lass nun das jüngere Ich vom Bildschirm herunterkommen und sich wieder zu dir ans Lagerfeuer gesellen.

Herauslocken von Überzeugungen und Großreinemachen

11. Komm nun zurück zum Lagerfeuer, und frag dich: »Wenn es ungesunde Überzeugungen gäbe, die du dir irgendwann zu eigen gemacht hast, welche wären das dann?« Manchmal übernehmen wir schwächende Überzeugungen, Vorstellungen und Auffassungen aufgrund des Handelns und der Worte anderer Menschen, der Konditionierung durch die Gesellschaft oder unserer eigenen Erfahrung. Wenn es noch irgendwelche ungesunden Auffassungen zum Leben gäbe und dazu, es in seiner ganzen Fülle zu erfahren, welche könnten es dann sein?

[Schreiben Sie jede schwächende Überzeugung auf. Nennen Sie sie, sobald die Liste vollständig ist, noch einmal kurz Ihrem Partner, bevor Sie dann fortfahren.]

Bitte nun den Mentor, in den Körper des jüngeren Ichs zu treten und dich völlig von diesen begrenzenden Überzeugungen und allen anderen ungesunden Überzeugungen, die noch hier sein mögen, reinzuwaschen. Lass ihn sie hinausfegen, sie hinauswaschen, sie hinaussaugen ... was immer angemessen erscheint ... Erfahre, wie es sich anfühlt, wenn ein vollständiges Großreinemachen dieser alten Probleme stattfindet ... Und stell sicher, dass der Mentor in alle dunklen Ecken und an alle verborgenen oder geheimen Stellen gelangt ... bis zur zellulären Ebene vordringt ... bis hinein ins Zentrum deiner Zellen ... in die DNA selbst ... und sogar noch tiefer, bis hinab zur Ebene des Bewusstseins ... zu den Zwischenräumen zwischen den Zwischenräumen ... [Geben Sie Zeit.] Und wenn du das Gefühl hast, dass dieser Prozess vollständig abgeschlossen ist, dann nicke, um es mich wissen zu lassen ... [Geben Sie ausreichend Zeit.] Wunderbar!

Wenn nun der Mentor von einem Ort der absoluten Freiheit aus sprechen und einige unterstützende, ermächtigende und integrative Wahrheiten vorschlagen könnte, die es dir erlauben würden, auf ermächtigendere und freiere Weise zu leben, was würde der Mentor dann vorschlagen? ... [Lesen Sie die alten Überzeugungen vor, und locken Sie dann als Gegenmittel neue und ermächtigende Überzeugungen heraus. Geben Sie Zeit. Warten Sie die Antwort ab.] Großartig! ... Erlaube es nun dem Mentor, diese neuen gesunden Wahrheiten in jeder Zelle deines Körpers zu installieren ... Spüre, wie es sich anfühlt, wenn der Mentor jede Faser deines Seins mit diesen brandneuen, gesunden Erkenntnissen durchtränkt ... das gesamte Bewusstsein mit Positivität und Gesundheit durchflutet, erfüllt und erneuert ...

Und wenn dies geschehen ist, lass es mich wissen. [Geben Sie ausreichend Zeit.] Fantastisch! ... Danke.

Abschließende Vergebung

12. Nun, da dieses gründliche Großreinemachen erfolgt ist, eine Reinigung auf allen Ebenen, und du gelernt hast, was du gelernt hast, bitte das *jüngere Ich,* zu der Person am Lagerfeuer zu sprechen ... und auch wenn die früheren Überzeugungen dieser Person schwächend gewesen sein mögen ... und ihr früheres Verhalten unter *keinen* Umständen akzeptabel war ... und du ihr Verhalten oder ihre Überzeugungen vielleicht in keiner Weise gutheißt, bist du dennoch be-

reit, ihr *voll und ganz* zu vergeben? ... Vergib ihr nun aus tiefstem Herzen ... [Lassen Sie Ihren Partner die Vergebung laut aussprechen.]

13. Wenn dein *gegenwärtiges Ich* jetzt bereit ist ... auch wenn das frühere Verhalten dieser Person unter *keinen* Umständen akzeptabel war und obwohl du ihr Verhalten oder ihre Überzeugungen vielleicht in keiner Weise gutheißt, bist du dennoch bereit, ihr aus vollem Herzen *ganz und gar* zu vergeben? ... Dann vergib ihr nun ... [Lassen Sie Ihren Partner die Vergebung laut aussprechen.] Du kannst sogar ein Gebet sprechen und darum bitten, dass sie sich auf irgendeine Art selbst vergeben kann.

Vergib nun allen am Lagerfeuer Anwesenden, und sende ihnen Segenswünsche. Erlaube es ihnen, mit dem Feuer zu verschmelzen, das die unendliche Quelle allen Lebens ist. Wende dich dann dem *jüngeren Ich* zu, und sag: »Ich verspreche dir, dass du dies nie wieder erleben musst. Ich vergebe dir für allen Schmerz, der verursacht wurde, und dafür, dass du damals keinen Zugang zu diesen weitreichenden Erkenntnissen hattest, zu denen du nun jederzeit Zugang haben kannst. Ich liebe dich und werde dich immer beschützen.« ... Umarme dann das *jüngere Ich* und verschmilz mit ihm, werde eins mit ihm, und erlaube es dem jüngeren Ich, im Körper des *gegenwärtigen Ichs* mit dieser Vergebung, dieser Erfüllung und diesen inneren Ressourcen zu wachsen ... [Geben Sie Zeit.] Wende dich dem *Mentor* zu, und danke ihm/ihr ... Komm nun in die Gegenwart zurück, und wir werden fortfahren. Gestatte es deinem Bewusstsein, sich weiträumig vor dir, hinter dir und zu allen Seiten hin auszudehnen, sich als ein Ozean der Präsenz auszudehnen.

Zukunftsintegration

Nachdem du nun gelernt hast, was du gelernt hast, und erfahren hast, was du erfahren hast, öffne dich in das Bewusstsein von dir einen Tag später ... fühle, wie du dich fühlst ... atme, wie du atmest ... Wie fühlst du dich? ... In dem Wissen, dass du ______ [die Quelle] bist, stell dir vor, dass eine Situation hochkommt, die dein altes Depressionsproblem ausgelöst hätte. Was sagt ______ [die Quelle] hierzu? ... Sieh, wie du nun damit umgehst ... Was tust du? ... Sagst du? ... Fühlst du? ... Wie fühlst du dich in Bezug auf dich selbst?

Sieh dich nun eine Woche später ... öffne dich in das Bewusstsein davon ... fühle, wie du dich fühlst ... atme, wie du atmest ... Wie fühlst du dich? ... Stell dir vor, dass ein altes Problem auftaucht ... Was sagt ______ [die Quelle] hierzu? ... Wie gehst du damit um? ... Wie siehst du aus? ... Was tust du, oder was sagst du dir selbst? ... Wie handelst du? ... Wie fühlst du dich? ...

Geh nun einen ganzen Monat in die Zukunft, und öffne dich in das Bewusstsein von dir, fühle, wie du dich fühlst, atme, wie du atmest ... Wie fühlst du dich? ... Was, wenn diese alte Situation einträte? ... Wie gehst du damit um? Was sagt ______ [die Quelle] hierzu? ... Fühlst du dich frei, zuversichtlich und leicht? ... Was sagst du dir selbst? ... Was tust du? ... Wie fühlt sich dein Körper an? ...

Öffne dich nun in das Bewusstsein von dir sechs Monate später. Wie fühlst du dich in Bezug auf dich, die Freiheit, das Leben im Allgemeinen? ...

Geh nun ein ganzes Jahr in die Zukunft, und spüre voll und ganz, wie es sich anfühlt, du zu sein, lebendig zu sein und dich zu entfalten, wie du es tust ... Atme, wie du atmest, ein Jahr später ... und fühle, wie du dich fühlst ... Was fühlst du? ... Kommen irgendwelche alten Probleme hoch, oder fühlst du dich frei, gesund und zielstrebig? … Und wenn sich einer der alten Auslöser der Depression im Leben zeigen würde, wie würdest du nun anders reagieren? … Ist es ein Kinderspiel, damit umzugehen? … Wunderbar …

Geh nun fünf Jahre in die Zukunft … öffne dich in das Bewusstsein von dir fünf Jahre später … Fühle, wie du dich fühlst … Was machst du nun anders? … Was hat sich an deiner Kommunikation geändert … mit dir selbst … und mit anderen? … Wie fühlt sich dein Körper an? … Wie fühlst du dich in Bezug auf dich selbst … dein Leben … deine Zukunft? …

Während du nun mit deinem zukünftigen Ich verbunden bleibst, *mit deiner Quelle, fünf Jahre später* … und auf diese Weise atmest … auf diese Weise fühlst … und deine Zellen auf dieser erweiterten Ebene vibrieren … bitte die Zukunft, deinem gegenwärtigen Ich einen Rat zu geben. Lass das freie, weise, zukünftige, zehn Jahre ältere Ich dir einige Worte der Weisheit dazu mitteilen, wie du sein kannst … was du glauben kannst … dir praktische Ratschläge dazu geben, wie du dein neues Leben genießen kannst … wie du offen bleiben kannst, verbunden, lebendig … frei … [Geben Sie Zeit. Warten Sie die Antwort ab.] Großartig, danke …

In dem Wissen, dass du erst dann die Augen öffnen kannst, wenn alle Teile von dir vollständig integriert sind und zustimmen, dass die Erkenntnis, die Freiheit und die Gesundheit, die hier sind, nur noch wachsen und sich vertiefen werden, und wenn alle Teile von dir darin übereinstimmen, dass dies auf vollkommene, natürliche Weise von selbst geschehen kann, mühelos und elegant, kannst du jetzt langsam die Augen öffnen, wenn du bereit bist.

Großartig! Ein wunderbarer Prozess ... Herzlichen Glückwunsch!

Gönnen Sie sich nun wie bei der Physical Journey ein wenig Ruhe, damit die Ergebnisse dieses Prozesses integriert werden können. Sie sind vielleicht vorübergehend ein wenig zittrig, benommen oder leicht desorientiert, während sich Ihr Körper auf den emotionalen und physischen Wandel einstellt, der gerade stattgefunden hat – das ist völlig normal, ja tatsächlich ein positives Signal, dass Heilung erfolgt. Es wird von selbst wieder vergehen, normalerweise nach einer bis mehreren Stunden, sodass Sie nichts Bestimmtes unternehmen müssen. Entspannen Sie sich, und warten Sie einfach ab, bis alles auf natürliche Weise wieder ins Lot kommt. Sie können sich dabei selbst unterstützen, indem Sie sich ausruhen und etwas Leichtverdauliches essen – etwas Einfaches und Wohltuendes – und vielleicht ein warmes Bad nehmen oder duschen. Dann kann sich Ihr Körper auf das konzentrieren, wovon er etwas versteht: auf die Heilung.

Und wenn diese Neueinstellung abgeschlossen ist, werden Sie das Gefühl haben, als habe sich etwas tief in Ihrem Inneren verändert, als sei eine Last von Ihnen genommen oder innerlich eine Spannung gelöst worden. Auch dies sind positive Zeichen, dass ein Wandel stattgefunden hat.

Geben Sie sich Zeit, vorzugsweise 24 Stunden, bevor Sie die nächste Selbstbeobachtung in Angriff nehmen. Fahren Sie dann bitte fort. Sie machen gute Fortschritte und haben noch ein Stück Weg vor sich.

Anleitungen für die Worst-Best Journey

Intention: dass Sie sich vorstellen, was als Schlimmstes eintreten könnte, wenn Sie nicht länger unter einer Depression leiden, und es Ihren Emotionen erlauben, voll und ganz gefühlt zu werden und sich zu vertiefen, sodass zunehmend tiefgründige Bilder entstehen und Emotionen verspürt werden, bis Sie sich in Ihre Essenz, Ihre Quelle hinein öffnen; dass Sie alle Worte, die mit einer alten Verletzung oder einem Trauma verbunden sind, freilassen, vergeben und dieses alte Problem lösen
Zeit: 60 bis 90 Minuten
Grad an Emotionalität: emotional bis stark emotional
Was Sie brauchen: Stift/Papier, Taschentücher
Am Ende: kurze Pause von rund 30 Minuten

Diese geführte Selbstbeobachtung ähnelt von der Struktur her der Emotional Journey. Es gibt viele gemeinsame Elemente, einschließlich eines »Hindurchfallens« durch alle emotionalen Schichten und eines Lagerfeuers, jedoch auch ein paar Unterschiede.

Die Technik des Hindurchfallens ist anders, und wir werden die Frage stellen, was das Schlimmste ist, das eintreten könnte, wenn die Depression nicht mehr als Schutz»decke« zur Verfügung stünde. Diese Frage mag seltsam erscheinen, doch sie ergibt letztlich jede Menge Sinn, wenn wir erkennen, dass die Gewohnheit der Depression nicht existierte, wenn sie uns nicht irgendwelche vermeintlichen Vorteile böte. So gewährt die Depression zum Beispiel emotionalen Schutz, sodass wir nicht mit irgendwelchen heftigen oder nackten Emotionen konfrontiert werden oder diese verspüren müssen. Doch vielleicht gibt es auch noch andere, unerwartete Vorteile.

Wir werden hier auf jeder Ebene nach einem Worst-

Case-Szenario fragen und feststellen, wie wir fühlen, wenn wir uns immer tiefer öffnen und schließlich zur Quelle gelangen. Viele Menschen empfinden dies als einfacher und schneller als ein normales emotionales Durchlaufen der Schichten. Und diese Methode erlaubt uns auf jeden Fall, einige der Gefühle aufzudecken und zu verspüren, vor denen uns die Depression möglicherweise bewahrt hat. So können wir am eigenen Leib erfahren, dass es ungefährlich ist, selbst diese Emotionen zu empfinden, ja, dass es ungefährlich ist, sich völlig zu öffnen.

Ein zweiter Unterschied bei diesem Prozess ist eine zusätzliche Technik, die wir anwenden werden, um unsere ungesunden Überzeugungen zu ändern. Am Lagerfeuer werden wir dann – aus dem Wissen heraus, dass wir unser Leben lang dazu neigen, unsere älteren mit Schichten neuer Überzeugungen zuzudecken –, die Schichten unserer Überzeugungen durchlaufen und ihre Änderung vornehmen. Das Durchlaufen dieser Schichten bedeutet einfach, dass wir erforschen wollen, welche Überzeugungen tiefer sein könnten als die, die wir gewinnen, und noch tiefer als diese und so weiter. Schließlich werden wir zu einem Kernglauben oder einer Grundüberzeugung gelangen, der tiefsten von allen. Dann werden wir ähnlich wie zu Beginn dieses Prozesses fragen, was geschähe, was emotional gefühlt würde, wenn dieser Kernglaube, diese Grundüberzeugung uns nicht mehr zur Verfügung stünde. Und wir werden uns schnell mit dieser Emotion öffnen und in deren Innerstes gehen, bis wir uns wieder in die Quelle hinein öffnen. Dann fahren wir mit der Änderung der Überzeugungen fort, einem Prozess, mit dem Sie ja bereits vertraut sind.

Hierbei handelt es sich um eine zutiefst klärende Ergänzung des Prozesses, und sie ist einfach. Also entspannen Sie sich, und halten Sie sich an den Text. Die meisten anderen Elemente des Prozesses werden Ihnen bereits bekannt sein, bis Sie am Ende der Selbstbeobachtung bis etwa zur Hälfte der Zukunftsintegration gelangt sind. Dort werden Sie insofern eine kleine Veränderung vorfinden, als wir, ausgehend von unserem soeben veränderten Bewusstsein, die Frage stellen werden, was das Beste ist, was jetzt eintreten könnte. Dann ist es an der Zeit, sich für die neuen Möglichkeiten zu begeistern, die das Leben zu bieten hat.

Dieser Prozess erfordert gewöhnlich anderthalb bis zwei Stunden. Nehmen Sie sich also bitte genügend Zeit, um ihn sorgfältig zu durchlaufen, und gönnen Sie sich danach etwas Entspannung und Zeit, damit die Ergebnisse dieses Prozesses integriert werden können. Nichts wie ran an diesen wirksamen Worst-Best-Klärungsprozess!

Übung: Der Worst-Best-Journey-Prozess

CD 10

[Wenn irgendwann eine Erinnerung auftaucht, vermerken Sie sie in Ihrem Notizbuch, und bringen Sie diese Erinnerung zum Lagerfeuer.]

Wenn du dich nicht länger auf die Depressions»decke« verlassen könntest … die Unterdrückung, das Verschließen oder Dämpfen deiner Emotionen, körperlich oder geistig … um dich vor dem zu schützen, was du wirklich fühlst oder womit du auf einer tieferen Stufe konfrontiert bist … Wenn du künftig ganz offen, ungeschützt und authentisch im Leben sein müsstest …

Was ist das Schlimmste, was passieren könnte? … [Warten Sie auf die Antwort.] *Und wenn dies hier voll und ganz willkommen geheißen würde … wie würdest du dich dann fühlen? …* [Warten Sie auf die Antwort.] *Erlaube es dem Gefühl, sich voll zu entfalten … Öffne dich ihm und heiße es in seiner Gesamtheit willkommen*

... Und während du zulässt, dass das Gefühl stärker wird ... frage ...

Was ist also das Schlimmste, was geschehen könnte?...

Welches Gefühl vermittelt dir das? ... Heiße alles voll und ganz willkommen. [Warten Sie auf die Antwort.]

Und wenn das geschähe, was ist das Allerschlimmste, was eintreten könnte? ...

Und welches Gefühl vermittelt dir das? ... [Warten Sie die Antwort ab.]

[Fahren Sie fort, indem Sie den oben stehenden hervorgehobenen Abschnitt wiederholen und mit der Frage beginnen: »Was ist also das Schlimmste, was geschehen könnte ...« und so weiter. Wiederholen Sie diese Fragen, ermutigen Sie Ihren Partner, sich tiefer zu öffnen, bis Offenheit, Leere, Weiträumigkeit oder ein positives Nichts – innen, außen, überall – gespürt werden. Fahren Sie dann mit dem unten stehenden Abschnitt fort.]

Öffne dich ins Innerste davon ... Entspann dich, und dehne dich in das Innerste hinein aus ... Was ist hier? ...

Was offenbart sich selbst? ... Und öffne dich in das Innerste davon ... entspann dich, und dehne dich in seine Essenz aus ... Was offenbart sich selbst? ... Was ist hier? ... Und so weiter und so fort ...

[Wiederholen Sie obigen hervorgehobenen Abschnitt, das Sichöffnen und Ausdehnen in das Innerste jeder Erfahrung bis hin zur Quelle, zum endlosen oder grenzenlosen

Bewusstsein, Stille, Klarheit, Erkenntnis, Bewusstheit, Präsenz und so fort. Dann machen Sie unten weiter.]

Und verweile eine Zeit lang *als* dies ...

Lagerfeuer

Stell dir jetzt ein Lagerfeuer vor ... dessen Natur grenzenlose Wahrheit und Freiheit darstellt. Stell dir ein *jüngeres Ich* vor, das an diesem Feuer sitzt ... Stell dir nun das *gegenwärtige Ich* vor, das am Feuer sitzt ... Außerdem sitzt hier ein *Mentor der Freiheit, erleuchteter Gegenwart* ... einer, in dessen unendlicher Weisheit du ruhen und dem du vertrauen kannst ... Und nun frag, wer sonst noch an diesem Lagerfeuer sitzen muss ... Wer sollte hier sein? [Warten Sie die Antwort ab. Ermutigen Sie Ihren Partner. Verweisen Sie auf jeden, der während des Hindurchfallens auftauchte, und jeden, der mit irgendeiner Erinnerung, die auftauchte, in Verbindung steht, und heißen Sie sie am Lagerfeuer willkommen.]

Da wir nun in der Gegenwart dieses Lagerfeuers der Liebe und Freiheit sitzen, wisse: Wenn sonst noch jemand zu irgendeinem Zeitpunkt willkommen geheißen werden muss, kann dies ganz automatisch geschehen, da wir uns jetzt darauf konzentrieren, uns dafür zu öffnen, einige Wahrheiten, die ausgesprochen werden müssen, mit anderen zu teilen ... Zu welchen *ein oder zwei Personen* von denjenigen, die hier am Lagerfeuer sitzen, würdest du gern sprechen? ... Und zu welcher Person würdest du gern als Erstes sprechen?

[Gehen Sie die folgenden Punkte für jede Person durch, mit der gesprochen wird. Ermutigen Sie Ihren Partner auf allen Stufen, aus dem Kern des emotionalen Schmerzes, der gefühlt wurde oder wird, zu sprechen, das heißt nicht über die Emotionen, sondern aus den Emotionen heraus.]

1. Nun, da alle in der schützenden Gegenwart dieses Feuers absoluter Freiheit sitzen, und in dem Wissen, dass dein *jüngeres Ich* in der Vergangenheit im Zusammenhang mit der Frage der Authentizität, der Aufdeckung und Wahrheit sehr viel Schmerz erfahren hat ... lass nun das *jüngere Ich* aus diesem früheren Schmerz heraus sprechen und sagen, was *wirklich* gesagt werden muss, und lass _______ [Name der angesprochenen Person] hören, was *wirklich* gehört werden muss ... [Warten Sie die Antwort ab.]
2. Und lass _______ [Name] in dem Wissen, dass er/sie zum damaligen Zeitpunkt vermutlich das Beste getan hat, wozu er/sie ausgehend von seinen/ihren Ressourcen fähig war, aus dem Herzen antworten. ... [Warten Sie die Antwort ab.]
3. Und was hat das *jüngere Ich* darauf zu erwidern? ... [Warten Sie die vollständige Antwort ab.]
4. Wenn _______ [Name] nun nicht aus seiner/ihrer Persönlichkeit heraus antwortete, sondern von einer tieferen Ebene aus, was würde er/sie dann sagen? ... [Warten Sie die Antwort ab.]
5. Was erwidert das *jüngere Ich* von der tiefsten Ebene aus darauf? ... [Warten Sie die Antwort ab, lassen Sie das Gespräch sich fortsetzen, bis alles gesagt ist, was gesagt werden muss. Fahren Sie anschließend fort.]
6. Und wenn der *Mentor* noch etwas hinzuzufügen hätte, was könnte das sein? Welche Weisheit, welchen Rat oder welche Erkenntnis könnte er wohl vermitteln? ... [Warten Sie die Antwort ab.]

7. Hat sonst noch jemand etwas hinzuzufügen? ... [Warten Sie die Antwort ab. Lassen Sie das Gespräch sich fortsetzen, bis alles gesagt ist. Fahren Sie dann mit dem Prozess zur Veränderung der Erinnerung fort.]

Veränderung der Erinnerung

8. Stell dir einen großen Bildschirm beim Lagerfeuer der unendlichen Freiheit vor. Und lade alte Erinnerungen an Situationen ins Bewusstsein ein, in denen das jüngere Ich sich »getriggert« fühlte, dichtzumachen oder sich emotional zu verschließen ... an Situationen, in denen du reagiertest, indem du emotional oder energetisch zusammengebrochen bist ... oder dich vom Leben überwältigt oder geschwächt fühltest ... Welche Erinnerungen steigen auf?... [Geben Sie Zeit.] Großartig ... Was genau fand statt? ... Was fand sonst noch statt? ... Was noch? ... Danke.

[Seien Sie ermutigend. Lassen Sie Ihren Partner jede Erinnerung vollständig beschreiben, und notieren Sie sich dann ein Wort oder einen kurzen verweisenden Satz, der jede einzelne Erinnerung beschreibt. Verweisen Sie auch auf jede Erinnerung, die während der Phase des Hindurchfallens aufgedeckt wurde und die hätte aufgeschrieben werden sollen.]

Lade nun das jüngere Ich ein, vom Bildschirm herunterzukommen und sich wieder zu dir und deinem Mentor ans Lagerfeuer zu setzen. Frag dich, welche inneren Ressourcen du hättest nutzen können, die damals hilfreich gewesen wären ... [Geben Sie Ihrem Partner Zeit, sich zu erinnern, welche Ressourcen damals nützlich gewesen wären. Seien Sie ermutigend, und schlagen Sie stärkende Fähigkeiten vor. Schreiben Sie sie auf, damit Sie sie wieder aufrufen können.]

Fass nun diese Ressourcen zu einem Strauß Luftballons zusammen, überreiche ihn dem jüngeren Ich, und lass es diese Fähigkeiten einatmen und den gesamten Körper durchströmen. Lass nun das jüngere Ich zu der Szene auf dem Bildschirm zurückkehren und schau, was geschehen *wäre,* wenn du Zugang zu all diesen Fähigkeiten gehabt hättest ... [Geben Sie ausreichend Zeit.]

Was also passierte damals? ... Inwiefern war es anders? ... [Warten Sie auf die Antwort.]

[Verwenden Sie für jede Erinnerung dieselben Ressourcen-Ballons, und wiederholen Sie die Szene aus dieser stärkenden Erfahrung heraus für jede von ihnen.]

Lass nun das jüngere Ich vom Bildschirm herunterkommen und zum Lagerfeuer zurückkehren.

[Fragen Sie den Partner, ob er/sie mit einer zweiten Person am Lagerfeuer sprechen muss. Wenn ja, gehen Sie zu den Punkten 1 bis 8 zurück, lassen Ihren Partner die Situation bereinigen und der zweiten Person vergeben. Dann machen Sie weiter mit Punkt 9.]

Herauslocken von Überzeugungen, »Hindurchfallen« und Klärung

9. Da jetzt das Bewusstsein zum Lagerfeuer zurückkehrt, frag das jüngere Ich: Wenn es ungesunde oder nicht hilfreiche Überzeugungen in Bezug auf Emotionen gäbe, auf Offenheit und Enthüllung oder das Leben selbst, die du vor einiger Zeit übernommen hast, welche können es dann sein? Vielleicht gibt es einige

Überzeugungen dazu, wie du reagieren oder dich verhalten musstest, um zu überleben ... Oder vielleicht handelt es sich um alte Überzeugungen zur Depression und dazu, was es bedeutet, unter einer Depression zu leiden ... Wenn ja, um welche alten Überzeugungen könnte es sich dabei handeln?

Manchmal übernehmen wir schwächende Überzeugungen, Vorstellungen und Auffassungen aufgrund des Handelns und der Worte anderer Menschen, der Erwartungen der Gesellschaft oder unserer eigenen Erfahrung der Traumata des Lebens. Wenn es irgendwelche noch verbliebene ungesunde Ansichten darüber gäbe, frei zu sein, das Leben als Ausdruck deines wahren Ichs zu leben, welche könnten es sein? [Schreiben Sie jede schwächende Überzeugung nieder.]

Und wenn da noch eine *tiefere Überzeugung* wäre als diese, was könnte dann hier sein? Was befindet sich darunter? ...

Und wenn diese Überzeugung auf einer anderen, *noch tieferen Überzeugung* basierte ... was könnte hier sein?

[Locken Sie immer tiefere und tiefere Überzeugungen heraus, indem Sie obige Frage wiederholen, bis Ihr Partner zur Kernüberzeugung oder -emotion durchgedrungen ist.]

Und wenn da eine *Überzeugung unter allen anderen ungesunden Überzeugungen wäre ... oder direkt im Kern aller anderen Überzeugungen* ... welche könnte es sein? ... Wenn es eine wesentliche Grundüberzeugung gäbe, die alle anderen stützte ... welche könnte es sein? ... [Warten Sie auf die Antwort.] Und wie fühlt es sich an, diese Überzeugung zu betrachten oder sich einzugestehen? … Was löst sie bei dir emotional aus … auf der tiefsten Ebene? … [Warten Sie die Antwort ab.] Großartig.

Und wenn du nicht länger an dieser grundlegenden Überzeugung festhalten könntest … dich nicht länger darauf verlassen könntest, dass sie dich emotional schützt … was würdest du dann wirklich fühlen? … Wenn jemand käme und deine Fähigkeit, dich auf diese Überzeugung zu verlassen, entwendete … was würdest du riskieren, emotional zu fühlen, auf der allertiefsten Ebene? … Großartig … Lass dich in diese Emotion frei hineinfallen, und ergib dich ihr völlig, egal, worum es sich handelt.

Geh weiterhin ins Innerste der Emotion, bis *sie* mit dir fertig ist … Öffne dich ihr weiterhin, während sie immer intensiver wird … Lass sie völlig los, bis *sie* beschließt, mit *dir* Schluss zu machen … [Geben Sie Zeit.] … Wunderbar … Und was ist hier … direkt im Kern, in der Essenz? … Gut gemacht!

[Lassen Sie Ihren Partner sich weiterhin mitten in das öffnen, was auftaucht, in die Weite, die Quelle, das unendliche Bewusstsein, und machen Sie dann behutsam weiter.]

Richte dein Bewusstsein jetzt wieder auf das Lagerfeuer … und *heiße einen Vertreter all dieser alten restriktiven Überzeugungen willkommen* … jemanden oder etwas, das das gesamte Bewusstsein von diesen alten Überzeugungen repräsentiert oder verkörpert …

Und in der Erkenntnis, dass du dir all diese alten Überzeugungen zu eigen gemacht und in der falschen Überzeugung aufrechterhalten hast, dass sie dir spezielle Vorteile einbringen würden … dich vielleicht auf irgendeine emotionale, körperliche oder geistige Weise schützen würden … lass jetzt dein jüngeres Ich mit dem *Repräsen-*

tanten der Überzeugungen in einen Dialog treten ... und ihn fragen, welche positive Absicht er hatte ... und offen dafür bleiben, zu hören, welche Unterstützung beabsichtigt war ... [Geben Sie Zeit. Ermutigen Sie Ihren Partner.] Welches waren die augenblicklichen Vorteile? ... [Geben Sie Zeit. Ermutigen Sie ihn.]

Und welcher Fehler wurde begangen? ... [Warten Sie auf die Antwort.] Welches waren einige der Ergebnisse dieses Fehlers oder dieser irrtümlichen Überzeugung? ... Welchen Preis hast du bezahlt? Was hat es dich gekostet zu glauben, was du zu glauben pflegtest? ... [Warten Sie die Antwort ab.] Und was ist die tiefere, authentischere Wahrheit? .... Was ist die absolute Wahrheit? ... [Warten Sie auf die Antwort.]

Lass nun das jüngere Ich mit dem *Repräsentanten der Überzeugungen* alles ausräumen und alles äußern, was geäußert werden muss ... alles, was vorher unterdrückt oder zurückgehalten wurde ... Sprich alles aus der Mitte deines Herzens aus ... [Geben Sie Zeit. Ermutigen Sie Ihren Partner.]

Und wenn der Repräsentant der Überzeugungen seinen wahren Zweck erklären könnte ... was würde er sagen? ... [Geben Sie Zeit. Ermutigen Sie ihn.]

[Lassen Sie den Dialog mit den Überzeugungen sich fortsetzen, bis alles geklärt ist. Erlauben Sie dann Vergebung in beide Richtungen.]

Und wenn der Mentor Worte der Weisheit oder des Rats für dich hätte, was würde er sagen? [Lassen Sie den Mentor sprechen.]

Lade jetzt den Mentor ein, alle alten Überzeugungen zu klären, zu reinigen und herauszuholen, und erlaube es ihnen, mit dem Licht des unendlichen Bewusstseins zu verschmelzen ... beobachte und fühle, wenn sie den physischen Körper verlassen ... und den Geist ... Entferne sie alle von Kopf bis Fuß ... aus dem Gehirn ... dem Kopf ... aus dem Herzen und der Brust ... den Armen ... und Beinen ... aus den abgeschotteten, geheimen oder dunklen Stellen ... aus den Zellen ... aus der DNA ... aus den Zwischenräumen zwischen den Zwischenräumen ... Lass dir so viel Zeit, wie du benötigst ...[Geben Sie ausreichend Zeit. Ermutigen Sie behutsam Ihren Partner.] ... Und nicke, wenn du bereit bist, mich wissen zu lassen, dass sich dies völlig abgeschlossen anfühlt ... [Geben Sie Zeit.] Großartig.

Beobachte jetzt, was geschieht, wenn die Energie, die vorher benötigt wurde, um diese alten Überzeugungen festzuhalten, freigelassen wird ... und dir genau jetzt zur Verfügung steht ... Es erforderte sehr viel Energie des Sichverschließens, um an jenen wenig hilfreichen Überzeugungen festzuhalten ... Wie fühlt es sich also an, wenn diese Offenheit freigesetzt ist ... Wenn du eine unbegrenzte Menge an Energie authentisch zur Verfügung hast, sodass du dich in jeder gewählten Richtung durchs Leben bewegen kannst? ... [Geben Sie Zeit. Ermutigen Sie Ihren Partner.] Wunderbar!

Und wenn der Mentor von der Stelle der absoluten Freiheit spräche, welche neuen hilfreichen, stärkenden und integrativen Wahrheiten oder Erkenntnisse würde er/sie vorschlagen? ... [Lesen Sie alte Überzeugungen vor, locken Sie dann neue und stärkende Wahrheiten als Gegenmittel hervor. Geben Sie Zeit. Warten Sie die Antwort ab. Schreiben Sie neue Wahrheiten nieder.] Großartig!

Erlaube nun dem Mentor, diese neuen, gesunden Wahrheiten in jede Zelle des Körpers einzupflanzen ...

[Lesen Sie neue Wahrheiten laut vor.] Spüre, wie es sich anfühlt, wenn der Mentor jede Faser deines Seins mit diesen brandneuen, gesunden Erkenntnissen durchtränkt und das gesamte Bewusstsein mit Positivität und Gesundheit durchflutet, erfüllt und erneuert ... und diese positiven und lebensbejahenden Fähigkeiten zu einem organischen und natürlichen Teil deines Seins macht ...

Und wenn dies völlig abgeschlossen ist, kannst du nicken, um es mich wissen zu lassen ... [Geben Sie genug Zeit. Ermutigen Sie Ihren Partner.] Fabelhaft! Danke.

Abschließende Vergebung

10. Bring nun das Bewusstsein ans Lagerfeuer zurück und jene, mit denen du zuvor gesprochen hast, und frag den Mentor, was hier geschehen muss, damit vollständige Vergebung in alle Richtungen fließt. [Lassen Sie es geschehen. Wenn erforderlich, dann lassen Sie den Dialog mit der einen oder mit beiden der zuvor angesprochenen Personen sich fortsetzen, bis Ihr Partner alles gesagt hat und die Vergebung ganz natürlich in alle Richtungen fließen kann.]

    Vergib nun allen am Lagerfeuer Anwesenden, und sende ihnen Segenswünsche. Erlaube es ihnen, mit dem Feuer zu verschmelzen, das die unendliche Quelle allen Lebens ist. Wende dich dann dem *jüngeren Ich* zu und *sage:* »Ich verspreche dir, dass du dies nie wieder erleben musst. Ich vergebe dir allen Schmerz, der verursacht wurde, und dafür, dass du damals nicht immer Zugang zu deinem tiefsten Selbst hattest, deiner wahren Authentizität und Ausdrucksmöglichkeit. Aber nun weißt du, dass die Freiheit immer hier ist ... immer zur Verfügung steht, denn sie ist *das,* was du wirklich bist.«

Umarme dann das *jüngere Ich,* verschmilz mit ihm, und erlaube es dem jüngeren Ich, mit dieser Vergebung und echten Authentizität, die bereits in dir ist, zu wachsen ... Wende dich dem *Mentor* zu, und danke ihm/ihr ... Komm nun in die Gegenwart zurück, und gestatte es deinem Bewusstsein, sich weiträumig vor dir, hinter dir und zu allen Seiten hin auszudehnen, sich als ein Ozean der Präsenz auszudehnen.

Zukunftsintegration

11. Nachdem du nun gelernt hast, was du gelernt hast, und erfahren hast, was du erfahren hast, öffne dich in das Bewusstsein von dir einen Tag später, fühle, wie du dich fühlst, atme, wie du atmest ... Wie fühlst du dich? ... In dem Wissen, dass das authentische, freie Du immer deine Essenz ist ... stell dir vor, dass eine Situation hochkommt, die die alten Muster des Abschließens oder Dichtmachens »getriggert« hätte. Beachte, wie du nun damit umgehst ... Wie reagierst du jetzt anders auf das Leben? ... Wie fühlst du dich in Bezug auf dich selbst?

    Geh nun eine Woche in die Zukunft, und öffne dich in das Bewusstsein von dir, fühle, wie du dich fühlst, atme, wie du atmest ... Wie fühlst du dich? ... Stell dir vor, dass ein alter Auslöser sich wieder zeigt ... Auf welche andere Weise wirst du nun reagieren? ... Was sagst du dir selbst? ... Inwiefern sprichst und agierst du jetzt anders? ... Wie fühlst du dich?

    Geh nun einen Monat in die Zukunft und öffne dich in das Bewusstsein von dir ... fühle, wie du dich fühlst, atme, wie du atmest ... Wie fühlst du dich? Was erkennst du in Bezug auf die wahre Natur der Emotionen ... des Lebens ... der Existenz ... deines realen Selbst?

Öffne dich nun sechs Monate später in das Bewusstsein von dir. Wie fühlst du dich in Bezug auf dich selbst, die Freiheit, in Hinblick darauf, wer du bist und wie du lebst? Was ist deine tiefste Erkenntnis? Was hast du als Wahrheit hinsichtlich deines essenziellen Selbst erkannt?

Geh nun ein ganzes Jahr in die Zukunft und frage: »Was ist angesichts dieser Offenheit, dieser Authentizität, dieser Lebensfülle ... dieser absoluten Freiheit ... das Beste, was geschehen könnte?« ... Und wie fühlt sich das an? ... [Warten Sie auf die Antwort.] Danke ... Und was ist dann das Beste, was geschehen könnte? [Warten Sie auf die Antwort.] Danke ... Und wie fühlt sich das an? ... [Wiederholen Sie das, bis sich Ihr Partner positiv eingestellt und erhoben fühlt und die Fragestellung abgeschlossen erscheint.]

Lass den freien, weisen, vollkommen authentischen Sprecher, der du bist, ein paar Worte der Weisheit dazu mitteilen, wie du sein kannst ... leben kannst ... dir praktische Ratschläge dazu geben, was du tun kannst, um diese Freiheit zu genießen ... als ein inspirierendes Beispiel all der Fähigkeiten des unendlichen Bewusstseins, der erleuchteten Präsenz ... [Geben Sie Zeit. Warten Sie die Antwort ab.]

Und in dem Wissen, dass du erst dann die Augen öffnen kannst, wenn alle Teile von dir vollständig integriert sind und zustimmen, dass die Erkenntnis, die Freiheit und die Klarheit und Weite, die hier sind, im Laufe der Zeit nur noch wachsen und sich vertiefen können, und wenn alle Teile von dir darin übereinstimmen, dass dies auf vollkommene, natürliche Weise von selbst geschehen kann, mühelos und elegant, kannst du jetzt langsam die Augen öffnen, wenn du bereit bist.

Großartige Arbeit ... Herzlichen Glückwunsch!

Gönnen Sie sich nun wie bei den vorherigen Selbstbeobachtungen ein wenig Ruhe, damit die Ergebnisse dieses Prozesses integriert werden können. Sie sind vielleicht vorübergehend ein bisschen zittrig, benommen oder leicht desorientiert, während sich Ihr Körper auf den emotionalen und physischen Wandel einstellt, der gerade stattgefunden hat – das ist völlig normal, ja, tatsächlich ein positives Signal, dass Heilung erfolgt. Es wird von selbst wieder vergehen, normalerweise nach einer bis mehreren Stunden, sodass Sie nichts Bestimmtes unternehmen müssen. Entspannen Sie sich, und warten Sie einfach ab, bis alles auf natürliche Weise wieder ins Lot kommt. Sie können sich dabei selbst unterstützen, indem Sie sich ausruhen und etwas Leichtverdauliches essen – etwas Einfaches und Wohltuendes – und vielleicht ein warmes Bad nehmen oder duschen. Dann kann sich Ihr Körper auf das konzentrieren, wovon er etwas versteht: auf die Heilung.

Und wenn diese Neueinstellung abgeschlossen ist, werden Sie das Gefühl haben, als habe sich etwas tief in Ihrem Inneren verändert, als sei eine Last von Ihnen genommen oder innerlich eine Spannung gelöst worden. Auch dies sind positive Zeichen, dass ein Wandel stattgefunden hat.

Geben Sie sich Zeit, vorzugsweise 24 Stunden, bevor Sie die nächste Selbstbeobachtung in Angriff nehmen. Dies ist die letzte hier aufgeführte Selbstbeobachtung; sie ist kurz und sehr einfach. Sie hilft uns ebenfalls auf sehr effektive Weise, ungesunde Gewohnheiten und Muster abzulegen.

Und erkennen Sie bitte, bevor Sie fortfahren, dass Sie an dieser Stelle drei große Selbstbeobachtungen abgeschlossen haben: die Physical Journey, die Emotional Journey und die Worst-Best Journey. Nehmen Sie sich einen Moment, und gratulieren Sie sich! Sie haben großartige Arbeit geleistet, und es ist an der Zeit, Bilanz in Bezug auf einige der Veränderungen zu ziehen, die stattgefunden haben.

Wenn Sie sich nur zehn Minuten nehmen und in Gedanken zu der Zeit zurückgehen, bevor Sie mit der Prozessarbeit in diesem Buch begonnen haben, was hat sich zum Besseren gewendet? Was hat sich emotional verändert? Wie hat sich Ihre Lebensperspektive optimiert? Inwiefern reagiert Ihr Körper gesünder?

Lassen Sie sich diese Zeit, um sich selbst zu überprüfen, und schreiben Sie ein paar Antworten nieder. Nachdem wir einige wichtige Veränderungen durchlaufen haben, ist es immer gut, einen Vergleichs-Check durchzuführen – er hilft uns, wir selbst und fokussiert zu bleiben, wenn wir weitergehen. Und es ist jetzt nur noch ein kurzer Weg zurückzulegen. Wir werden unsere Prozessarbeit mit etwas abschließen, das »Six-Step Reframe« (Neuorientierung in sechs Schritten) genannt wird. Es ist eine meiner bevorzugten Kurzinterventionen.

Anleitungen für die Sechs-Schritte-Neuorientierung

Intention: dass Sie Ihr Nichtbewusstsein ermächtigen, einige automatische Gewohnheiten oder Muster ausfindig zu machen und zu installieren, die viel gesünder als die Muster der Depression sind und dieselben oder noch bessere emotionale Vorteile bieten
Zeit: 20 bis 25 Minuten

Grad an Emotionalität: nicht emotional
Was Sie brauchen: Stift/Papier
Am Ende: kurze Pause von rund 10 Minuten

Der folgende Prozess wird als »Sechs-Schritte-Neuorientierung« bezeichnet. Er wurde ursprünglich auf dem Gebiet des Neurolinguistischen Programmierens (NLP) entwickelt und wird hier an unsere speziellen Zwecke angepasst.

Die Sechs-Schritte-Neuorientierung basiert auf der Voraussetzung, dass ein tief liegender Teil von uns automatisch gewohnheitsmäßige Verhaltensweisen oder Muster steuert und dass dieser Teil wirklich möchte, dass wir hieraus in gewisser Weise Nutzen ziehen (wie zum Beispiel uns emotional zu schützen), sobald dies geschieht – selbst wenn das Verhalten oder das Muster ungesund oder schädlich ist. Der Prozess beabsichtigt, diesen nicht bewussten Teil zu ermächtigen, gesündere Entscheidungen zu treffen, hilfreichere Muster zu finden und automatisch zu offenbaren, während er uns von denselben Vorteilen profitieren lässt oder sogar noch größere für uns schafft. Es handelt sich um eine elegant-effektive Intervention, die nicht emotional ist.

Obwohl sie jederzeit wirkungsvoll sein kann, möchte ich Ihnen empfehlen, zuerst die vorhergehende Journey-Arbeit zu erledigen und anschließend diesen Prozess zu durchlaufen. Dann werden Sie eher den maximalen Vorteil aus der Sechs-Schritte-Neuorientierung ziehen. Bitte lesen Sie im normalen Gesprächstempo.

Übung: Die Sechs-Schritte-Neuorientierung

Beginn der Sechs-Schritte-Neuorientierung

CD 11

[Bitten Sie Ihren Partner, die Verhaltensweise oder das Muster im Zusammenhang mit der Depression zu nennen, die oder das er verändern möchte: Dies könnte eine spezielle Verhaltensweise, eine Gewohnheit oder ein Muster sein, oder es ist das gesamte Depressionsmuster selbst. Dann lesen Sie lediglich diesen Text vor, während er die Augen schließt, sich entspannt und zulässt, dass der Prozess mühelos, leicht und beruhigend ist. Ihr Partner kann sich in dem Wissen entspannen, dass ein tiefer Teil von ihm, sein Nichtbewusstsein, die gesamte Arbeit erledigen wird, sodass er einfach ruhig dasitzen kann. Möglicherweise spürt er nichts, während der Prozess voranschreitet, oder er stellt lediglich fest, dass er in sich gekehrt und nachdenklich ist – beides ist in Ordnung. *Ihr Partner muss nichts sagen, weil Sie zu einem Teil seines Nichtbewusstseins sprechen werden, nicht direkt zu ihm.*

Wenn Sie in dem Abschnitt, in dem Sie das Nichtbewusstsein um ein Zeichen gebeten haben, ein solches nicht erkennen können, bitten Sie darum, dass es deutlicher gezeigt, sichtbarer gemacht wird. Wenn Sie das Zeichen immer noch nicht sehen, dann bedanken Sie sich einfach bei diesem Teil, und machen Sie weiter. Es ist nicht unbedingt nötig, es zu erkennen, damit der Prozess perfekt funktioniert.

Lesen Sie den Text in einem gemäßigten Gesprächstempo vor, mit sehr kurzen Pausen, wenn Sie die drei Auslassungspunkte sehen. Sie können, sofern Ihr Partner es wünscht, für den Teil des Nichtbewusstseins einen anderen Namen verwenden.]

Der Sechs-Schritte-Neuorientierungs-Prozess
[Bitten Sie Ihren Partner, das Verhaltensmuster oder die Gewohnheit, die er verändern möchte, zu nennen – dies könnte das Depressionsmuster selbst oder eine damit verbundene Gewohnheit sein. Lesen Sie in einem gemäßigten Gesprächstempo. Denken Sie daran, dass Sie mit dem Teil sprechen, der für das Generieren von Verhaltensweisen oder Mustern verantwortlich ist, und nicht direkt mit Ihrem Partner.]

Ich würde gern zu dem Teil sprechen, der für das Erzeugen von _______ [Verhalten, Muster, Gewohnheit und so weiter] verantwortlich ist. Und da ich den Namen dieses Teils nicht weiß, nenne ich ihn den »Beschützer-Teil« ... Es sei denn, du ziehst eine andere Bezeichnung vor ... [Lassen Sie eine Alternative nennen, falls diese gewünscht wird.] ... Denn ich weiß, dass es eine Methode gibt, wie dieser Teil _______ [Vorname des Partners] in der Vergangenheit in gewisser Weise beschützt und auf dich aufgepasst hat ... Als Erstes würde ich gern dem Beschützer-Teil für *alles* danken, was er getan hat, um über einen langen Zeitraum ... vielleicht über viele Jahre hinweg, ein guter Beschützer für _______ [Name] zu sein ... Und ich würde gern diesem Beschützer-Teil versichern, dass *alles,* was ich nun sagen und tun werde, in voller Einstimmung mit seiner Aufgabe stehen wird, dafür zu sorgen, dass _______ [Name des Partners] die emotionalen Vorteile genießt, die ihm zustehen ... *alles,* was ich tue, wird dazu beitragen, den Beschützer-Teil bei der Vermittlung dieser Vorteile und vielleicht sogar noch größerer Vorteile zu unterstützen ...

Und so würde ich gern den Beschützer-Teil fragen, ob er bereit wäre, mir zu signalisieren, ob ich mit ihm in Kontakt bin ... dieses Zeichen könnte in einer Veränderung der Gesichtsfarbe bestehen oder einem Fingerzucken oder einer winzigen Muskelbewegung oder einer deutlichen Veränderung der Atmung ... tatsächlich kann es jedes sichtbare Zeichen sein, das dem Beschützer-Teil als angemessen erscheint ... und ______ [Name] kann sich tiefer entspannen, während dies geschieht ... Gut ... Und ich wäre dankbar, wenn der Beschützer-Teil das Zeichen ein wenig intensivieren könnte ... Großartig. Danke.

[Es ist hilfreich, aber nicht notwendig, dass das Zeichen gegeben wird. Wenn Sie es, nachdem Sie darum gebeten hatten, dass es deutlicher gezeigt wird, immer noch nicht sehen, dann danken Sie einfach dem Teil, und machen Sie trotzdem weiter.]

Und jetzt würde ich gern den Beschützer-Teil fragen, ob er bereit wäre, dem Bewusstsein von ______ [Name] die emotionalen Vorteile mitzuteilen, die das Verhalten zur Folge hat ... und ich würde gern dem Beschützer-Teil versichern, dass ich seinen Wunsch nach Verschwiegenheit respektieren werde, wenn es das Gefühl hat, dass das Bewusstsein noch nicht bereit ist, diese Information zu erhalten ... und falls er bereit *ist,* dem Bewusstsein die Vorteile mitzuteilen, würde ich den Beschützer-Teil gern bitten, mir ein »Ja«-Zeichen zu geben und es zu erlauben, dass die Kommunikation stattfindet ... Großartig ...

Nun möchte ich den Beschützer-Teil bitten, *zum unendlich weisen und kreativen Teil ... zum höheren Selbst* oder dem *göttlichen Selbst* oder *der Quelle* zu gehen und dieses unendlich weise und kreative Selbst zu bitten, *Hunderte von gesunden, alternativen Verhaltensweisen* zu erzeugen ... wunderbar ... und als Nächstes den Beschützer-Teil bitten, von diesen *Hunderten von alternativen Verhaltensweisen* mindestens *drei alternative unterstützende Verhaltensweisen* auszuwählen, mit denen sich genauso schnell und effektiv dieselben oder sogar noch bessere Vorteile erlangen lassen … und mindestens *drei alternative gesunde Verhaltensweisen,* mit denen sich genauso schnell und effektiv dieselben oder sogar noch bessere Vorteile erlangen lassen …. Gut.

Und ich würde gern den Beschützer-Teil bitten, ein deutliches Zeichen zu geben, wenn die Entscheidungen getroffen sind … Großartig!

Jetzt würde ich gern fragen, ob es irgendwelche anderen Teile gibt, die vielleicht Einspruch gegen diese drei alternativen Verhaltensweisen erheben … und falls es irgendwelche Einwände gibt, dies nun deutlich zu signalisieren … Großartig … Danke.

[Es ist hilfreich, aber nicht notwendig, dass ein Zeichen gegeben wird. Wenn Sie das Zeichen nicht sehen können, dann fahren Sie einfach mit dem Prozess fort.]

Ich würde gern den Beschützer-Teil bitten, dass er sich mit diesen Einspruch erhebenden Teilen zusammentut und gemeinsam mit ihnen einen Team-Beschützer bildet … und dass dieser zu dem *unendlich weisen und kreativen Teil* … dem *höheren Selbst* oder dem *göttlichen Selbst* oder der *Quelle* zurückgeht und das unendlich weise und kreative Selbst bittet, *Hunderte weitere alternative gesunde Verhaltensweisen* zu entwickeln … Das ist es … Und dass der Team-Beschützer mindestens *drei alternative unterstützende Verhaltensweisen* wählt, die genauso schnell und effektiv Vorteile bieten wie die alte Verhaltensweise … vielleicht sogar noch viel mehr und viel größere Vorteile … Großartig …. Und dass der Team-Beschützer deutlich signalisiert, wenn die Entscheidungen getroffen sind … Wunderbar …

Und noch einmal würde ich gern fragen, ob es noch irgendwelche anderen Teile gibt, die gegen diese drei alternativen Verhaltensweisen Einspruch erheben würden … dabei könnte es sich um verborgene oder scheue Teile handeln … es könnten Teile sein, die an dunklen Orten oder in Ecken feststecken … Und so würde ich jetzt gern *alle* verbleibenden, Einspruch erhebenden Teile willkommen heißen … Großartig … Danke.

Nun würde ich gern alle diese verbleibenden, Einspruch erhebenden Teile bitten, dass sie sich mit dem Team-Beschützer zusammentun und einen Total-Team-Beschützer bilden … und darum bitten, dass dieser Total-Team-Beschützer zum *unendlich weisen und kreativen Teil* … dem *höheren Selbst* oder *göttlichen Selbst* oder der *Quelle* zurückgeht und das unendlich weise und kreative Selbst bittet, *Hunderte weitere alternative Verhaltensweisen* zu generieren … Großartig … Das ist es … Und dass der Total-Team-Beschützer mindestens *drei alternative unterstützende Verhaltensweisen* auswählt, die so schnell und effektiv wie die alte Verhaltensweise Vorteile bieten … vielleicht noch viel mehr und noch größere … Ausgezeichnet! … Und dass der Total-Team-Beschützer ein deutliches Zeichen gibt, wenn die Entscheidungen getroffen sind … [Geben Sie etwas Zeit.] Danke …

[Noch einmal: Wenn Sie das Zeichen nicht sehen, legen Sie lediglich eine Pause ein, und fahren Sie dann fort.]

Und jetzt würde ich gern fragen, ob alle Teile in Übereinstimmung und im Einvernehmen mit den neuen Verhaltensweisen sind … und ob alle Teile in Übereinstimmung sind, ein deutliches Zeichen zu geben, indem sie ______ [Name] erlauben, jetzt einen tiefen Atemzug zu tun … [Geben Sie etwas Zeit. Atmen auch Sie tief ein.] Danke.

[In dem sehr seltenen Fall, dass Ihr Partner unfähig ist, tief einzuatmen, gehen Sie einfach nochmals die Absätze durch, die den Total-Team-Beschützer betreffen, und heißen Sie alle Einspruch erhebenden verbleibenden Teile willkommen. Fahren Sie anschließend fort.]

Da jetzt alle Teile in Übereinstimmung sind, würde ich gern den Total-Team-Beschützer fragen, ob er bereit wäre, für einen Zeitraum von zehn Tagen die *Verantwortung zu übernehmen* für das Hervorbringen dieser *neuen, alternativen gesunden Verhaltensweisen* … und wenn er bereit ist, soll er bitte »Ja« signalisieren, indem er ______ [Name] erlaubt, jetzt einen weiteren tiefen Atemzug zu tun … [Geben Sie etwas Zeit. Nehmen auch Sie einen tiefen Atemzug.] Großartig.

Nun würde ich gern ______ [Name] bitten, zehn Tage in die Zukunft zu gehen, um zu sehen, zu hören und zu fühlen, wie es ist, jetzt, da du seit zehn Tagen *frei von den alten Verhaltensweisen* bist … und spüre voll und ganz, was du hast vollbringen können, jetzt, da du *neue Verhaltensweisen entwickelst,* mit denen alle Teile glücklich sind … vielleicht hast du ja sogar noch bessere Verhaltensweisen entwickelt, die sich in den letzten zehn Tagen gezeigt haben.

Wie fühlt sich das wirklich an … frei von diesen alten Verhaltensweisen zu sein … und diese *brandneuen Verhaltensweisen,* die so integrativ und so unterstützend sind, zu entwickeln? … Großartig … Und stell dir jetzt eine Situation vor, die zuvor zu den alten Verhaltensweisen geführt hätte, und *sieh, höre* und *fühle,* wie *anders* du reagierst, dich verhältst, jetzt, da du völlig frei bist … Wunderbar!

Geh nun einen ganzen Monat in die Zukunft, und lass deinen Körper fühlen, wie gut es ist, seit sechs Monaten von *den alten Verhaltensweisen frei zu sein* … Welch andere Heilung hat in dieser Zeit stattgefunden? … Und auf welch unerwartete Weisen hat sich dein Leben zum Besseren verändert, jetzt, da du *von diesen alten Verhaltensweisen völlig frei* bist und *bei Weitem* hilfreichere Verhaltensweisen entwickelst, die *mindestens* dieselben Vorteile bringen? … Fabelhaft … Und sonne dich in dem Bewusstsein von dir in dem Wissen, dass diese Ganzheit, dieses Bewusstsein immer gegenwärtig, immer hier ist … Und kehre jetzt in die Gegenwart zurück … Und öffne jetzt, wenn du bereit bist, die Augen. Gut gemacht! Gute Arbeit!

Lassen Sie sich etwas Zeit, sich wieder zu fangen, entspannen Sie, und schweigen Sie einige Minuten lang. Es gibt hier nichts weiter zu tun.

Beobachten Sie dann während der kommenden Tage die automatischen Veränderungen Ihres Verhaltens oder Ihrer Verhaltensmuster, während Ihr Nichtbewusstsein gesündere Entscheidungen ermöglicht und Sie auf gesündere und effektivere Weise unterstützt. Schenken Sie solchen Veränderungen Ihrer alltäglichen Gewohnheiten Beachtung, wenn Sie sie feststellen – Sie können sie sogar in ein Notizbuch schreiben, wenn Sie wollen, einfach um Ihre Erfolge festzuhalten.

Herzlichen Glückwunsch! Sie haben es durchgestanden. Sie haben die Arbeit geleistet. Sie haben alle Beobachtungen mit geschlossenen Augen abgeschlossen, die tief emotionale Klärungsarbeit in diesem Buch. Gute Arbeit!

Ich hoffe, dass Sie inzwischen einschneidende Veränderungen in Ihrem emotionalen Wohlbefinden und Ihrer Lebenseinstellung erfahren. Falls es noch einige Bereiche geben sollte, die bearbeitet werden müssten, gehen Sie einfach jederzeit zu einem der drei wichtigsten Prozesse hier zurück, und wiederholen Sie ihn. Es zeugt von guter emotionaler Haushaltsführung, regelmäßig alten Müll auszuräumen. Brandon und ich durchlaufen diese Prozesse in etwas abgeänderter Form regelmäßig, manchmal sogar einmal pro Woche, da wir wissen, dass der Körper an einer Menge vergangener Kränkungen festhalten kann, und wir so rein, offen und lebendig wie möglich sein wollen.

Es ist nun an der Zeit, einige andere Themen aufzugreifen und damit zu beginnen, weitere positive Kräfte zu erforschen, die uns auf praktischer Ebene helfen können, in unserem Leben frei von Depression zu bleiben.

DANKSAGUNG

Ein großes Dankeschön allen, Freunden wie Kollegen, die The Journey weltweit unterstützen. Unser spezieller Dank geht an eine Reihe von besonders wunderbaren und großherzigen Menschen, die wir hier unbedingt erwähnen möchten.

Gaby Burt und Cliff Burt, euch gilt unsere tiefe Liebe, unser Respekt und unsere Dankbarkeit für eure kostbare Freundschaft und dafür, dass ihr seit fast zwanzig Jahren mit so großer Hingabe, Liebe und Offenheit bei The Journey mit uns zusammenarbeitet. Es ist ein Privileg, den Tanz des Lebens mit euch als Freunden zu tanzen, und wir lieben und schätzen euch beide mehr, als wir es in Worte fassen können.

Auch dir, Debra Billett, möchten wir voller Liebe und von Herzen danken für deine Offenheit, Bereitschaft, Liebe, Hingabe, Flexibilität und Unterstützung dabei, Journey-Kurse anzubieten, wo immer auf der Welt Bedarf daran besteht.

Ein großes Dankeschön dir, Bet Diening-Weatherston, für dein unglaubliches Engagement für die Wahrheit und deine enorme Unterstützung, viele Aspekte der Arbeit, einschließlich dieses Buches, zu formen, zu fördern und zu präsentieren; und dir, Vicki Lichtman, für deine liebevolle Energie, deinen Enthusiasmus und deine positive Einstellung im Allgemeinen und in Bezug auf The-Journey-Webinare.

Bettina Hallifax, dir gilt unsere tiefe Liebe und Wertschätzung für deine Freundschaft und dafür, dass du die Journey-Arbeit in deutschsprachigen Ländern bekannt machst. Und von Herzen danke, Michal Andrejco, dass du dein Leben dieser Arbeit widmest und mit uns daran arbeitest, The Journey auf den neuesten Stand zu bringen.

Ein großes Dankeschön unserer besten Freundin Vicki St. George für viele Jahre tiefer und unterstützender Freundschaft. Du hast als Lektorin und Ratgeberin die ersten Entwürfe dieses Buches elegant geformt und verfeinert. Und aufrichtigen Dank, Julie Starr und Rachel Reymond, für die Endredaktion, Neugliederung und Strukturierung. Ihr habt einen hervorragenden Job gemacht, und wir sind euch zutiefst dankbar.

Unsere tiefste Liebe und Dankbarkeit gilt den außergewöhnlichen Journey-Mitarbeitern, Präsentatoren, Partnern und Practitionern weltweit, die ihr Leben auf diese Weise dem Dienst an der Menschheit widmen. Wir können euch hier nicht alle aufführen, weil die Liste gar nicht enden würde ... aber bitte wisst, dass eure Offenheit, Bereitschaft und großherzige Hingabe an das Erwachen und die Heilung uns immer wieder zutiefst beeindruckt. Eure Präsenz, Authentizität und Unterstützung bei diesem gemeinsamen Unternehmen, Bewusstheit zu fördern, erfüllt unsere Herzen stets mit Freude und zaubert uns ein Lächeln ins Gesicht, wann und wo immer wir uns treffen und wenn wir von eurer Teilnahme an den »Wundern« des Erwachens und der Heilung lesen.

Ein herzliches Dankeschön unserem lieben Freund Michael Görden, der sich seit vielen Jahren für The Journey engagiert und uns unermüdlich wertvolle Ratschläge und persönliche Unterstützung bietet. Seine Vision hat es ermöglicht, dass diese Ausgabe in so vielen Ländern der Welt erhältlich ist. Und Andrea Löhndorf und dem gesamten Team in unserem wunderbaren Verlag, das The Journey so enthusiastisch aufgenommen hat.

Aus tiefstem Herzen möchten wir unseren geliebten spirituellen Lehrern H. W. L. Poonja (Papaji) und Ramana Maharshi danken, der Verkörperung der Freiheit, die uns einluden, innezuhalten und direkt und schonungslos die Natur unseres Selbst zu erforschen. Wir verneigen uns in Ehrfurcht und Liebe vor dem unendlichen Bewusstsein, das eure Präsenz für immer offenbart. Wir beten, dass dieselbe Wahrheit in jedem Wort dieses Buches mitschwingt.

Und unser allergrößter Dank gilt dem Leben selbst, der belebenden Kraft, dem Bewusstsein, der unendlichen Liebe, die die wahre Natur, die Essenz allen Seins ist.

Namasté.

LITERATUR

Gehirnchemie und Medikamentenmythen

Irving Kirsch: *The Emperor's New Drugs – Exploding the Antidepressant Myth.* Basic Books 2010.

Terry Lynch: *Depression Delusion Volume 1 – The Myth of the Brain Chemical Imbalance.* Mental Health Publishing 2015.

Zellheilung und persönliche Transformation

Brandon Bays: *The Journey – Der Highway zur Seele.* Erweiterte und überarbeitete Neuausgabe, Allegria 2012.

Brandon Bays: *The Journey for Kids – Befreiung von Ängsten und traumatischen Erinnerungen.* Koha 2005.

Brandon Bays: *Living The Journey – Using The Journey Method to Heal Your Life and Set Yourself Free.* Atria 2012.

Deepak Chopra: *Die heilende Kraft – Ayurveda, das altindische Wissen vom Leben, und die modernen Naturwissenschaften.* Diedriger 2012.

Bruce Lipton: *Intelligente Zellen – Wie Erfahrungen unsere Gene steuern.* Koha 2006.

Candace Pert: *Moleküle der Gefühle – Körper, Geist und Emotionen.* Rowohlt 1999.

Emotionen und Entscheidungsfindung

Antonio Damasio: *Descartes' Irrtum – Fühlen, Denken und das menschliche Gehirn*. List 1997.

Daniel Goleman: *EQ – Emotionale Intelligenz*. Deutscher Taschenbuch Verlag 1997.

Jonah Lehrer: *Wie wir entscheiden – Das erfolgreiche Zusammenspiel von Kopf und Bauch*. Piper 2009.

Spirituelle Freiheit

Brandon Bays: *In Freiheit leben – Aufbruch zum wahren Selbst*. Allegria 2008.

Gangaji: *Der Diamant in deiner Tasche – Licht und Liebe in sich entdecken*. Goldmann Arkana 2006.

Artikel

»Depression: It's Not Your Serotonin«, Kelly Brogan MD, GreenMed Info, 4. Januar 2015, www.greenmedinfo.com

»New study throws into question long-held belief about depression«, ACS News Service Weekly PressPac, 27. August 2014, www.acs.org

»Depression is NOT a chemical imbalance in your brain. Here's Proof«, Dr. Joseph Mercola, 6. April 2011, www.articles.mercola.com

»Why antidepressants don't work for so many«, Northwestern University, EurekaAlert!, 23. Oktober 2009, www.eurekaalert.org

»The biggest cause of anxiety and depression is traumatic life events (Depression is not a disease)«, Dr. Joseph Mercola, 19. November 2015, www.articles.mercola.com

»Is a happy life different from a meaningful one?«, Jason Marsh & Jill Suttie, Berkeley University California, www.greatergood.berkeley.edu

Geführte Selbstbeobachtungen und Übungen auf der MP3-CD